AF261870

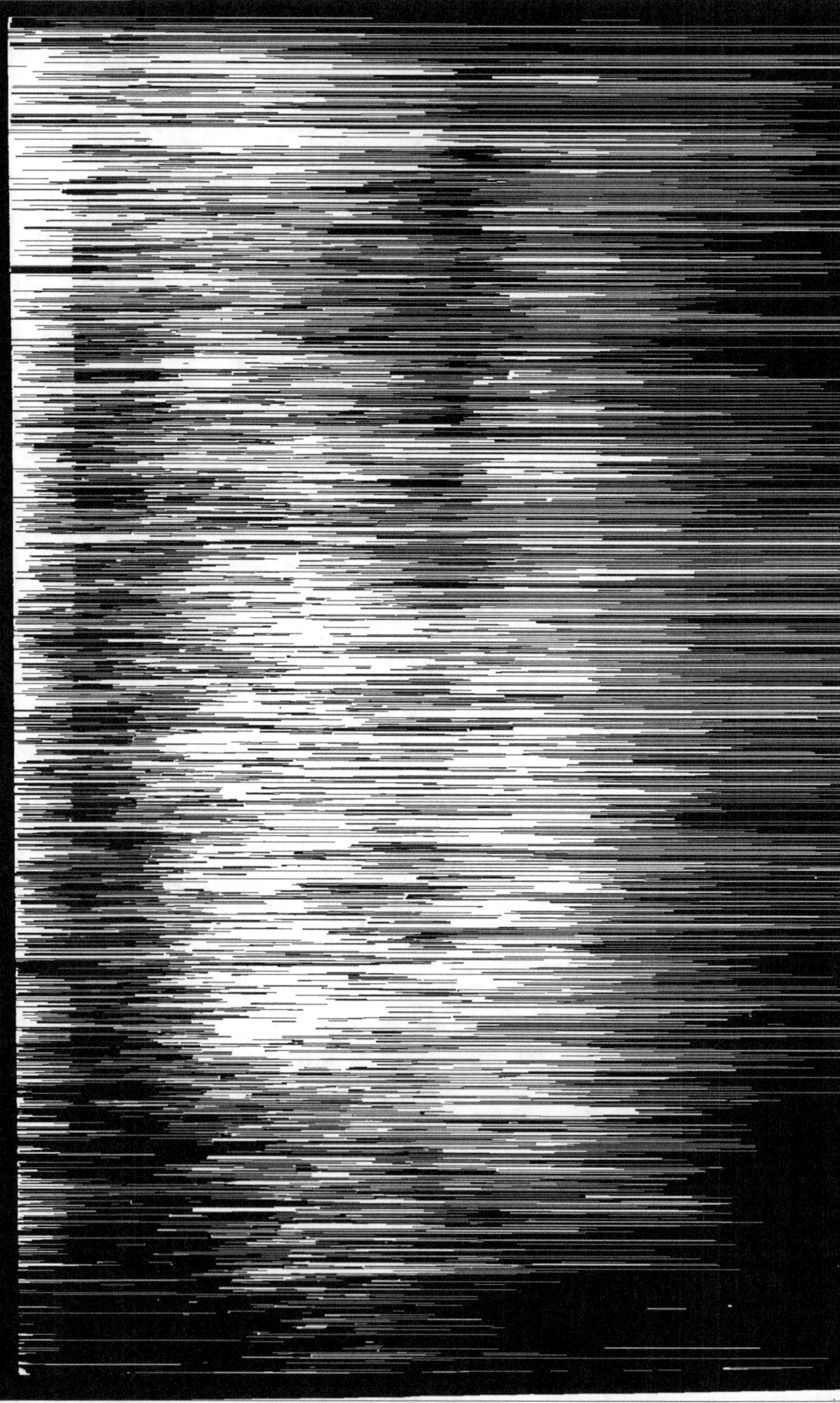

Tc 435

ÉLÉMENTS

D'HYGIÈNE

25868. — PARIS, IMPRIMERIE LAHURE
Rue de Fleurus, 9.

ÉLÉMENTS

D'HYGIÈNE

Rédigés conformément aux programmes officiels

CLASSE DE PHILOSOPHIE   CLASSE DE PREMIÈRE
(Enseignement classique)   (Enseignement moderne)

ÉCOLES NORMALES PRIMAIRES

ÉCOLES PRIMAIRES SUPÉRIEURES

PAR

M. LOUIS MANGIN

Docteur ès sciences
Professeur de sciences naturelles au lycée Louis-le-Grand
et à la Maison nationale de la Légion d'honneur

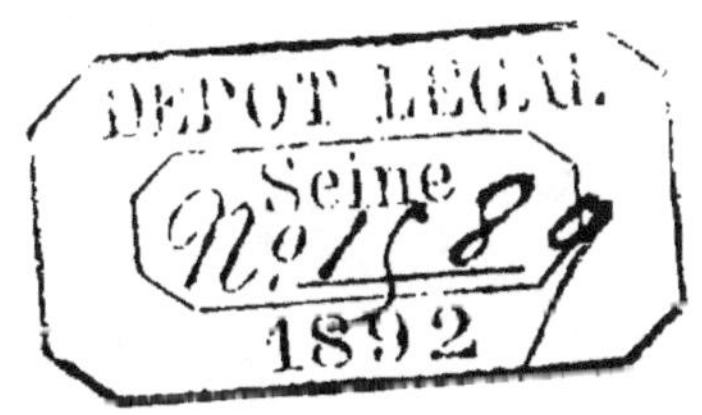

PARIS

LIBRAIRIE HACHETTE ET Cie

79, BOULEVARD SAINT-GERMAIN, 79

1892

PRÉFACE

La nécessité de l'enseignement de l'hygiène n'exige pas, pour être justifiée, de longs développements ; quelques chiffres suffisent à en démontrer l'urgence.

La mortalité générale est encore trop élevée en France à cause des ravages causés par les maladies transmissibles. A Paris, en 1889, sur un total de 50 599 décès, 16 264, c'est-à-dire le tiers, sont dus à ces maladies. La statistique dressée en 1890 pour 200 villes de France de plus de 10 000 habitants, comprenant ensemble une population de 9 millions, montre que la moyenne des décès produits pendant 4 ans par les maladies épidémiques, de 1886 à 1890, a été de 70 908 ; elle représente encore le tiers de la mortalité générale. Si l'on tient compte de ce fait que la mortalité est plus faible dans les campagnes que dans les villes, on peut sans exagération évaluer au moins à $1/5^e$ du nombre total des décès le tribut que nous payons chaque année aux maladies transmissibles ; il représente annuellement 160 000 personnes.

En comparant à ce résultat le lent accroissement de la population, on éprouve un sentiment de douloureuse inquiétude au sujet du sort de la nationalité française. Depuis 20 ans déjà notre pays occupe, par l'accroissement de la population, le dernier rang en Europe : de 1855 à 1865, l'excédent des naissances sur les décès n'était en effet que de 3,37 pour 1 000 habitants, tandis qu'à la même époque il était de 12,94 en Angleterre, de 8,75 en Autriche, de 9,78 en Bavière, de 8,22 en Belgique, de 7 en Italie, de 7,65 en Prusse, de 13,85 en Russie, de 10,95 en Saxe, etc. Cette situation s'est encore aggravée depuis le moment où ces statistiques ont été dressées, car, en 1889, l'excédent des naissances sur les décès n'est plus que de 2,25 pour 1 000 habitants. Si nous n'y prenons garde, la France sera bientôt submergée au milieu des États de l'Europe dont la population va sans cesse grandissant.

Les efforts accomplis en Angleterre depuis 20 ans dans l'hygiène publique et les merveilleux résultats qui ont été obtenus, rendent plus triste encore la constatation de notre infériorité. Depuis 1870, la mortalité s'est abaissée, dans ce pays, de 22,52 (1861-1870) à 18,8 en 1887, 17,8 en 1888, 17,9 en 1889, ce qui représente un gain d'environ 4 pour 1 000; si la France avait adopté les mêmes mesures que l'Angleterre, elle économiserait aujourd'hui la vie de 150 000 personnes chaque année !

Pour remédier à une situation qui menace, à brève échéance, l'existence même de la nation, on a proposé divers moyens qui se ramènent à deux : 1° adoption de lois et de règlements sanitaires; 2° enseignement de l'hygiène à tous les degrés.

La diffusion des préceptes de l'hygiène moderne et la connaissance des conditions de propagation des maladies transmissibles, permettent d'espérer que les populations, mieux éclairées, seconderont au lieu d'entraver, comme cela se voit encore trop fréquemment, les efforts entrepris par les pouvoirs publics pour l'assainissement des habitations et des villes; c'est alors qu'on pourra attendre de l'exécution des lois sanitaires les résultats qui font l'orgueil des nations voisines.

ÉLÉMENTS D'HYGIÈNE

INTRODUCTION

La vie résulte, suivant l'exposition magistrale de Claude Bernard, du conflit qui se produit sans cesse entre les phénomènes de synthèse ou de création organique et les phénomènes de destruction fonctionnelle.

Chez tous les êtres vivants, ces phénomènes présentent, dans leurs traits essentiels, un grand degré de constance, mais les différents mécanismes qui les réalisent offrent une complication croissante, depuis les êtres les plus dégradés jusqu'aux animaux supérieurs et jusqu'à l'homme. Chez les êtres inférieurs, formés d'un petit nombre de cellules, il n'y a pas de division du travail physiologique ; chaque cellule se suffit à elle-même indépendamment de ses voisines : on comprend que de semblables êtres puissent supporter, sans périr, des mutilations très graves. Chez les animaux supérieurs, la division du travail physiologique devient très grande, et le corps, hétérogène, est formé de groupes de cellules ou de tissus ayant chacun, dans l'ensemble des phénomènes de la vie, un rôle déterminé à accomplir.

On peut comparer l'association des éléments du corps d'un animal supérieur ou de l'homme, à une cité qui renfermerait les artisans des différents corps de métiers, capables, chacun dans sa spécialité, de fournir à tous les habitants les objets indispensables à leur entretien; tandis que la cité comparable aux animaux inférieurs, tout à fait primitive, serait composée d'habitants produisant, chacun pour soi, tous les matériaux indispensables à la vie. La disparition d'un individu dans cette dernière cité n'y produira aucun trouble, il n'y aura qu'une unité de moins dans la somme d'activités dont elle se compose : mais dans la première, en raison de la spécialisation des habitants, la suppression d'une catégorie d'artisans provoque des perturbations plus ou moins graves : le salut de la cité peut être compromis.

Il en est de même chez l'homme. Tant que les divers groupes de cellules ou de tissus accomplissent avec régularité les fonctions qui leur sont dévolues, l'équilibre existe et l'*état sain* résulte du concours harmonique de toutes ces activités. Que l'une des parties ralentisse ou exagère ses fonctions, l'équilibre est rompu, et à l'état physiologique normal succède un état pathologique caractérisé par des troubles plus ou moins graves : c'est l'*état de maladie*. Cet état n'est pas une entité nouvelle survenue dans le corps de l'homme, ce n'est que l'exagération ou l'affaiblissement d'un état physiologique connu, qui permet souvent de prédire à

L'introduction récente de l'étude de l'hygiène dans les divers ordres d'enseignement, qui réalise l'un des vœux depuis longtemps exprimés par les hygiénistes est, à cet égard, un grand progrès.

En rédigeant ce livre pour répondre aux programmes du nouvel enseignement, je me suis proposé de résumer brièvement les progrès accomplis dans l'art de prévenir les maladies, depuis la révolution opérée dans les sciences médicales par les découvertes de M. Pasteur. Laissant de côté les discussions théoriques, je me suis borné à un exposé des faits et des résultats, empruntés aux meilleures sources (*Traités d'hygiène* des docteurs Proust, Rochard, Arnould, etc., *Conférences de thérapeutique* du docteur Dujardin-Beaumetz, *Annales et Revue d'hygiène*, *Recueil des travaux du Comité consultatif d'hygiène publique*, etc.).

Le chapitre consacré aux ravages causés par les principales maladies transmissibles, à l'examen des modes de transmission et des moyens proposés pour en enrayer l'extension, a été très développé malgré l'exiguïté de cet ouvrage.

Appeler l'attention du lecteur sur ces graves questions et le convaincre de l'efficacité des moyens de préservation, tel est le but que je me suis proposé d'atteindre; je m'estimerai heureux d'y être parvenu.

l'avance la nature et l'étendue des troubles occasionnés par la rupture de l'équilibre.

Au point de vue de l'hygiène, les maladies peuvent être distinguées en deux groupes : D'une part, les maladies dont la cause, souvent inconnue, réside en nous et que, dans l'ignorance où nous sommes de leur étiologie, nous attribuons à l'hérédité. au tempérament, etc. Ces maladies, dont le nombre décroît chaque jour, ne peuvent pas être prévenues, et l'hygiène, quand elle intervient, se borne à en affaiblir les effets.

D'autre part, les maladies dont l'origine est due à une cause bien définie et le plus souvent extérieure; la connaissance des conditions qui déterminent leur apparition permet souvent de formuler les préceptes à suivre pour les éviter : on peut les nommer des maladies évitables.

Ces maladies, qui nous occuperont seules dans le courant de ce livre, sont d'ailleurs très variées. Les unes sont dues à l'action des agents physiques, le froid, la chaleur, l'humidité, etc., sur l'organisme. D'autres sont provoquées par l'introduction, dans le corps, de substances minérales ou organiques qui exagèrent ou ralentissent l'activité des organes au contact desquelles elles sont amenées : ce sont les *intoxications*; tels, par exemple, l'empoisonnement par le curare, la strychnine, les sels de plomb, l'arsenic, etc. La plupart des empoisonnements sont provoqués par une substance toxique venue de l'extérieur; dans certains cas cependant, le poison réside en nous et les troubles des voies d'élimination l'accumulent dans les tissus où il peut amener des désordres graves. Dans l'intoxication, l'état de maladie survient après un temps court, dont la durée ne dépend que de la rapidité avec laquelle le poison est amené dans les tissus sur lesquels il exerce son action.

Enfin, les maladies les plus redoutables, celles qui augmentent dans une proportion considérable le chiffre des décès, sont dues à l'introduction d'organismes vivants qui se multiplient dans les tissus et y vivent en parasites : on les nomme *maladies parasitaires*. Elles sont essentiellement caractérisées par le temps, souvent considérable, qui s'écoule entre le moment où le parasite pénètre dans l'organisme et celui où il révèle sa présence par un état pathologique déterminé : c'est la *période d'incubation*.

Les différents parasites peuvent s'introduire par des voies diverses dans l'organisme : par le tube digestif avec les boissons et les aliments ; par les voies respiratoires avec l'air, et enfin par une déchirure des téguments qui leur donne accès dans le sang ou dans les tissus. Après avoir vécu un certain temps dans le corps, les parasites sont rejetés à l'extérieur ou produisent des œufs ou des spores qui peuvent transmettre la maladie à des individus sains. On nomme *maladies transmissibles*, celles qui peuvent être transportées d'un individu à un autre individu, soit directement ou indirectement, et on réserve le nom de *maladies contagieuses* aux maladies parasitaires qui sont transmises par le contact d'un malade ou par le séjour dans la chambre du madade. La scarlatine, la rougeole, la diphtérie, la variole sont contagieuses ; le charbon, la rage sont transmissibles et non contagieux; la différence entre les maladies transmissibles et contagieuses est d'ailleurs secondaire, car elle réside dans la manière suivant laquelle s'opère la transmission.

Les parasites appartiennent à des êtres très variés, tels que les Vers qui provoquent les maladies parasitaires proprement dites, les Champignons et surtout les Algues incolores, les Bactéries, qui sont la cause des maladies les plus redoutables, comprises encore sous la dénomination de maladies *infectieuses*.

Tantôt les maladies parasitaires sont cantonnées dans une région et y exercent des ravages plus ou moins grands : elles sont *endémiques*. Le Bothriocéphale est endémique dans la Suisse française et sur les bords de la Baltique; le choléra est endémique dans l'Inde; la diphtérie, autrefois rare, est devenue endémique dans un grand nombre de provinces en France.

Si les maladies parasitaires apparaissent temporairement dans une contrée, pour disparaître après un temps plus ou moins long, elles sont *épidémiques*; telles sont, par exemple, les épidémies de choléra, de fièvre typhoïde, de trichinose, etc.

L'étude des maladies contagieuses ou transmissibles, entourée pendant si longtemps d'obscurités, a pris depuis une vingtaine d'années une grande importance, par suite de la découverte des bactéries parasites ou *pathogènes*, germes des maladies désignées autrefois sous les noms vagues de *miasmes, contages* ou *virus*.

C'est à M. Pasteur que l'on doit les progrès si considérables que la médecine a réalisés depuis peu de temps. Après ses recherches sur les fermentations, sur le vin et la bière, sur la maladie des vers à soie, M. Pasteur a abordé l'étude des maladies transmissibles et créé une méthode scientifique d'une grande rigueur, dans l'observation et la préservation de certaines maladies; il a réalisé ainsi, par une série de recherches merveilleuses, comme l'a rappelé M. Dujardin-Beaumetz, la belle prédiction du physicien anglais, Robert Boyle :

« Celui qui pourra sonder jusqu'au fond la nature des ferments et des fermentations, sera sans doute beaucoup plus capable qu'un autre de donner une juste explication des divers phénomènes morbides, aussi bien des fièvres que des autres affections. Ces phénomènes ne seront peut-être jamais bien compris sans une connaissance approfondie de la théorie des fermentations. »

CHAPITRE 1

LES MALADIES TRANSMISSIBLES

§ I. — Considérations générales sur les bactéries

Avant d'aborder l'étude des maladies parasitaires, transmissibles ou non, et l'examen des règles d'hygiène qui découlent de cette étude, nous devons examiner brièvement les caractères généraux des Bactéries, car elles représentent, parmi les parasites, les germes des affections les plus redoutables pour l'homme ou les animaux.

Les Bactéries forment un groupe d'Algues filamenteuses ordinairement dépourvues de chlorophylle, qui peuvent, comme les Champignons, vivre dans les matières organiques ou dans le corps des êtres vivants ; dans le premier cas, elles sont *saprophytes*, dans le second, elles sont *parasites*. Ces algues sont formées de cellules rondes, cylindriques ou en forme de bâtonnets ; leur taille est toujours très faible, le diamètre est souvent d'un millième de millimètre (ce que l'on appelle un μ), parfois moins ; la longueur est trois ou quatre fois égale à leur largeur. Chaque cellule renferme une masse protoplasmique granuleuse où l'on ne distingue pas de noyau différencié et une membrane formée d'une couche externe gélatineuse et d'une couche interne résistante. A l'état de liberté, les Bactéries peuvent être immobiles ou se mouvoir avec une grande rapidité. Les formes qu'elles revêtent se ramènent à trois principales : tantôt rondes, ce sont les *Microcoques* (*fig.* 1, A, B) ; ou en

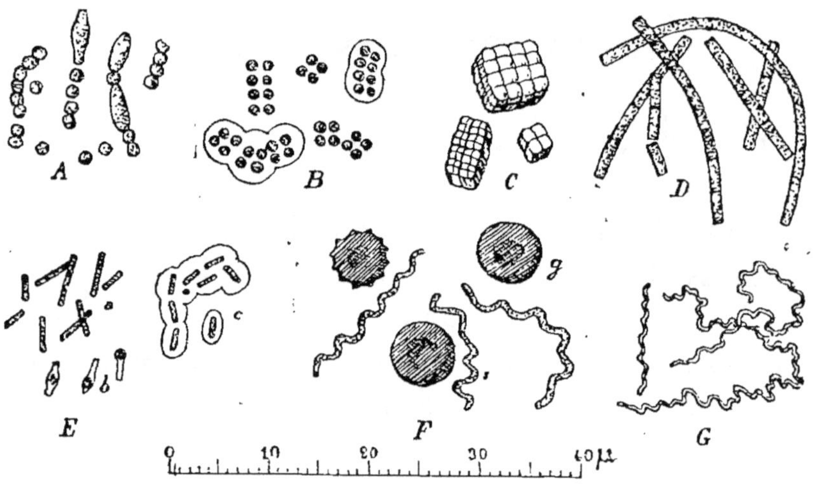

Fig. 1. — Formes diverses des Bactéries. A, *Micrococcus aceti*. B, *Micrococcus tetragenus*, dans la salive, les crachats. C, *Sarcina ventriculi*, dans l'estomac de l'homme. D, *Bacillus septicus* (vibrion septique). E, Bacille du lait bleu (*Bacillus syncyanus*) : *a*, forme végétative ; *b*, spores ; *c*, forme de zooglée. F, Spirillum de la fièvre récurrente (*Spirillum Obermeiri*) dans le sang : *g*, globules ; *s*, spirilles. G, *Spirillum plicatile*, dans l'eau stagnante renfermant des détritus de plantes. Le grossissement est indiqué par l'échelle micrométrique dans laquelle un *μ* représente un millième de millimètre.

forme de bâtonnets, ce sont les *Bactéries proprement dites* ou les *Bacilles* (*fig.* 1, D, E) ; tantôt enfin plus ou moins coudées et affectant même la forme de tire-bouchons, connues sous les noms de *Spirillum* ou de *Spirochæte* (*fig.* 1, F, G).

Quand on cultive ces plantes dans un liquide nutritif, elles végètent plus ou moins rapidement et, comme conséquence, on observe une division qui peut servir de mesure à l'activité de la végétation. Parfois les cellules se séparent aussitôt après la division, mais souvent aussi elles restent accolées de manière à former des colonies de forme variable. Quand la segmentation est transversale, les colonies forment des filaments plus ou moins enchevêtrés, comme on l'observe pour les Bacilles ou les Bactéries. Dans certains Microcoques, la segmentation a lieu suivant deux, ou plus rarement suivant trois directions, les colonies sont plus ou moins massives : les *Sarcina* (*fig.* 1, C) sont des exemples de colonies massives résultant de la division suivant trois directions perpendiculaires. La formation des colonies est favorisée par la substance gélatineuse qui constitue la région extérieure de la membrane et qui agglutine les cellules, de manière à former parfois une masse volumineuse, désignée sous le nom de *zooglée* (*fig.* 1, B, E) ; les zooglées peuvent acquérir la grosseur d'une noix ou du poing.

Ces généralités étant connues, examinons le développement de quelques espèces très communes et d'ailleurs inoffensives.

Bacille du foin (*Bacillus subtilis*). — Quand on fait bouillir pendant quelques minutes du foin sec dans l'eau, et que l'on filtre ce liquide, il ne tarde pas à se troubler, si la température est maintenue au voisinage de 30°. On voit, un jour ou deux plus tard, à la surface du liquide, un voile membraneux plus ou moins épais ; si l'on recueille une goutte de l'infusion et qu'on l'examine au microscope (*fig.* 2, *a*), on aperçoit des bâtonnets cylindriques, à extrémités arrondies de 4 à 5,5 µ de longueur sur 0,7 à 0,8 µ de largeur. Ce sont des bacilles qui offrent des mouvements d'abord très vifs; ils se présentent souvent en longues chaînes possédant un mouvement plus lent et onduleux.

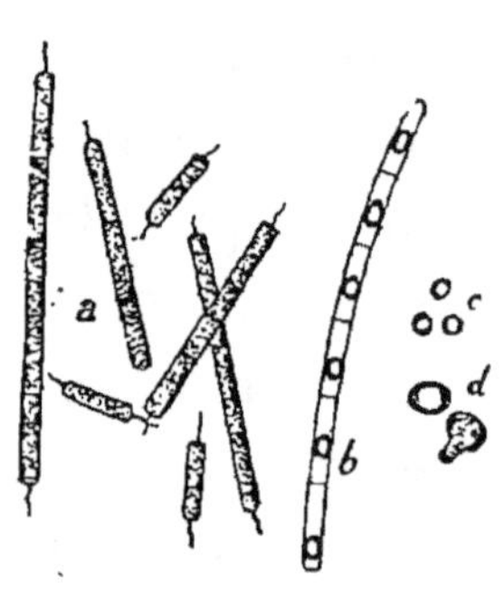

Fig. 2. — Bacille du foin (*Bacillus subtilis*). *a*, forme végétative mobile; *b*, bâtonnets avec les spores formées; *c*, spores; *d*, spores grossies du double des formes précédentes, l'une est en voie de germination (L'échelle micrométrique ne correspond pas à cette dernière figure *d*).

Au bout d'un certain temps, les filaments deviennent immobiles et montrent une tache sombre en leur milieu, c'est l'indice de la formation des spores; ces taches grandissent, deviennent ovoïdes et atteignent 1,2 µ de longueur avec un diamètre un peu plus faible que le bâtonnet dans lequel elles ont pris naissance (*fig.* 2, *b*, *c*, *d*). Bientôt, les membranes des bacilles se dissocient et les spores tombent au fond du liquide.

Le *Bacillus subtilis* est très avide d'oxygène; c'est pour cela que ses colonies forment, à la surface des liquides, un voile plus ou moins épais; en l'absence d'oxygène, les bâtonnets meurent très vite après avoir perdu leur mobilité; les spores résistent, mais ne peuvent germer.

Le Bacille du foin est donc le type des espèces *aérobies*, c'est-à-dire ayant besoin du contact de l'oxygène pour se développer; la chaleur tue rapidement les bâtonnets en voie de végétation, mais les spores résistent longtemps à la température de l'ébullition.

Le *Micrococcus aceti*, qui transforme l'alcool en acide acétique et qui est l'agent de la fabrication du vinaigre, est un aérobie comme le Bacille du foin; il végète à la surface des liquides alcooliques et y forme un voile désigné sous le nom de *mère de vinaigre*.

Bacillus Amylobacter. — Si on place des graines de Haricot ou des fragments de Radis, dans un flacon rempli d'eau et que l'on bouche hermétiquement en laissant passer, à travers le bouchon, un tube de dégagement rempli d'eau, on observe au bout de quelques heures, à 35 où 40°, une fermentation énergique. Au sein du liquide en fermentation, les tissus végétaux sont dissociés; en même temps il se dégage de l'acide carbonique, de l'hydrogène et l'on perçoit une odeur désagréable où domine celle de l'acide butyrique. Un fragment

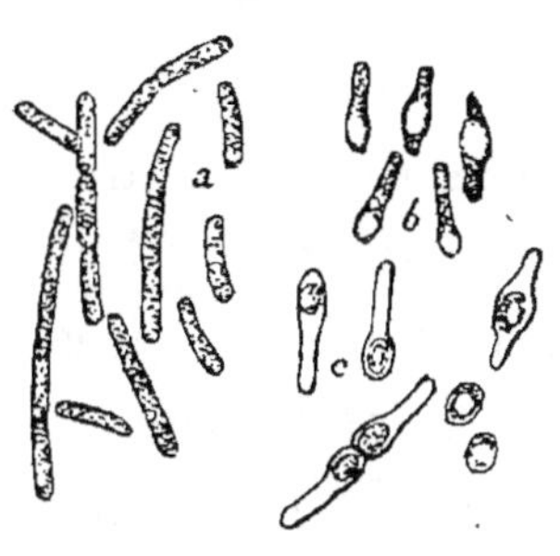

Fig. 5. — *Bacillus Amylobacter*. *a*, forme végétative; *b*, spores en voie de formation; *c*, spores formées.

de tissu examiné au microscope, se montre farci de bâtonnets cylindriques animés d'un mouvement d'oscillation rapide (*fig.* 5, *a*), c'est le *Bacillus Amylobacter*, ainsi nommé parce qu'au moment où les spores vont se former, les bâtonnets renferment une substance amylacée dispersée dans la masse protoplasmique. A l'inverse du Bacille du foin, le *Bacillus Amylobacter* est tué par le contact de l'oxygène de l'air, et la mort est précédée de l'immobilisation : cette Bactérie est donc *anaérobie*; c'est pour éviter l'influence nocive de l'oxygène, que nous avons rempli d'eau le flacon dans lequel nous avons voulu cultiver cette espèce. Les bâtonnets forment des spores tantôt au milieu, souvent à l'une des extrémités ; mais l'endroit où elles doivent se former est toujours indiqué par un renflement (*fig.* 3, *b, c*). Les spores, dès qu'elles sont formées, résistent à l'action de l'oxygène qui tue les bâtonnets en voie de végétation. Cette Bactérie joue un rôle très important dans la dissociation et la putréfaction des tissus ; elle est extrêmement répandue.

Les deux exemples qui viennent d'être cités et que l'on pourrait facilement multiplier, nous montrent que les Bactéries se présentent ordinairement à deux états : 1° à l'état de vie active ; 2° à l'état de vie ralentie.

A l'état de vie active, lorsque les conditions de milieu sont favorables et la nutrition abondante, les Bactéries forment des cellules arrondies en forme de bâtonnets qui s'accroissent dans le milieu nutritif et se multiplient par division. Le nombre des individus formés ainsi augmente très vite, de sorte qu'un liquide organique s'altère rapidement en leur présence ; ainsi, dans l'eau de la Vanne, qui constitue cependant un liquide peu nutritif, M. Miquel a trouvé les nombres suivants par centimètre cube.

Immédiatement.	48	bactéries.
Deux heures après.	125	—
Un jour après	38 000	—
Deux jours après	125 000	—
Trois jours après.	590 000	—

A l'état de végétation, les Bactéries sont très sensi-

bles aux actions extérieures ; une température peu élevée, de 60° à 80°, les tue, ainsi que l'excès ou la privation
de l'air, pour les espèces anaérobies et aérobies ; diverses
solutions minérales : l'eau de chaux, les sels de mercure, de cuivre, etc., les tuent rapidement ; souvent
même les produits de leur activité ralentissent ou arrêtent la végétation.

A l'état de vie ralentie, les Bactéries se présentent
sous l'aspect de granules très fins appelés *spores*, qui
sont particulièrement résistantes aux causes de destruction : la dessiccation, l'action de l'oxygène, l'abaissement de la température, l'élévation jusqu'à 80°. Pour
les détruire, il faut les exposer à une température de
100° et même de 120° dans un milieu humide ; les
spores du Bacille du foin résistent même à la température de l'eau bouillante pendant une demi-heure. C'est
donc par le passage à l'état des spores, que la survivance
des Bactéries est assurée ; ce fait est particulièrement
remarquable pour les Bactéries *anaérobies*, comme le
Bacillus Amylobacter, le *Bacillus septicus*, dont on
rencontre partout les spores dans le sol et dans l'eau.

Le rôle des Bactéries dans la nature est immense. La
plupart vivent dans les substances organiques qu'elles
décomposent et transforment par hydratation, réduction
ou oxydation, en composés chimiques de moins en moins
complexes à mesure que les végétations se succèdent ;
de sorte qu'au bout d'un temps relativement court, les
corps organiques rentrent dans la circulation générale
à l'état de substances minérales : eau, acide carbonique,
ammoniaque, acide nitrique, azote. Elles constituent

ainsi, avec les Champignons, les agents essentiels de la circulation de la matière, qui va sans cesse du monde minéral au monde organique et inversement.

Lorsque les Bactéries vivent dans les substances organiques et y accomplissent leur évolution, on les appelle *saprophytes;* les transformations qu'elles produisent sont souvent désignées sous le nom de *fermentations*, telles sont par exemple les fermentations *acétique, lactique, butyrique, visqueuse,* etc. ; dans ce cas, les organismes spécifiques (Bactéries ou Champignons) reçoivent le nom de *ferments;* à ce titre, beaucoup de Bactéries sont pour nous d'une grande utilité. Malheureusement un certain nombre d'entre elles sont nos ennemis d'autant plus redoutables qu'elles sont invisibles : tantôt elles vivent en saprophytes dans les substances alimentaires et les détériorent; tantôt elles peuvent s'introduire dans le corps et y vivre en *parasites.* Ce sont ces dernières que nous allons voir à l'œuvre, en étudiant les principales maladies parasitaires.

§ II. — TYPE DE MALADIE TRANSMISSIBLE

CHARBON (PUSTULE MALIGNE, SANG DE RATE, MALADIE CHARBONNEUSE, ETC.)

Le type des maladies parasitaires transmissibles est le charbon ou maladie charbonneuse, qui sévit sur la plupart des animaux et principalement sur les moutons (*sang de rate*), les chèvres, les bœufs ou vaches (*maladie du sang*), et les chevaux (*fièvre charbonneuse*);

on l'observe aussi chez l'homme, où elle est désignée sous le nom de *charbon* ou *pustule maligne*. Cette maladie sévit surtout dans les pays d'élevage : dans la Beauce, la Brie, le Nivernais, le Berri, etc., où elle cause des dommages considérables.

Rayer et Davaine découvrirent en 1850, dans le sang des animaux morts du charbon, de petits corps filiformes dépourvus de mouvement spontané. En 1863, Davaine, sous l'influence des travaux publiés par M. Pasteur, attribua à ces bâtonnets, qu'il nomma *Bactéridies*, la cause de la maladie charbonneuse, mais les observations qu'il publia n'étaient pas assez rigoureuses pour imposer ses vues aux médecins et aux vétérinaires. C'est en 1877 que M. Pasteur et ses élèves, MM. Joubert, Chamberland et Roux, commencèrent la série de recherches qui devaient révolutionner les idées reçues sur l'étiologie des maladies transmissibles.

Le charbon est la maladie causée par la Bactéridie. — Lorsqu'un mouton est atteint du sang de rate, il succombe à la maladie, tantôt soudainement, tantôt avec des prodromes qui durent quelques jours. En tous cas, au moment où la maladie éclate avec violence, la mort survient très rapidement : l'animal cesse de manger, sa démarche devient chancelante, bientôt il tombe, se débat dans quelques convulsions, rejette par les naseaux une écume sanguinolente et succombe au bout de 5 à 10 minutes.

Si l'on recueille à ce moment une goutte du sang (*fig.* 4, A, B), on voit que les globules sont souvent déformés et agglutinés en masses plus ou moins régulières ; mais ce qui est constant, c'est la présence au milieu des globules, altérés ou non, d'un grand nombre de bâtonnets droits ou cassés, immobiles, dont la longueur est à peu près le double du diamètre des globules : ce sont les Bacilles du charbon (*Bacillus Anthracis*). Un animal sain, piqué avec une aiguille trempée dans

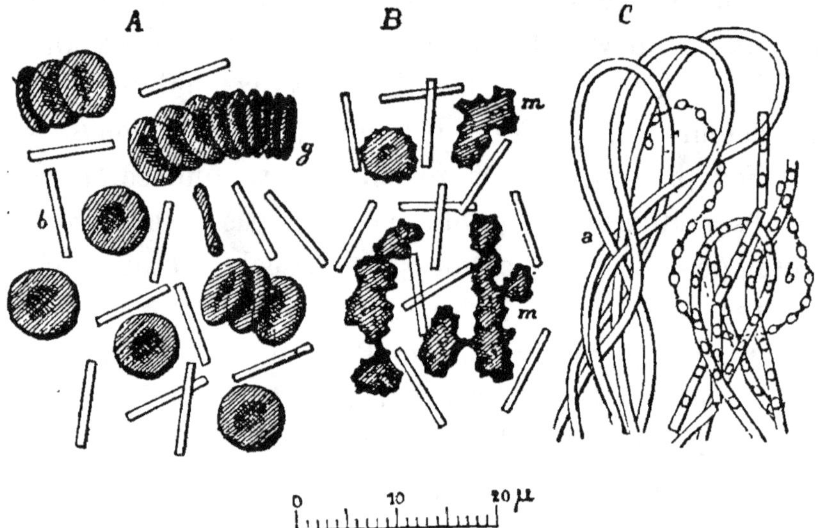

Fig. 4. — Bactéridie du charbon (*Bacillus Anthracis*). A et B dans le sang. En A, les Bactéries *b* sont au milieu des globules *g* ayant encore leur forme caractéristique ; en B, les Bactéries sont dispersées autour de masses irrégulières *m* formées par les globules sanguins agglutinés. En C, Bactéries en longs filaments enchevêtrés, obtenus dans une culture et montrant les spores *b* en formation.

ce sang, c'est-à-dire *inoculé*, contracte la maladie charbonneuse et meurt rapidement.

Pour démontrer que c'est le Bacille qui est la cause de la maladie, M. Pasteur dépose une goutte du sang charbonneux dans un liquide nutritif (urine neutre, solution minérale), les Bacilles s'y développent en formant de longs filaments entortillés (fig. 4, C a.) On prend une goutte de cette culture et on la dépose dans un second vase renfermant le liquide nutritif, puis une goutte de cette deuxième culture est ensemencée dans un troisième vase et ainsi de suite pendant des mois entiers. La Bactérie se développe dans ces cultures successives avec une grande pureté et le microscope n'y révèle pas d'autres organismes ; dans les cultures ainsi diluées et fractionnées, la dernière ne renferme plus aucun des éléments du sang, ni corps figurés, ni virus autre que la bactéridie et les produits de son activité. Cette culture, inoculée à des cochons d'Inde, se montre aussi virulente que le sang, car les animaux succombent rapidement au charbon. C'est bien le Bacille seul qui provoque la maladie : si l'on filtre les bouillons de culture sur du plâtre, le liquide qui s'écoule, entièrement privé de Bactéries, se montre inoffensif, même lorsqu'on l'injecte en grande quantité, tandis qu'une parcelle du résidu du filtre communique le charbon.

Propriétés de la Bactéridie charbonneuse. Formes de la vie végétative et de la vie ralentie. — Avant d'examiner comment les animaux peuvent contracter la maladie charbonneuse, nous devons étudier les propriétés de l'organisme qui la provoque. Le *Bacillus Anthracis* se présente à deux états : d'abord en végétation active sous l'aspect de bâtonnets toujours courts dans le sang, mais formant dans les cultures du bouillon de poule de longs filaments enchevêtrés (*fig.* 4, C) ; à cet état la Bactéridie est avide d'oxygène et meurt rapidement si on la soustrait à l'influence de ce gaz. La végétation s'accomplit bien mieux à la température de 20° à 25°, elle cesse au-dessous de 12° et au-dessus de 45°, mais les bâtonnets restent vivants et ne sont tués qu'à 60°; l'oxygène à haute tension les tue également.

A l'état de vie ralentie, la Bactéridie se présente sous l'aspect de fins corpuscules réfringents, d'un diamètre un peu plus faible que l'épaisseur des bâtonnets : ce sont les *spores*, découvertes par M. Koch en 1875; elles se forment dans les cultures maintenues à des températures dépassant 15° et inférieures à 43°. Comme tous les organes en état de vie ralentie, les spores supportent sans périr des influences mortelles pour la forme végétative : elles résistent à l'action de l'oxygène comprimé, à la privation d'air, à la dessiccation; chauffées à 95° dans un milieu humide pendant dix minutes, elles restent vivantes, elles supportent la température de 115° et même de 125° dans un milieu sec.

Mode de transmission du charbon. — Ces propriétés étant connues, nous pouvons étudier l'étiologie du charbon. L'origine de cette maladie, si meurtrière pour le bétail, était inconnue jusqu'aux premiers travaux de Davaine et de Delafond en France, de Pollender et de Braüell en Allemagne. Cette origine fut établie nettement par M. Pasteur de la manière suivante : des moutons furent nourris avec de la luzerne arrosée de cultures artificielles de la Bactéridie, renfermant les deux formes, les bâtonnets et les spores; un petit nombre seulement des moutons mis en expérience fut atteint de la maladie, tous ceux qui succombèrent offraient les lésions caractéristiques des animaux charbonneux. La mortalité fut augmentée en mêlant aux aliments souillés par la Bactéridie, des objets piquants, tels que les barbes d'épis d'orge coupées en fragments de 1 centimètre environ. La nature des lésions observées montra que le mal avait débuté dans la bouche ou l'arrière-gorge.

Mais dans ces expériences, on avait semé le parasite avec abondance dans les aliments. Comment, dans les conditions naturelles, est-il amené dans les tissus? Pourquoi les épidémies sont-elles parfois si nombreuses et si meurtrières, dans les contrées où le charbon a disparu pendant quelques années?

La solution de ces questions présentait des difficultés spéciales; on avait reconnu qu'au moment où la putréfaction envahit le corps des animaux charbonneux, la Bactéridie n'offre jamais de spores, et que sous l'influence de la privation d'oxygène, par la concurrence des organismes de la putréfaction, elle meurt très vite. Les équarrisseurs connaissent bien ce fait, car ils manient sans précautions les animaux charbonneux quand la putréfaction est avancée.

En réalité la Bactéridie n'a pas disparu; l'enfouissement des animaux morts du charbon, seul procédé employé pour se débarrasser des cadavres, modifie les conditions de son développement et favorise la formation des spores. En effet, avant que la putréfaction se soit produite, le sang et les liquides s'écoulent du corps et imbibent la terre; là, les Bactéridies, soumises à l'influence de l'air qui filtre dans le sol, continuent à végéter et forment leurs spores. M. Pasteur s'est assuré de ce fait par des expériences directes : de la terre arrosée de bouillon de culture et additionnée de sang charbonneux a montré, en moins de vingt-quatre heures, des spores qui, à l'état de vie ralentie, résistent aux causes de destruction de la forme végétative. C'est donc par les spores formées dans le sol autour du cadavre de l'animal charbonneux, que la maladie se propage.

M. Pasteur fit enterrer, en divers endroits, des animaux atteints de l'épidémie, et quelques mois après, deux ans plus tard, la terre recueillie à la *surface* des fosses, même après toutes les opérations de culture, a pu communiquer le charbon ; au contraire, celle qui avait été recueillie loin des fosses était inoffensive.

La présence des spores à la surface du sol s'explique quand il a été souillé par le sang avant l'enfouissement, ou quand celui-ci est superficiel. Comment, dans des fosses profondes de 1 ou 2 mètres, les spores viennent-elles à la surface, alors que l'action des pluies tendrait à les entraîner plus profondément ?

Ce sont les vers de terre qui effectuent ce transport : pénétrant dans les couches profondes des terrains meubles, ils vont se nourrir des matières organiques qui souillent la terre autour du corps des animaux enfouis et viennent rejeter, à la surface du sol, ces petits cylindres contournés sur eux-mêmes, que l'on aperçoit fréquemment après la pluie. En recueillant ces cylindres ou en extrayant la terre de l'intestin des vers, M. Pasteur y a retrouvé les spores de la Bactéridie charbonneuse et a pu inoculer avec elle des animaux sains. La vitalité des spores peut être conservée très longtemps dans ces conditions, car elles ont été retrouvées, avec toute leur virulence, dans la terre couvrant des·fosses de trois ans et même de douze ans!

Les faits que nous venons d'exposer, vérifiés un grand nombre de fois avec la plus rigoureuse exactitude, expliquent bien des singularités signalées par les éleveurs et les bergers ; telle par exemple que l'existence des *champs maudits,* où l'on ne pouvait mener paître les troupeaux sans observer une épidémie de charbon plus ou moins meurtrière.

Prophylaxie du charbon. — Il est possible de formuler, d'après ce qui précède, les règles à observer pour faire disparaître ou atténuer, dans une grande proportion, les dangers de la contamination des troupeaux.

Au lieu d'enfouir les cadavres en un endroit quelconque ou trop souvent de les laisser pourrir sur le fumier, il faut, quand on le peut, envoyer les animaux à l'équarrisseur, ou bien réserver des endroits clos de barrières élevées ou de murs, pour y enfouir les animaux morts. Le mieux serait de brûler les cadavres, ou de les faire bouillir. En tous cas, on devra éviter de souiller la terre, pendant le transport, avec les liquides ou le sang que l'animal laisse échapper et détruire les germes sur toutes les places où ces liquides se trouvent, soit en y brûlant des herbes, soit en les arrosant avec une solution de sulfate de cuivre à 1 pour 100.

Résistance variable des animaux à la Bactéridie du charbon. — La Bactéridie du charbon nous présente un exemple de *parasitisme facultatif ;* semée dans du bouillon, du sérum, du lait, de l'urine, etc., elle y végète très bien et forme ses spores, accomplissant ainsi toute son évolution, c'est alors un saprophyte ; introduite dans le sang d'un vertébré vivant, elle y trouve également un *terrain de culture* favorable et s'y développe rapidement, c'est alors un parasite, mais elle ne peut parcourir toutes les phases de son évolution, car les spores ne se forment pas dans le corps des animaux.

Le sang des différents vertébrés n'est pas toujours un terrain de culture excellent, et suivant la nature, suivant l'âge, le degré de *réceptivité* varie, c'est-à-dire que la faculté de pouvoir nourrir le parasite est plus ou moins grande, parfois nulle.

C'est dans le corps des moutons, des chèvres, des lapins, des cobayes et des souris, que la Bactéridie vit le mieux, car la plupart des animaux contaminés meurent. Le cheval, le bœuf, la vache résistent davantage, car souvent les animaux inoculés guérissent. Les porcs, les chiens, les chats paraissent être réfractaires ; par contre, l'homme présente une réceptivité moyenne.

Mais les exemples les plus curieux d'immunité sont fournis par les moutons d'Algérie, moutons *barbarins* qui, transportés en France et élevés pendant plusieurs générations, résistent aux inoculations les plus meurtrières pour les moutons indigènes.

Les causes de cette résistance variable à l'action nocive de la Bactéridie charbonneuse ne sont pas connues, mais il semble que dans certains cas, la température influe beaucoup sur la réceptivité. En effet, les poules sont, à l'état normal, réfractaires à cette maladie ; mais si, comme l'a fait M. Pasteur, on refroidit artificiellement leur corps de manière à ramener sa température à 35° ou 38° (en immergeant les pattes dans l'eau froide), ces animaux contractent le charbon et meurent. Inversement les grenouilles sont réfractaires à la température ordinaire, mais on peut les faire périr du charbon en les inoculant et en élevant la température de leur corps à 35°.

En somme, la maladie charbonneuse n'est pas une affection spontanée, c'est une maladie parasitaire qui exige pour se manifester deux conditions : 1° *une condition externe :* l'apport du parasite introduit par le tube digestif ou par inoculation ; 2° *une condition interne :* l'aptitude plus ou moins grande de l'hôte à nourrir le parasite, aptitude désignée sous le nom de *réceptivité.* Or cette réceptivité, pour des raisons que nous ne connaissons pas, varie beaucoup, non seulement pour des individus d'espèces différentes, mais encore pour des individus de même espèce. On conçoit donc, qu'avec des conditions égales de contamination, la maladie puisse revêtir une forme grave, des formes bénignes ou même faire défaut.

Mécanisme de la mort dans la maladie charbonneuse. — La Bactéridie du charbon peut être introduite dans l'organisme, par l'appareil digestif avec les aliments, c'est le mode de transmission habituel pour les bestiaux ; par une déchirure de la peau, piqûre, éraflure, etc., et enfin, plus rarement, par les voies respiratoires.

Quand la Bactéridie est introduite par les voies digestives, la maladie qu'elle développe éclate souvent avec
violence sans être précédée de prodromes toujours bien
nets ; à l'autopsie, le sang est noir comme celui des
asphyxiques et il remplit les capillaires qui sont souvent dilatés.

Pour expliquer la violence des accidents et la rapidité de la mort, on a émis l'idée suivante : la Bactéridie, très avide d'oxygène, soustrait aux globules sanguins le gaz que ceux-ci doivent distribuer aux tissus,
et, par suite, l'animal meurt asphyxié. Dans cette lutte
pour le partage de l'oxygène, la température spécifique
du corps peut donner l'avantage soit à la Bactéridie, c'est
le cas des ruminants ; soit aux globules, c'est le cas des
oiseaux qui sont réfractaires au charbon à cause de la
température élevée de leur corps. Cette hypothèse ne
rend pas compte de tous les accidents observés ; ainsi,
dans les cas d'inoculation par piqûre, et ces cas sont
connus chez l'homme sous le nom de *pustule maligne*,
on observe un gonflement volumineux de la partie lésée
et plus tard, mais pas toujours, la maladie se généra-
lise et prend la forme grave. L'examen de la région où
la piqûre a été faite montre que celle-ci renferme une
sérosité sanguinolente qui fourmille de Bactéries, les
ganglions lymphatiques sont gonflés et renferment également beaucoup de Bactéries ; il y a donc là des lésions
provoquées par une irritation des tissus que l'affinité de
la Bactérie pour l'oxygène ne peut expliquer. Or, différents auteurs, MM. Hankin, Brüger et Fraenkel, ont
extrait des bouillons de cultures, une matière albumi-

noïde qui paraît très toxique et qui donnerait à la bactérie son action nocive. En sorte que le parasite agirait à la fois en soustrayant l'oxygène destiné aux tissus et en sécrétant un produit toxique.

Vaccination charbonneuse. — Dans les expériences établies pour montrer le mode de transmission de la maladie charbonneuse, M. Pasteur avait remarqué que les vaches ne meurent pas toujours après l'inoculation d'une culture renfermant la Bactéridie ; après leur guérison, elles deviennent, pour un certain temps, réfractaires aux inoculations les plus actives : *le charbon ne récidive* donc pas, et les animaux qui ont triomphé de la première atteinte sont *vaccinés*. Cette observation était d'une grande importance, car si l'on arrivait à communiquer aux différents animaux une forme toujours bénigne de cette affection, on les préserverait de ses atteintes futures. Ce problème a été résolu par M. Pasteur avec un succès éclatant.

Atténuation de la virulence. — Dans l'étude du microcoque du choléra des poules, M. Pasteur avait montré que les cultures de ces parasites, maintenues pendant longtemps au contact de l'air, perdaient peu à peu leur virulence première. L'oxygène de l'air altère donc peu à peu les propriétés de ce parasite de manière à le rendre inoffensif pour les poules.

Avec la Bactéridie du charbon les mêmes phénomènes se produisent, mais pour les observer il faut empêcher la formation des spores, car dès que les spores sont formées, elles ne peuvent subir aucune altération sous l'influence de l'air : on arrive à ce résultat en maintenant la culture entre 42° à 43°, température à laquelle la Bactéridie continue à végéter, mais sans pouvoir donner de spores.

Si l'on maintient à 42° ou 43°, en présence de l'air, une culture très virulente de la Bactéridie du charbon, au bout d'un mois, elle est morte; après huit jours la culture, encore vivante, est dépourvue de toute virulence, car elle est inoffensive pour le *lapin*, le *cobaye*, le *mouton*, espèces les plus aptes à contracter le charbon. Dans le temps qui s'écoule entre le début de la culture et l'époque où elle a perdu sa virulence, on peut puiser une partie du liquide et obtenir une série de produits dont la virulence décroît graduellement. En cultivant ensuite ces liquides à virulences diverses ou nulle, à la température de 20° à 25°, les spores ne tardent pas à se former, et chacune d'elles fixe, pendant un certain temps, la virulence propre du liquide qui l'a formée. Chaque culture représente donc un vaccin pour la culture plus virulente qui la précède.

L'atténuation de la virulence peut être obtenue à l'aide d'autres procédés. M. Toussaint l'avait obtenue en chauffant le sang pendant 10 minutes à 55° ou en l'additionnant de 10 pour 100 d'acide phénique. M. Chauveau a fait intervenir l'oxygène comprimé, et M. Arloing, l'action des rayons solaires. Mais aucun de ces procédés ne fournit des résultats aussi nets que celui de M. Pasteur.

Retour à la virulence primitive. — Les cultures de la Bactéridie, devenues inoffensives pour les cobayes adultes, peuvent reprendre leur virulence primitive :

en effet, ces cultures tuent les cobayes d'un jour, le sang de ceux-ci injecté à un cobaye de deux jours le tue, puis son sang injecté à un cobaye plus âgé détermine aussi la mort et ainsi de suite, de sorte qu'en passant dans le corps d'animaux de plus en plus âgés, la Bactéridie récupère progressivement sa virulence; au bout d'un certain temps on revient à la virulence originelle. La cause de ce retour à la virulence première n'est pas connue.

Vaccin du charbon. — Démonstration de l'efficacité de la vaccination charbonneuse. — Il restait à soumettre les résultats de l'atténuation des Bactéridies au contrôle de l'expérience. Le premier essai de vaccination eut lieu à Pouilly-le-Fort, près de Melun, et donna des résultats merveilleux : les moutons vaccinés résistèrent à l'inoculation du charbon, tandis que les moutons non vaccinés périrent tous au bout du troisième jour. Le succès éclatant de cette première expérience se renouvela dans toutes celles qui furent réalisées, tant en France qu'à l'étranger, et la pratique de la vaccination prit un tel développement, que le 1er juin 1882, on comptait 500 000 animaux vaccinés dont 25 000 bœufs ou vaches.

L'efficacité de la vaccination est établie d'ailleurs par la statistique de la mortalité. Au mois de novembre 1881, la mortalité des moutons vaccinés était de $\frac{1}{740}$, celle des moutons non vaccinés de $\frac{1}{78}$, c'est-à-dire environ 10 fois plus forte.

La durée de l'immunité accordée par la vaccination est d'un an environ, peut-être davantage, mais il est préférable de revacciner les troupeaux chaque année.

En outre, on doit les revacciner chaque fois qu'une épidémie éclate.

Le charbon est une maladie parasitaire transmissible. — En résumé, toutes les fois qu'un animal manifeste les symptômes locaux ou généraux de la maladie charbonneuse, on est certain de trouver la Bactéridie dans le sang ou dans les sérosités du corps de l'animal malade.

Réciproquement, toutes les fois qu'on introduit les Bactéridies dans l'intestin ou dans les tissus, on voit apparaître la maladie charbonneuse avec son cortège de prodromes et de lésions bien caractérisées.

Ces deux propositions, si nettement établies par M. Pasteur pour le charbon, caractérisent la méthode de recherches dans l'étude des maladies parasitaires.

Preuves du parasitisme des affections transmissibles. — Les deux propositions qui viennent d'être résumées sont les seules preuves certaines de la nature parasitaire d'une affection déterminée, mais leur démonstration est parfois difficile à établir.

Pour les maladies communes à l'homme et à certains animaux, le problème est relativement simple à résoudre. Lorsqu'on a trouvé la Bactérie spécifique d'une maladie, c'est-à-dire celle qui se rencontre toujours dans les diverses lésions et qui fait défaut à l'état sain; la seconde proposition est d'une réalisation facile, car il suffit d'isoler la Bactérie par des cultures pures et de l'introduire dans le corps des animaux capables de contracter la maladie qu'elle caractérise, par les voies digestives, les voies respiratoires ou par inoculation;

si l'on voit apparaître la maladie typique, la preuve du parasitisme est faite. C'est ce qui a été démontré, non seulement pour la *maladie charbonneuse*, mais aussi pour la *morve*, la *tuberculose*, la *diphtérie*, la *septicémie*.

Un certain nombre de maladies sont spéciales à l'homme et n'ont pas jusqu'ici été observées spontanément chez les animaux, ce sont : la *fièvre typhoïde*, le *choléra*, la *fièvre jaune*, etc. Dans ce cas, la première proposition seule peut être résolue; la seconde, en l'absence de sujets destinés à réaliser expérimentalement, l'affection n'a pu être établie jusqu'à présent ; par suite, la preuve du parasitisme n'est pas rigoureusement faite. Nous aurons cependant, à propos de chacune de ces maladies, à signaler un certain nombre de faits pouvant suppléer, dans une certaine mesure, à la preuve expérimentale qui fait défaut.

C'est dans ce cas que l'on doit apporter beaucoup de prudence dans la recherche de la Bactérie spécifique, surtout, comme cela a lieu pour la fièvre typhoïde, la dysenterie et le choléra, lorsque les lésions produites ont pour siège l'intestin, qui renferme, comme on le sait, une flore bactérienne riche et variée. Les procédés de coloration, les cultures dans des milieux inertes, offrent alors de précieuses indications pour le diagnostic des espèces pathogènes.

Il est certaines maladies telles que la *rage* dont on n'a pas découvert jusqu'ici le parasite; cependant par son évolution, par l'atténuation de la virulence des organes, par la réussite des vaccinations, la rage se comporte exactement comme la maladie parasitaire type : le charbon.

Enfin, les fièvres éruptives, *variole, rougeole, scarlatine,* etc., n'ont pas offert jusqu'à présent de Bactérie spécifique; leur étiologie a cependant les caractères des maladies nettement parasitaires, et l'emploi des procédés prophylactiques dont l'étude des maladies parasitaires a révélé l'efficacité, est toujours suivi de succès vis-à-vis des fièvres éruptives dont nous ne connaissons pas le germe.

§ III. — Fièvres éruptives

VARIOLE

La variole est une maladie grave et très contagieuse qui paraît être connue depuis le vi^e siècle. Importée d'Asie en Europe et en Afrique par les Sarrasins, elle a aussi envahi l'Amérique avec les Espagnols au moment de la conquête.

Très meurtrière pendant de longs siècles, la variole est beaucoup moins à craindre depuis la découverte de la vaccine par Jenner. Elle devrait avoir disparu depuis longtemps, si les gouvernements avaient adopté, comme en Allemagne, la revaccination obligatoire.

La variole apparaît à tout âge et dans toutes les conditions, car son éclosion est indépendante des influences hygiéniques. La période d'incubation est de 14 jours environ et sa durée, quand elle guérit, varie de 15 à 50 jours. L'un des symptômes les plus constants est la production d'une éruption plus ou moins abondante de pustules ; ces pustules se rompent bientôt et laissent écouler un liquide jaunâtre qui se concrète à l'air; ou bien elles forment des croûtes qui s'affaissent et se dessèchent. On n'a pas découvert, dans ces pustules, de Bactérie spécifique et cependant le liquide qu'elles renferment, ou les poussières très ténues qui résultent de leur dessiccation, sont les agents les plus actifs de la contagion. Le contact d'un varioleux guéri, ou du corps d'un varioleux, les poussières qu'il dégage ou qui se fixent sur les vêtements et sur le linge, communiquent rapidement la maladie. Le virus ne paraît pas se conserver longtemps dans l'air.

Les personnes atteintes de variole légère désignée sous le nom de *varioloïde*, sont réfractaires à la maladie pour un grand nombre d'années et ne peuvent même pas prendre le vaccin, mais l'agent contagieux d'une varioloïde peut transmettre la variole la plus grave à d'autres individus.

La variole cause encore en France un trop grand nombre de décès, environ 12 000 par an, et la moyenne des décès pour les villes françaises était d'environ 35 pour 100 000 habitants en 1886. Pendant la guerre de 1870, les ravages de la variole dans l'armée française furent si grands qu'on estime à 22 500 hommes le nombre des décès causés par cette maladie : ce chiffre, avec les malades, représente tout un corps d'armée !

Moyens prophylactiques. — L'isolement des varioleux et la désinfection complète des objets ou des appartements contaminés, sont les premières précautions à prendre d'urgence en cas d'épidémie ; bien appliquées, ces mesures peuvent empêcher la maladie de faire un grand nombre de victimes.

Variolisation. — Le fait de la non-récidive de la variole est connu depuis longtemps et a donné naissance à un procédé prophylactique employé en Chine depuis la plus haute antiquité : c'est la *variolisation* ; ce procédé consiste, dans les cas d'épidémie bénigne, à inoculer la variole ainsi naturellement atténuée et à préserver les personnes inoculées des atteintes plus graves. La variolisation fut introduite en Turquie dès le xıı⁰ siècle, puis de là se répandit en Europe pendant le xvııı⁰ ; cette méthode est dangereuse, car il arrive souvent que le virus de la varioloïde reprend, en passant dans le corps d'un individu, toute son énergie et provoque alors des épidémies meurtrières.

Vaccination. — Mais la découverte de la vaccine par Jenner permet à l'homme de se soustraire d'une manière certaine à cette dangereuse maladie. Jenner avait remarqué que les garçons de ferme qui présentaient aux mains des pustules provoquées par une éruption semblable à celle qui siège sur les bestiaux, sur le pis des vaches, par exemple, étaient préservés de la variole. En 1796, il eut l'idée d'inoculer à un enfant le contenu de ces pustules et, trois mois après, il inocula la variole à ce même enfant : cette inoculation resta inactive.

Ainsi la maladie éruptive de la vache connue sous le nom de *cow-pox* ou *vaccine*, peut être inoculée à l'homme et lui confère une immunité complète contre les formes les plus graves de la *variole*.

La question de savoir si la vaccine est une maladie spéciale ou plutôt une forme atténuée et devenue spécifique de la variole, est encore discutée ; mais ce qui est acquis aujourd'hui après des discussions et des luttes ardentes, c'est la *nécessité de la vaccine pour la préservation de la variole*.

Preuves de l'efficacité de la vaccination. — Dès que la découverte de Jenner fut connue, on abandonna la pratique souvent dangereuse de la variolisation, pour adopter la vaccine et la mortalité par variole fut considérablement amoindrie, comme le montre le tableau suivant :

INFLUENCE DE LA VACCINATION SUR LA MORTALITÉ.

	PÉRIODES PRÉCÉDANT OU SUIVANT l'introduction de la vaccine.		MORTALITÉ ANNUELLE PAR VARIOLE pour 100 000 habitants.	
	AVANT.	APRÈS.	AVANT.	APRÈS.
Autriche inférieure . .	1777-1806	1807-1850	248,4	58,0
Autriche supérieure et Salzbourg.	»	»	142,1	50,1
Styrie	»	»	105,1	44,6
Illyrie	»	»	51,8	24,4
Trieste.	»	1838-1850	1404,6	18,2
Bohême	»	1807-1850	217,4	21,5
Westphalie	1776-1780	1846-1850	264,3	11,4
Berlin	1781-1805	1810-1850	342,2	17,6
Suède	1774-1801	»	205,0	15,8
Copenhague.	1751-1800	1801-1850	342,8	28,6

On voit que si dans certains pays, la diminution fut seulement de la moitié ou du tiers, dans le plus grand nombre elle devint 10 ou 20 fois moindre.

Malheureusement, l'immunité accordée par la vaccine ne dure pas toute la vie et l'examen de l'âge des individus vaccinés qui succombent à la variole, montre que cette maladie se montre dangereuse depuis l'âge de 10 ou 12 ans jusqu'à 30 ou 55 ans, car elle offre pendant cette période la plus grande mortalité.

Nécessité de la Revaccination. — L'immunité conférée par la vaccine ne durant guère qu'une dizaine d'années, il est donc nécessaire de *revacciner*. Les revaccinations pourraient s'effectuer, d'après l'opinion généralement admise par les médecins, une première fois à l'âge de 11 à 12 ans ; c'est à cet âge que les revaccinations offrent le plus de succès ; une deuxième fois de 20 à 21 ans ; enfin une troisième fois vers 40 ans.

La nécessité de la revaccination, si longtemps combattue en France, est aujourd'hui établie et consacrée par l'expérience.

En 1871 on a comparé la mortalité entre la population de Berlin et l'armée d'invasion en France ; la revaccination était obligatoire dans l'armée prussienne depuis 1835.

DÉCÈS.

Population de Berlin en 1871 . .	826 541 habitants.	5 084
Armée prussienne et confédérés	847 796 hommes..	146

Depuis 1875, la revaccination est obligatoire dans toute l'étendue de l'empire allemand et l'on peut juger, par la comparaison des décès varioliques entre diverses villes d'Allemagne et certaines villes d'Europe où cette mesure n'est pas adoptée, des bienfaits qu'elle présente.

DÉCÈS PAR VARIOLE POUR 100 000 HABITANTS [1].

ANNÉES.	BERLIN.	BRESLAU.	HAMBOURG	MUNICH.	DRESDE.	LONDRES.	PARIS.	VIENNE.	PRAGUE.	St-Pétersbourg.
1870. .	22,5	18,8	25,0	0,0	9,0	30,2	546,2	46,7	»	»
1871. .	652,5	556,7	107,5	88,9	360,2	242,1	»	74,9	15,2	»
1872. .	158,6	282,5	95,2	61,5	85,2	55,8	5,5	556,9	»	»
1873. .	11,2	13,7	0,8	2,9	15,1	5,5	0,9	228,5	»	»
1874. .	2,4	0,8	0,5	1,0	4,3	1,6	2,4	155,	50,0	»
1875. .	**5,1**	**0,0**	**0,0**	**0,0**	**2,5**	1,5	15,6	113,5	10,9	»
1876. .	**1,8**	**0,0**	**1,8**	**0,5**	**0,5**	20,8	20,1	167,8	78,4	»
1877. .	**0,4**	**0,7**	**1,2**	**0,0**	**0,9**	70,9	6,8	84,0	395,7	»
1878. .	**0,7**	**1,5**	**0,2**	**0,9**	**0,0**	38,8	4,4	75,9	86,8	144,9
1879. .	**0,7**	**0,3**	**0,0**	**0,0**	**1,8**	12,1	45,8	46,9	84,3	142,8
1880. .	**0,8**	**0,7**	**0,0**	**0,0**	**3,6**	12,5	108,9	75,5	290,1	21,5
1881. .	**4,7**	**1,1**	**2,2**	**10,3**	**2,6**	61,9	49,4	125,9	64,0	28,2
1882. .	**0,4**	**3,2**	**0,4**	**2,9**	**1,3**	11,0	29,6	108,2	57,4	77,2
1883. .	**0,3**	**8,3**	**0,0**	**0,0**	**0,8**	5,4	20,4	9,6	224,8	46,7

1. Les chiffres en caractères gras correspondent aux villes pour lesquelles la vaccination et la revaccination sont devenues obligatoires.

Dans les pays où la vaccination et la revaccination sont obligatoires, les résultats ont dépassé les espérances des plus ardents partisans de ces mesures et imposé silence aux adversaires les plus déterminés.

Depuis 1883, la mortalité a encore diminué en Allemagne, et à Berlin, on n'a signalé, de 1885 à 1888, *aucun* décès variolique. En 1889, l'Allemagne n'a perdu que 110 habitants, tandis que la France perdait la même année 12 000 personnes par la variole. Ces chiffres se passent de commentaires.

Nous pouvons compléter la démonstration par la contre-épreuve, qui nous est offerte par quelques villes de Suisse.

Dans le canton de Zurich, le peuple, consulté *ad referendum*, a voté en mai 1883 le retrait de la loi sur la vaccination obligatoire; les effets pernicieux de ce vote n'ont pas tardé à se faire sentir, comme le montrent les chiffres suivants :

DÉCÈS VARIOLIQUES A ZURICH.

1881.	7
1882.	0
1883.	8
1884.	11
1885.	52
1886.	85

En présence de ces résultats, les gouvernements ont le devoir de prendre des mesures semblables à celles qui feront bientôt de l'Allemagne un pays où la variole ne sera plus qu'à l'état de souvenir.

En France, la revaccination est obligatoire pour l'armée depuis le 21 novembre 1888; à la même époque, les arrêtés du Ministre de l'instruction publique, approuvés par le Conseil supérieur, ont prescrit, non seulement un certificat de vaccine pour l'entrée dans les écoles primaires, mais encore la *revaccination des élèves à l'âge de 10 ans;* un certificat de revaccination est exigé également pour l'entrée dans les écoles normales primaires (29 décembre 1888).

A l'étranger, la vaccination est obligatoire dans la Bavière (depuis 1806), en Suède (1816), dans le Wurtemberg (1818), en Écosse (1864), en Angleterre (1867-1871), en Irlande (1868); dans quelques cantons de la Suisse (Berne, Vaud, Fribourg, Neuchâtel, des Grisons, etc.), en Allemagne (1875). Mais, sauf en Allemagne, en Bavière et peut-être aussi dans la Suède, les lois ou les ordonnances ne sont pas rigoureusement appliquées.

On jugera des progrès à réaliser, en consultant le tableau suivant, qui donne la mortalité due à la variole par 100 000 habitants, pour un certain nombre de villes d'Europe en 1889 [1].

Berlin	0.1	Gênes	74
Londres	0.2	Madrid	57
Budapesth	3	Barcelone	203
Vienne	8	Paris	11
Prague	250	Bordeaux	5
Trieste	163	Le Havre	61
Rome	22	Marseille	161

1. La plupart des chiffres cités dans les pages qui précèdent, ont été empruntés au Rapport de M. le docteur A. Proust, présenté au Comité consultatif d'hygiène en mai 1889 et terminé par le vœu suivant, approuvé par le Comité : « Qu'une loi rende obligatoire en France la vaccination et la revaccination. »

Vaccin. — Le vaccin peut être emprunté, soit directement aux pustules du pis de la vache, soit à celles des individus chez lesquels le vaccin a pris. Le vaccin recueilli sur l'homme ou sur l'enfant, peut avoir l'inconvénient d'inoculer en même temps que la vaccine, certaines maladies contagieuses, telles que la tuberculose; il est donc préférable d'employer du vaccin animal, comme on le fait dans l'armée.

SCARLATINE

C'est une fièvre éruptive essentiellement contagieuse, quoiqu'on ne connaisse pas encore le parasite spécifique qui la provoque. A l'inverse de la variole, elle est d'origine européenne, mais répandue inégalement; c'est surtout en Angleterre qu'elle sévit avec violence, car elle cause annuellement à Londres jusqu'à 6 000 décès, tandis qu'en France elle est plus rare: à Paris, pour une population à peine moitié plus petite que celle de Londres, elle ne cause annuellement que 200 décès en moyenne.

DÉCÈS DUS A LA SCARLATINE A PARIS.

1885	198	1888	206
1886	416	1889	173
1887	232	1890	228

La réceptivité est très grande chez les enfants, faible chez les grandes personnes; comme elle revêt souvent un caractère grave, surtout à cause des complications qui surviennent pendant la convalescence, on ne saurait prendre trop de précautions contre la contagion. Elle récidive rarement.

On discute encore sur le degré de virulence des fragments d'épiderme soulevés par la desquamation et réduits en poussière ; quoi qu'il en soit, le virus de la maladie se conserve pendant plusieurs mois dans les appartements ; il peut se dégager par le contact direct du malade ou des objets qu'il a touchés, tels que les vêtements, le linge, les livres même, ou par l'air. On cite même l'exemple de personnes saines qui, sans gagner la maladie, l'ont transmise à d'autres individus.

Les seuls moyens prophylactiques à employer, sont la désinfection des objets touchés par les malades et l'isolement des personnes atteintes. On doit surtout éviter le contact des convalescents et des enfants.

ROUGEOLE

La rougeole, importée d'Orient comme la variole, est très fréquente, mais heureusement bénigne en général. Elle est essentiellement contagieuse, et n'épargne que très peu d'individus, on peut même l'observer plusieurs fois chez la même personne. C'est par le contact des malades, la cohabitation, que cette maladie se propage, et cela d'autant mieux que pendant toute sa durée, depuis le début jusqu'à la desquamation, elle reste contagieuse. On ne connaît pas d'ailleurs, plus que pour la variole et la scarlatine, la nature de l'agent contagieux.

Malgré le chiffre élevé des décès (de 1 000 à 1 500)

qu'elle cause à Paris chaque année, la rougeole est une maladie bénigne, si l'on songe que tous les enfants en sont atteints. Il n'est pas nécessaire de recourir à des mesures de préservation aussi rigoureuses que celles qui doivent être prises contre la variole et la scarlatine ; il faut seulement se rappeler que l'état de débilité qu'elle entraîne, fait de l'organisme un excellent terrain de culture pour d'autres maladies contagieuses : la diphtérie, la tuberculose, etc. Elle nécessite donc un traitement sévère.

§ IV. — Fièvre typhoïde

La fièvre typhoïde est une affection très grave, beaucoup plus meurtrière que la variole et même que les dernières épidémies de choléra qui ont envahi l'Europe. Une première atteinte ne confère pas l'immunité absolue, car la maladie récidive parfois, mais dans ce cas quoique grave souvent, elle n'est pas mortelle. L'origine parasitaire de cette maladie n'a pas pu être établie rigoureusement par l'expérimentation chez les animaux, car elle est spéciale à l'homme. De nombreux faits la rendent cependant probable et l'on a même pu isoler une bactérie, le *bacille typhique* ou *bacille d'Eberth*, que l'on considère comme le germe de cette maladie (*fig.* 5).

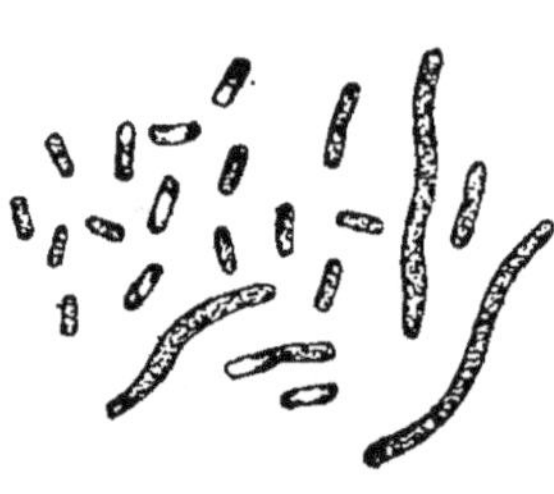

Fig. 5. — Bacille typhique en bâtonnets ou en chaîne.

Cet organisme ne se rencontre, en effet, que dans l'intestin ou dans les déjections des personnes atteintes d'une fièvre typhoïde. MM. Chantemesse et Vidal ont, il est vrai, provoqué des accidents mortels chez les souris, en inoculant dans le péritoine 1 centimètre cube de culture de bacilles typhiques; ils ont même retrouvé chez ces animaux quelques-unes des lésions observées chez les personnes mortes de la fièvre typhoïde, mais ces résultats sont trop peu nombreux pour établir définitivement l'étiologie de cette affection.

La fièvre typhoïde est endémique dans les grandes villes et y prend parfois, par son extension, un caractère épidémique; la mortalité due à cette maladie est très grande; d'après M. Brouardel, elle cause en France environ 20 000 décès par an. Voici d'ailleurs quelques exemples de la mortalité dans diverses villes de France pour les années 1886 et 1887.

DÉCÈS DUS A LA FIÈVRE TYPHOÏDE (Années 1886-1887)
(pour 10 000 habitants).

Lille	1,03	Bordeaux	7,32
Tourcoing	2,03	Avignon	8,51
Orléans	2,63	Perpignan	8,84
Lyon	3,57	Brest	8,94
Grenoble	3,82	Toulouse	9,82
Dijon	4,60	Montpellier	10,69
Rennes	4,86	Lorient	11,11
Paris	5,10	Marseille	11,40
Nancy	5,49	Cette	11,89
Toulon	6,91	Le Havre	22,06

La comparaison de ces chiffres avec ceux de la mortalité dans les garnisons de France montre que les ravages de la fièvre typhoïde sont bien plus considérables dans l'armée que dans la population civile.

MORTALITÉ PAR LA FIÈVRE TYPHOÏDE DANS LES GARNISONS SUIVANTES POUR LA PÉRIODE 1872-1885 (pour 10 000 hommes).

Lille	5,4	Armée de Paris	38.7
Bordeaux	8.2	Lorient	40,9
Orléans	9,6	Nancy	42,7
Dijon	11,9	Montpellier	46,4
Grenoble	16,1	Marseille	49,7
Le Havre	18,4	Angoulême	72,4
Toulouse	20,5	Brest	95,8
Avignon	26,5	Toulon	107,5
Lyon	54,1	Troyes	112,2
Rennes	55,8	Carcassonne	124,7

Ces résultats s'expliquent, non seulement par l'installation défectueuse des casernes et par l'encombrement, mais encore parce que la population militaire est homogène et composée de jeunes gens de 21 à 24 ans, pour lesquels la réceptivité est la plus grande. Aussi les statistiques dressées par M. Brouardel, qui nous ont fourni les chiffres cités plus haut, donnent-elles un critérium excellent pour juger des conditions sanitaires des villes de garnison. Elles démontrent que la mortalité est excessive pour les départements du Midi et la Corse, très forte pour les départements du Nord-Ouest, moins forte pour les départements du Centre, du Sud-Ouest et de l'Est, et enfin faible dans la Gironde, les Landes, la Bourgogne, le Jura, le Pas-de-Calais et le Nord.

Transmission de la fièvre typhoïde. — Les enquêtes faites dans les cas encore trop nombreux d'épidémie ont démontré que cette maladie, transmise quelquefois par le contact direct, est surtout propagée par l'eau ou les déjections ; en effet, le bacille typhique se rencontre exclusivement dans les excréments des malades et peut être ingéré avec les substances souillées par les déjections : l'eau, l'air, les linges des malades, les mains des gardes qui les soignent, sont les véhicules du parasite.

Rôle de l'eau. — La souillure de l'eau potable paraît être l'une des causes les plus fréquentes des épidémies de fièvre typhoïde. A Clermont-Ferrand, à Auxerre, au Havre, etc., on a pu suivre pas à pas la diffusion de la maladie et montrer qu'elle était en relation très étroite avec la consommation d'eaux renfermant les déjections de malades.

Citons entre autres, l'exemple suivant signalé par le Dr Vaillard : En mai 1888, une épidémie de fièvre typhoïde éclate à Miranda ; l'eau de boisson analysée renfermait le bacille typhique, elle provenait du réservoir de la Baïse. Après enquête, on apprit que la femme d'un employé de l'octroi avait été atteinte de la fièvre typhoïde pendant le mois d'avril précédent ; on avait jeté les déjections dans un ruisseau qui se jette dans la rivière qui alimente le réservoir.

La caserne de la *Part-Dieu*, à Lyon, renfermant quatre régiments, était ravagée par la fièvre typhoïde et la dysenterie. On ferma tous les puits creusés dans le sol souillé par les déjections, et l'eau filtrée du Rhône fut exclusivement employée dans la caserne. A partir de ce moment, la fièvre typhoïde et la dysenterie ont presque disparu.

La multiplicité des observations semblables à celles qui viennent d'être citées, exclut l'idée de simple coïncidence entre le développement de la maladie et la souillure des eaux ; c'est une relation de cause à effet qui

relie ces deux faits. Cette relation est encore très nettement mise en évidence dans les villes où la fièvre est
endémique par la comparaison de la mortalité et de la
nature des eaux de boissons.

A Paris, la quantité d'eau de source est insuffisante
pour alimenter la population en été et l'on est obligé
de distribuer l'eau de la Seine dans certains quartiers ;
les statistiques montrent, tant dans la population civile
que dans la population militaire, une recrudescence de
la fièvre typhoïde, qui dure tout le temps de la substitution de l'eau de Seine à l'eau de source, avec un retard
de 15 jours dû à l'incubation de la maladie. Or, la
Seine, comme toutes les rivières, est sans cesse contaminée par les déjections et les ordures ménagères des
maisons riveraines, introduites, soit directement, soit
indirectement, par les eaux d'infiltration.

Rôle de l'air. — Si l'eau est considérée comme
le principal véhicule de la maladie, quelques observations démontrent que l'air intervient parfois comme
agent de propagation.

Murchison cite l'exemple d'une école de Colchester,
dans laquelle 28 élèves sur 36 devinrent malades ; les
premiers frappés se trouvaient sur le trajet d'un courant d'air établi entre le foyer de la salle et une bouche
d'égout placée en dehors. La fermeture de la bouche
fit disparaître l'épidémie.

A Windsor, en 1858, une autre épidémie frappa
440 personnes ou le 20e de la population. L'épidémie
se développa spécialement dans les maisons possédant
un système complet d'égouts et de chutes directes ; elle

n'eut pas lieu dans les maisons pauvres où la communication avec l'égout n'existait point. Voici ce qui était arrivé : par suite de la sécheresse le niveau de la Tamise avait baissé, les réservoirs de chasse n'avaient pu fonctionner, et les matières excrémentitielles, desséchées, s'étaient répandues avec les exhalaisons fétides dans les maisons, amenant avec elles les germes de la maladie. L'absence de siphons obturateurs entre l'égout et les maisons avait favorisé la dispersion des germes. Une épidémie due à la même cause a eu lieu plus récemment à Bruxelles.

La contamination directe par les linges souillés de déjections ou par les cadavres des typhiques est certaine aussi, quoique plus difficile à mettre en évidence.

Influence de l'encombrement. — Quand les conditions sanitaires sont défectueuses, l'accumulation d'un grand nombre de personnes exagère les divers modes de transmission : l'action de l'eau, de l'air, des objets souillés atteignent leur maximum d'effet et l'épidémie se propage avec une effrayante rapidité.

L'un des plus tristes exemples des effets funestes de l'encombrement est fourni par l'épidémie de fièvre typhoïde qui a décimé le corps d'occupation de Tunisie, où 4 200 hommes sur un effectif de 20 000 hommes furent atteints. La maladie fut apportée d'abord par un régiment de ligne, le 142ᵉ, venant de Perpignan, où l'épidémie régnait, puis par des régiments casernés à Toulon. Ajoutons que deux bataillons d'infanterie, après un séjour de huit jours sur les navires l'*Intrépide* et l'*Algérien*, encombrés de troupes et contaminés, furent décimés par la fièvre typhoïde après le débarquement dans l'île de Djerba.

On sait d'ailleurs que dans les villes où l'épidémie

éclate, c'est dans les cités-casernes où l'encombrement est le plus grand, qu'elle débute et exerce ses ravages.

Prophylaxie. — Les seuls moyens qu'on peut employer sont des préservatifs, car on ne connaît pas de méthode de vaccination. On doit désinfecter avec soin les déjections des typhiques et les linges qu'ils ont souillés ; il faut en outre ne consommer que de l'eau rigoureusement pure obtenue par les procédés que nous indiquerons plus loin. La désinfection des matières fécales s'impose avec les installations si souvent défectueuses des latrines.

Les statistiques démontrent que l'assainissement des villes, par l'organisation d'un bon système d'égouts et la distribution d'eau de source, a diminué la mortalité par la fièvre typhoïde. En ce qui concerne la distribution des eaux, nous pouvons signaler les exemples suivants :

A Rennes, la distribution d'eaux pures a eu lieu en 1882 :

Pour 10 000 hab.

De 1875 à 1882 la morbidité était de.	345 cas
mortalité	45,4
De 1883 à 1889 la morbidité est de	76 cas
mortalité	2,67

c'est-à-dire 5 fois moindre pour les cas de maladie et 20 fois moindre pour la mortalité.

A Vienne, en Autriche, l'influence de l'abduction d'eau pure s'est fait sentir depuis l'inauguration des *Hautes-Sources*, en 1873. Jusqu'à cette époque la moyenne des décès, de 1851 à 1873, était de 700 à 800. Depuis cette époque la mortalité a rapidement diminué.

1875 742	1880 152
1875 502	1884 95
1878 200	

L'influence exercée par l'organisation d'un bon système d'égouts et l'éloignement rapide des immondices, n'est pas moins douteuse.

L'exemple de la ville de Francfort-sur-le-Mein le montre nettement. Les travaux de réfection des égouts furent commencés en 1871 ; des sources nouvelles furent amenées en 1876. La mortalité par la fièvre typhoïde a varié de la manière suivante, pour 100 000 habitants.

1851-1855. . . . 84,7	1871-1875. . . . 68,1
1856-1860. . . 87,5	1876-1880. . . . 20,9
1861-1865. . . 50,4	1881-1885. . . . 12,2
1866-1870. . . 57,2	

Des résultats analogues ont été obtenus pour l'armée où, depuis quelques années, la distribution d'eau de source dans les casernes, a diminué le nombre des malades et des décès causés par cette maladie. Les chiffres suivants le démontrent :

FIÈVRE TYPHOÏDE DANS L'ARMÉE FRANÇAISE.

	Morbidité.	Mortalité.
1887.	5991	765
1888.	4885	801
1889.	4204	701
1890.	5491	572

§ V. — Diphtérie

La diphtérie est une maladie contagieuse très redoutable, caractérisée par la formation d'une fausse membrane développée sur les muqueuses ou sur la peau dépouillée de l'épiderme. Elle est plus fréquente dans les diverses parties de la muqueuse de l'appareil respiratoire : soit sur les amygdales et la luette, on la nomme *diphtérie pharyngée*, *angine diphtérique*, *angine couenneuse*; sur le larynx, c'est le *croup* ou *diphtérie laryngée*; soit enfin sur la trachée, les bronches et les bronchioles, on la nomme *trachéite*, *bronchite* et *broncho-pneumonie diphtérique*.

Nature parasitaire de la diphtérie. — Diphtérie expérimentale. — La nature parasitaire de cette grave affection a été nettement établie par MM. Klebs, Löffler et surtout par les belles recherches de MM. Roux et Yersin; non seulement la bactérie spécifique a été isolée, mais la diphtérie a été reproduite expérimentalement chez divers animaux. On trouve en effet dans les fausses membranes, divers organismes parmi lesquels un bacille, le *bacillus diphteriæ* ou *bacille de Klebs*, qu'on a isolé et obtenu en cultures pures; les cultures inoculées à des lapins, des cobayes, des pigeons ou des poules, ont déterminé aux points d'inoculation, des fausses membranes identiques à celles qu'on observe chez l'homme; quand les inoculations étaient faites dans l'arrière-gorge ou le larynx, on a même pu observer, chez le lapin, les accidents de suffocation caracté-ristiques du croup.

Dans la diphtérie, contrairement à ce qu'on observe pour d'autres maladies contagieuses, le parasite, aussi bien chez l'homme que chez les animaux auxquels on a inoculé la diphtérie, est localisé exclusivement dans les fausses membranes, il ne diffuse jamais dans le sang ou dans les liquides de l'économie.

Les accidents produits sont de deux sortes. Lorsque le bacille se développe dans les voies respiratoires, la for-mation très rapide des fausses membranes obstrue les voies d'accès de l'air et le malade meurt asphyxié ; c'est pour cela que la trachéotomie peut souvent sauver les enfants atteints du croup, lorsque la formation des fausses membranes est localisée au-dessus du point où la trachée-artère a été ouverte.

Quand la mort n'est pas produite par cette action mécanique, le malade paraît guéri, mais au bout d'un temps plus ou moins long, on observe des accidents paralytiques, tantôt localisés dans un groupe de muscles (muscles respiratoires, diaphragme, muscles du voile du palais, etc.), tantôt progressifs et déterminant la mort par arrêt de la respiration, après s'être montrés dans les muscles des membres inférieurs. Ces accidents sont dus à un poison très actif, sécrété par le bacille de la diphtérie, qui diffuse dans tout le corps. MM. Roux et Yersin ont séparé ce poison du bacille, en filtrant les cultures pures sur de la porcelaine ; ils ont injecté des doses variables du liquide filtré, 1/5 de centi-mètre cube à 2 centimètres cubes, à des lapins ou des cobayes. Dans ces conditions, les animaux meurent après un délai de 1 à 3 jours, en présentant les mêmes symptômes et les mêmes lésions que ceux auxquels la bactérie a été inoculée; seule la fausse membrane, siège de l'activité du parasite, fait défaut. Bien plus, toute la série des accidents paralytiques observés chez l'homme, a pu être reproduite chez les animaux, cobayes, lapins, soit avec les cultures, soit avec le poison séparé de la bactérie.

Le poison diphtérique n'a pu être obtenu à l'état de pureté, mais ses réactions le rapprochent du groupe des diastases : son action toxique est diminuée par l'élévation de température; il est toujours plus abondant dans les cultures anciennes que dans les cultures récentes et sa virulence est plus forte en injection intraveineuse qu'en injection sous-cutanée.

Le bacille de la diphtérie nous offre donc un exemple très net de parasite localisé déterminant la formation de fausses membranes aux endroits où il vit, sécrétant un poison qui diffuse dans tout l'organisme et cause les accidents les plus graves : soit la mort rapide, dans les cas de diphtérie infectieuse foudroyante; soit les paralysies immédiates ou tardives, qui apparaissent après la disparition des fausses membranes et lorsqu'on pouvait croire le malade guéri.

Ravages causés par la diphtérie. — La diphtérie, rare en France au commencement du siècle, est maintenant partout endémique. Dans 42 départements, de 1852 à 1861, elle est devenue épidémique et dans la plupart, elle était jusqu'alors inconnue. Dans beaucoup

de villes, le nombre des décès causés par la diphtérie
égale et dépasse parfois ceux que produit la fièvre
typhoïde; on pourra s'en rendre compte par l'examen
des chiffres suivants :

	Période.	Décès.	
		Diphtérie.	Fièvre typhoïde.
Le Havre	1880-1886	806	481
Rouen	1878-1886	567	698
Nantes	1880-1886	461	451
Rennes	1881-1886	497	287
Reims	1881-1886	498	482
Lyon	1876-1885	1243	1 850

D'autre part, les statistiques établies en 1886 pour
210 villes de France de plus de 10 000 habitants, ont
fourni le nombre de décès suivants :

Diphtérie	4 038
Fièvre typhoïde	4 834
Variole	5 289

DÉCÈS DUS A LA DIPHTÉRIE, A PARIS.

1884	2 091	1887	1 769
1885	1 786	1888	1 953
1886	1 661	1889	1 890

Mode de transmission de la diphtérie. — C'est
exclusivement par les fausses membranes humides ou
sèches, que se produit la contagion, à la condition que
le bacille soit amené au contact des muqueuses ou de
la peau dépouillée de son épiderme, par une éraflure
ou une coupure.

C'est ainsi que les médecins et les personnes qui
soignent les diphtériques, contractent souvent la maladie

par la projection des débris de fausses membranes sur les muqueuses. Le bacille de la diphtérie, essentiellement aérobie, se conserve longtemps vivant avec toute sa virulence, dans les vêtements, les linges ou les poussières auxquelles il se trouve mélangé. Les tentures, les tapis sont surtout dangereux dans les cas d'épidémie de diphtérie, car ils constituent des supports pour les bacilles desséchés ; on a constaté d'ailleurs depuis longtemps, que la diphtérie cause beaucoup plus de ravages dans les classes aisées que dans les classes pauvres. La contamination a été observée aussi dans des appartements depuis longtemps inoccupés, dans des voitures ayant servi au transport des malades.

La réceptivité existe, pour cette maladie, à tous les âges, mais elle est plus grande chez les enfants, particulièrement dans la première enfance. Assez faible chez les individus sains, la réceptivité devient très grande chez ceux qui sont débilités : les enfants tuberculeux succombent presque tous. C'est surtout à la suite de fièvres éruptives, en particulier de la scarlatine et de la rougeole, que la diphtérie survient et revêt une forme grave. Les expériences de MM. Roux et Yersin sur la diphtérie expérimentale des animaux, tendent à montrer, en effet, que le bacille de la diphtérie ne se développe que sur une muqueuse déjà malade.

Prophylaxie. — Nous avons vu plus haut que, par ses ravages, la diphtérie est plus redoutable que la variole et même que la fièvre typhoïde ; aussi doit-on prendre les précautions les plus rigoureuses pour enrayer l'extension de cette affection.

L'isolement complet du malade doit être la première précaution à prendre ; s'il ne peut être réalisé dans la famille, on devra faire transporter le malade dans un des hôpitaux spéciaux, comme il en existe dans les grandes villes. Dans ce cas, le transport doit s'effectuer par des voitures spéciales, installées à Paris, à Londres, à Bruxelles ; si l'on est obligé, à défaut de voitures spéciales, d'employer des voitures ordinaires, celles - ci devront être désinfectées rigoureusement avant de rentrer dans la circulation générale.

On examinera ensuite le malade pour fixer la nature de l'affection. Ce diagnostic est facile et rapide d'après les données fournies par MM. Roux et Yersin ; il comporte l'examen microscopique des fausses membranes et l'ensemencement sur le sérum. C'est seulement quand le diagnostic est établi, que le malade peut entrer dans les salles de diphtérie.

Les personnes qui soignent les malades devront prendre les plus grands soins de propreté : elles éviteront de se tenir en face de la bouche des malades (dans les cas d'angine et de croup), surtout pendant les quintes de toux ; elles devront se nourrir convenablement et prendre leurs repas en dehors de la chambre du malade ; se laver les mains et le visage avec de l'eau phéniquée ou boriquée et couvrir de collodion les coupures ou les éraflures de la peau ; la chambre des malades devra être dépouillée des tentures et des tapis, le lit placé au milieu ; on ne balayera jamais à sec pour éviter de soulever les poussières.

En raison de la facilité et de la durée de conservation

du bacille de la diphtérie, il faut passer à l'étuve les linges et tous les objets qui ont été en contact avec les diphtériques.

Dans les formes bénignes de la diphtéric, le virus atténué peut reprendre sa virulence ; on devra donc, dès le début des angines simples, surtout des angines de la scarlatine et de la rougeole, pratiquer les lavages antiseptiques de la gorge avec de l'eau phéniquée, car l'acide phénique paraît être le meilleur antiseptique du germe de la diphtérie.

§ VI. — Maladies transmissibles d'origine étrangère

Quelques maladies transmissibles, endémiques dans certaines régions du globe, peuvent rayonner autour de leur lieu d'origine, souvent jusqu'à une grande distance et apparaître à l'état d'épidémies plus ou moins graves : c'est toujours l'homme qui sert de véhicule aux germes de ces maladies. Telles sont le *choléra*, la *fièvre jaune*, la *peste*.

CHOLÉRA

Le choléra est une des maladies dont l'éclosion en Europe, frappant de terreur les habitants, a longtemps produit une panique et un affolement qui ont rendu vains les efforts tentés pour enrayer l'épidémie. Originaire de l'Inde, ses foyers primitifs se trouvent autour du Gange. C'est en 1832 qu'il commença à envahir l'Europe. Depuis cette époque et à plusieurs reprises le choléra a sévi en produisant des épidémies dont les plus meurtrières furent celles de 1832 et surtout celle de 1849 à 1856, car elle fit en France plus de 250 000 victimes.

Dans ces diverses épidémies, on a pu reconstituer la marche suivie par l'épidémie et constater que la rapidité de l'invasion s'est accrue avec la multiplicité et la vitesse des moyens de transport.

Les épidémies de 1832 et de 1849 envahirent l'Europe par la voie de terre avec les caravanes. Celle de 1832 a mis quatre ans à nous atteindre. Elle envahit les frontières de la Perse en 1829, frappe Astrakan en 1829 et arrive à Varsovie ; de la Baltique elle est transportée à Édimbourg, le 27 janvier 1832, éclate à Londres le 10 février, à Calais le 15 mars et à Paris le 26 mars.

En 1865, le choléra arrive en Europe, par la voie de mer, en six mois, de l'Inde à la Mecque, puis ensuite en Égypte, à Marseille et à Paris.

Depuis cette époque, le canal de Suez et l'Égypte ont toujours été les avant-postes de l'épidémie. Des mesures sévères, adoptées par le conseil sanitaire international d'Alexandrie, avaient réussi à préserver l'Europe jusqu'en 1884. Mais à ce moment, l'Angleterre, par une dérogation coupable à la règle adoptée jusqu'alors, obtint que les navires de Bombay, où le choléra est endémique, franchiraient le canal de Suez en libre pratique, c'est-à-dire sans être soumis aux formalités des quarantaines. Un mois après, le choléra était à Alexandrie, un an plus tard à Toulon.

Nature et mode de transmission de la maladie.
— Le choléra est spécial à l'homme et n'a pas été
observé chez les animaux qui sont réfractaires aux inoculations les plus virulentes. C'est maintenant une affection beaucoup moins meurtrière que la fièvre typhoïde
et la diphtérie, car en 1884. il n'y a eu à Paris, d'après
la statistique municipale, que 1 031 décès.

Son évolution est plus ou moins rapide et varie, quand
l'issue est fatale, de quelques heures (choléra foudroyant),
à quelques jours ; à l'autopsie on trouve presque exclusivement des lésions dans l'intestin.

La nature parasitaire du choléra n'est pas encore
établie rigoureusement. M. Koch
a bien découvert dans les selles
et dans l'intestin des malades,
un bacille, le *bacille virgule* ou
Spirillum Choleræ qui paraît
être le germe spécifique de l'affection (*fig.* 6), mais malgré les
présomptions qui existent en
faveur de cette spécificité, l'inoculation aux animaux n'ayant pas
donné jusqu'ici de résultat, on
doit se montrer encore réservé
sur le rôle de ce bacille dans la
maladie.

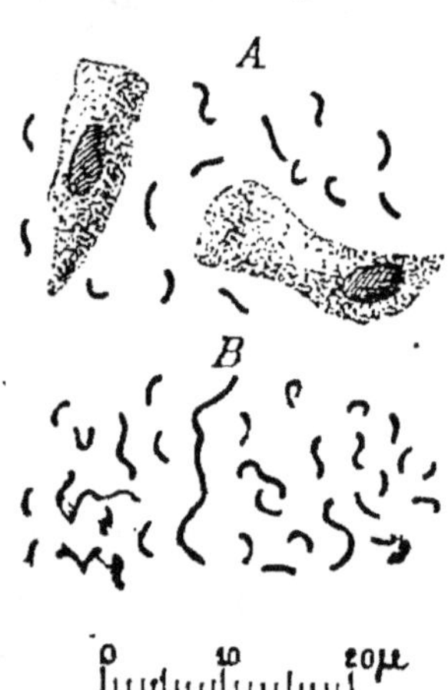

Fig. 6. — *Spirillum Choleræ*
(Bacille virgule). A, dans le
contenu du jejunum, mélangés à des cellules épithéliales. B, dans des cultures.

Quoi qu'il en soit, ce sont les déjections des cholériques qui renferment les germes de cette maladie et,
par suite, ce sont elles qui, en souillant les linges, les
vêtements ou l'eau, transmettent le choléra. L'air peut

transporter quelquefois les germes desséchés, mais son rôle comme véhicule est peu important, il ne transmet l'épidémie qu'à de faibles distances, car jamais celle-ci n'a été plus vite que les voyageurs déjà atteints.

Transmission par l'eau. — Comme pour la fièvre typhoïde, l'eau paraît être la voie de transmission la plus importante, on peut en citer plusieurs exemples.

En 1849, Paris était alimenté exclusivement par l'eau de Seine, toutefois le puits artésien de Grenelle fournissait de l'eau très pure aux quartiers voisins : or, sur le plan de Paris reproduisant la mortalité par maison, à cette époque, la zone de distribution du puits de Grenelle est marquée par une tache blanche.

D'après M. Marey, la ville de Naples fut très éprouvée par l'épidémie de 1884 ; on reconnut que les égouts, creusés dans le tuf volcanique perméable, communiquaient avec les puits d'alimentation, car la municipalité y ayant fait jeter de l'acide phénique pour les désinfecter, l'eau de la ville basse cessa d'être potable à cause de l'acide phénique qu'elle renfermait.

Transmission par les effets et les poussières qu'ils dégagent. — Les effets et les linges souillés par les cholériques sont aussi des agents de transmission, comme le montrent les exemples suivants :

Des matelots de Terre-Neuve, tous sains, débarquent à Cette pendant une épidémie de choléra, quelques-uns meurent de cette affection ; on rapatrie les survivants dans leur pays d'origine : Fécamp et Yport. L'un d'eux succombe en route à l'épidémie, sa malle va à Paris, y séjourne huit jours et arrive à destination à Yport : une femme l'ouvre, lave le linge et meurt deux jours après du choléra.

Un autre exemple, montrant la durée de la virulence des germes, est cité par le docteur Brown, de New-York. Une femme meurt du choléra ; dix mois après, l'épidémie ayant disparu, le mari ouvre la malle pour donner les vêtements de sa femme à des parentes ; il meurt le lendemain du choléra.

Moyens préventifs. — On ne connaît pas d'autres procédés de défense contre l'invasion du choléra que des moyens préventifs; l'expérience a démontré d'ailleurs, que leur efficacité est aussi certaine que dans le cas de fièvre typhoïde.

On devra ne consommer que de l'eau privée de germes; on désinfectera les selles ou les déjections des malades avec le plus grand soin et on passera à l'étuve tous les objets, linges, vêtements, literie, souillés par eux. L'isolement complet du malade n'est pas aussi nécessaire que dans les fièvres éruptives ou la diphtérie, si l'on désinfecte immédiatement les déjections; l'isolement est une mesure de prudence destinée à empêcher l'encombrement et les contacts multipliés des malades et des personnes saines, il n'implique pas la transmission fatale par l'air, comme on l'a cru longtemps au grand détriment des malades.

Quarantaines. Assainissement des navires. — Pour préserver les villes de ces épidémies exotiques, on a depuis longtemps employé les cordons sanitaires et les quarantaines, mais trop souvent sans succès. Le meilleur procédé consiste à obliger les navires, surtout les transports, à pratiquer, pendant la traversée, l'isolement des malades, la désinfection rigoureuse, et quand il s'agit de la variole, la revaccination des passagers.

Tout navire pénétrant dans un port, devrait être tenu de prouver que toutes les mesures sanitaires ont été prises et en cas de négative, assaini et désinfecté aux frais des compagnies, comme cela se pratique pour la variole aux États-Unis. La quarantaine ne serait donc maintenue que pour les bâtiments refusant de soumettre les malades, pendant la traversée, aux mesures d'isolement et de désinfection. Depuis quelques années, les transports qui arrivent à Marseille se sont soumis à ces pratiques, et le lazaret du Frioul n'a pas fonctionné pendant l'année 1888 : fait qui ne s'était jamais vu.

FIÈVRE JAUNE

La fièvre jaune (*Vomito negro*) paraît originaire du golfe du Mexique où elle était autrefois confinée, mais elle s'est irradiée depuis longtemps dans d'autres régions, en Afrique et en Amérique, où elle constitue des foyers secondaires permanents. Trois conditions caractérisent les pays où elle est endémique : une température moyenne de 20° à 25°; une faible altitude et la situation littorale.

C'est aux Antilles, au Mexique, au Brésil, au Sénégal, que la fièvre jaune exerce ses ravages, frappant de préférence les Européens, attaquant faiblement les nègres étrangers au pays et respectant les indigènes.

De ces régions, la fièvre jaune est importée, par les navires, dans les divers ports d'Europe, elle y détermine des épidémies très courtes, mais plus ou moins meurtrières; signalons en France, les villes de Marseille, de Brest, de Saint-Nazaire, quelquefois visitées par le fléau. Il est important de remarquer que la fièvre jaune ne pénètre pas dans l'intérieur des terres.

La nature parasitaire de cette maladie n'est pas encore établie, par suite le mode de transmission est imparfaitement connu. La contagion par les effets, les marchandises et l'air paraît être le mode ordinaire de contamination.

A cet égard, l'épidémie de 1861 qui éclata à Saint-Nazaire, amenée par le bateau *Anne-Marie*, est instructive. Ce bateau, qui venait de la Havane, débarquant à Saint-Nazaire vingt jours après le dernier décès, et treize jours après la dernière atteinte, fut admis par suite en libre pratique. C'est pendant le déchargement des marchandises arrimées dans la cale, que le fléau fait son apparition, frappant les déchargeurs, un tonnelier qui était venu réparer les caisses et atteignant plus ou moins gravement les équipages des navires voisins, placés sous le vent de l'*Anne-Marie*, comme le *Chastaing* qui perd son équipage (5 hommes), le *Cormoran* qui perd deux hommes, le *Lorient*, les *Dardanelles* et l'*Aréquipa*, plus légèrement atteints.

On voit par cet exemple que les règlements sanitaires peuvent être insuffisants; la désinfection complète des navires et surtout des marchandises est donc le moyen le plus sûr de préserver l'Europe des atteintes de cette maladie; cela est d'autant plus important que l'on va maintenant de Bordeaux à la Havane en onze ou douze jours et de Paris en douze ou treize jours.

PESTE

La peste est une maladie contagieuse inconnue maintenant en Europe, confinée dans la Mésopotamie, entre le Tigre et l'Euphrate, ainsi que dans l'Hindoustan. Elle a exercé en Europe des ravages effroyables, comme ceux de la peste noire de 1838, de là peste de Marseille en 1721, etc.

Les grandes agglomérations, la malpropreté, la misère et la famine, sont des causes éminemment favo-

rables au développement et à l'extension de la peste.
Les progrès réalisés en Europe au point de vue hygiénique ont certainement contribué à faire disparaître ce
fléau ; mais les foyers d'infection existent toujours, et il
est prudent d'en surveiller l'extension avec autant d'attention que l'on suit la marche des épidémies de choléra.
On sait en effet que la peste, s'irradiant de ses foyers
naturels, a pénétré en Europe par Astrakan et les bouches
du Volga en 1876-1877.

La contamination paraît avoir lieu par les effets, les
étoffes, les marchandises. Les mesures prophylactiques
consistent dans la désinfection des objets contaminés
et la dispersion des pestiférés dans les endroits aérés,
loin des villes.

§ VII. — Maladies transmissibles communes a l'homme et aux animaux

TUBERCULOSE

La tuberculose est, parmi les maladies transmissibles,
la plus redoutable par les ravages qu'elle produit dans
les milieux les plus différents. Elle se rencontre non
seulement chez l'homme, mais encore chez un certain
nombre d'animaux, tels que le bœuf, le porc, quelques
animaux de basse-cour, plus rarement chez le cheval,
le chien et le chat ; elle n'a jamais été observée, d'après
M. Nocard, chez le mouton et la chèvre.

Elle est essentiellement caractérisée par le développement de tubercules plus ou moins gros qui peuvent,

dans les cas de guérison, être isolés par une couche épaisse de tissu conjonctif sclérifié ; le plus souvent, les tubercules s'ulcèrent et se résolvent en un liquide purulent, laissant une caverne à la place qu'ils occupaient ; lorsqu'ils sont nombreux, il en résulte la formation de cavernes volumineuses.

Quand les tubercules se localisent surtout dans les poumons, la maladie prend le nom de *phtisie* et les individus sont dits *poitrinaires* ; mais ils peuvent exister dans tous les tissus ou les séreuses : plèvre, péritoine, méninges, etc., et causer des accidents tout aussi graves que ceux de la phtisie pulmonaire. Dans quelques cas très graves, les tubercules se développent rapidement dans tout le corps (*tuberculose miliaire* ou *généralisée*).

Nature parasitaire de la maladie. — La nature parasitaire de la tuberculose est aujourd'hui nettement établie. C'est à M. Villemin que l'on doit la découverte de sa virulence (1865), mais c'est M. Koch qui, en 1882, a découvert le parasite spécifique : le *bacille de la tuberculose*, dans les tubercules et dans le liquide provenant de leur ulcération, ainsi que dans les crachats des phtisiques (*fig.* 7).

Le bacille de la tuberculose ou *bacille de Koch* est

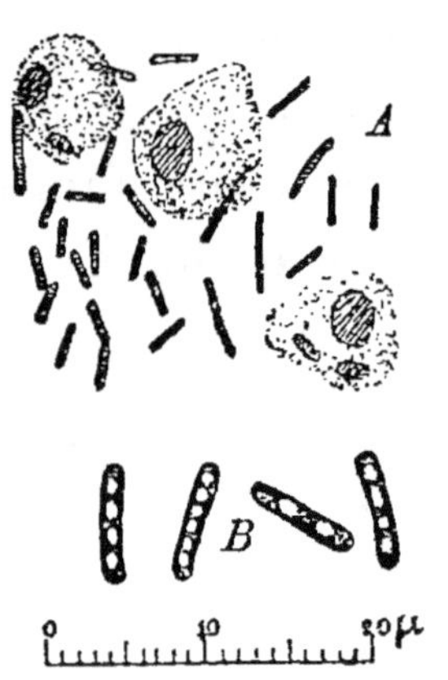

Fig. 7. — Bacille de la tuberculose. A, dans les crachats où les bacilles sont mélangés aux cellules épithéliales ; B, fortement grossis (3 fois plus que les précédents) montrant le début de la formation des spores. L'échelle micrométrique correspond à la figure A.

essentiellement aérobie et il peut être cultivé aisément sur le sérum ou le bouillon glycérinés ; les liquides de cultures, inoculés par injection dans le péritoine à des animaux, principalement à des cobayes, ont déterminé chez ceux-ci tous les symptômes et les lésions de la tuberculose.

Voies de transmission de la tuberculose. — Appareil respiratoire. — La transmission habituelle du bacille de la tuberculose a lieu chez l'homme et souvent chez le bœuf, par les voies respiratoires, au moyen des *crachats des phtisiques*, du *pus*, des *écoulements* qui, desséchés, sont transportés par l'air et se mélangent aux poussières que nous inspirons. A l'état sec, ces bacilles conservent leur virulence pendant un certain temps, de sorte que les effets, les linges, les parquets souillés par les crachats ou le pus, communiquent rapidement la maladie.

Les exemples de contamination par le séjour habituel auprès des tuberculeux sont nombreux, mais on a démontré que, dans ce cas, *l'air expiré est inoffensif*; ce sont les produits d'expectoration ou de pus qui sont nuisibles.

Les faits suivants montrent que la transmission par les chambres occupées par des phtisiques a une importance considérable.

Le premier, emprunté au docteur A. Ollivier, s'est passé à Neuilly. Dans un immeuble de la rue du Pont, habitait une famille de tuberculeux; l'un des enfants meurt de cette maladie en 1887. L'appartement étant devenu libre en 1888, une famille de 7 personnes en prend possession; au bout de 18 mois à peine, *tous* les membres

de cette famille devinrent tuberculeux : l'un des fils mourut de pleu-
résie tuberculeuse (octobre 1889), son père était mort phtisique
quelques mois avant (mai 1889).

Dans une autre maison, une famille de 2 personnes entre dans
un appartement où un phtisique était mort *deux ans* auparavant ;
ces deux personnes devinrent tuberculeuses.

Le docteur Engelmann cite un exemple non moins net de contamination par les logements à Kreuznach, dans une cité occupée par
les ouvriers d'une verrerie. L'une des maisons de cette cité, bâtie
en 1865, fut occupée jusqu'en 1874 par des personnes en bon état
de santé. En 1874, un ouvrier vient y demeurer avec sa femme et
son fils phtisiques, qui tous deux meurent au bout de peu de temps ;
en 1875, l'ouvrier quitte cette maison. Une nouvelle famille de
7 personnes bien portantes lui succède, la phtisie se déclare ; depuis 12 ans, toutes les familles qui se sont succédé dans cette
maison, sont éprouvées par la tuberculose et fournissent 12 décès
en 12 ans. Dans le reste de la cité, construite dans les mêmes conditions, il n'y a eu, dans le même temps, que 7 décès tuberculeux.

Ces exemples, qu'il serait malheureusement trop
facile de multiplier, tant ils sont nombreux, nous montrent le danger d'habiter les appartements occupés par
des phtisiques.

**Transmission par l'eau et les aliments. — Voie
digestive.** — L'eau de boisson renfermant le bacille
de la tuberculose, le lait des vaches, peuvent transmettre
la maladie. En ce qui concerne le lait, la transmission
est établie, quand il provient de vaches qui présentent,
sur les mamelles, les lésions de la tuberculose ; elle est
moins certaine quand la maladie a envahi d'autres
organes ; mais, malgré les nombreuses discussions qui
ont eu lieu sur ce sujet, l'innocuité du lait de vaches
tuberculeuses reste toujours douteuse.

La chair des animaux tuberculeux a été aussi incri-

minée comme véhicule des germes de la maladie ; à ce
sujet les avis sont partagés. Il suffit que la possibilité de
la transmission par l'appareil digestif soit établie pour
que la chair des bœufs tuberculeux demeure suspecte.

Inoculation. — La transmission de la tuberculose
par une déchirure de la peau a été assez souvent observée. M. le Dr Verneuil en a cité des exemples très nets.

Tuberculose héréditaire. — Les cas de transmission
héréditaire du bacille de la tuberculose sont jusqu'ici
très rares chez les animaux soumis à l'expérience. Il est
probable que le fait est rare aussi chez l'homme ; les
observations qui paraissaient établir l'influence de l'hérédité doivent être sans doute rapportées à une contamination précoce, favorisée par une *prédisposition héréditaire* et par l'absence de précautions.

Ravages causés par la tuberculose. — La tuberculose cause dans toutes les classes de la population des
ravages si considérables, qu'elle représente, à elle seule,
les *deux tiers* des décès causés par toutes les maladies
transmissibles et le *cinquième ou le quart* de la mortalité générale. C'est ce que montrent les chiffres suivants empruntés à la statistique municipale de Paris :

ANNÉES.	1884	1885	1886	1887	1888	1889	1890
Mortalité totale . . .	56 970	54 616	57 093	51 847	53 303	50 599	56 660
Mortalité due aux diverses maladies transmissibles . . .	18 654	17 211	17 557	17 945	16 082	16 264	17 899
Mortalité due à la tu- berculose seule . .	11 625	11 674	12 258	11 818	11 472	12 049	12 586

Prophylaxie. — La tuberculose est donc plus à craindre qu'aucune des maladies transmissibles que nous avons étudiées jusqu'ici. La découverte du parasite n'a malheureusement pas fourni de moyens curatifs certains pour cette affection ; sauf les cas de tuberculose locale, dont la chirurgie peut avoir facilement raison. les médications nombreuses proposées jusqu'ici, y compris la trop célèbre lymphe de Koch, n'ont pas diminué sensiblement la mortalité.

Par contre, la possibilité de la transmission et les voies par lesquelles elle a lieu, sont bien connues et l'on pourrait assez facilement se préserver de la contagion. Si, malgré la connaissance des moyens de préservation, la tuberculose continue à faire des ravages, ce n'est pas parce que ces moyens sont inefficaces. c'est parce qu'on ne les applique pas. Soit par ignorance, soit par une indifférence souvent coupable, les particuliers, les administrateurs, négligent de prendre les précautions indispensables pour éviter la contagion, et la phtisie se propage toujours. créant à chaque instant de nouveaux foyers d'invasion.

Les ravages croissants de la tuberculose, son extension dans des pays où elle était inconnue, comme en Algérie par exemple, ont déterminé l'Académie de médecine à publier un avis résumant les prescriptions à suivre dans cette affection si meurtrière[1].

---

1. Voici le texte adopté par l'Académie de médecine, le 28 janvier 1890 et auquel on ne saurait donner trop de publicité :

« La tuberculose est une maladie parasitaire et contagieuse.

« Le microbe, agent de la contagion, existe surtout dans les poussières

Il est très important de rappeler que l'air *expiré* par les tuberculeux est *inoffensif*, ainsi que le contact de ces mêmes tuberculeux, s'ils n'ont pas de plaies ; il n'y a donc aucun danger à soigner un malade, si l'on prend soin *d'éviter* que les crachats soient déposés sur le sol, les tapis, les tentures, les linges ; ces crachats devront toujours être rejetés dans un crachoir renfermant un peu d'eau, ou mieux un liquide antiseptique (sublimé corrosif). On ne devra se servir des linges ou des objets contaminés par les phtisiques (objets de toilette, tentures, jouets, etc.), qu'après les avoir désinfectés. Enfin, on ne couchera jamais dans la chambre d'un malade ; les jeunes enfants et les individus prédisposés devront y rester le moins possible.

L'une des causes fréquentes de l'extension de la phtisie réside, comme nous l'avons vu, dans la prise de possession, par des personnes saines, de locaux (appartements, bureaux, etc.) occupés auparavant par des phtisiques. Il serait désirable que les autorités pussent exiger la déclaration de cette maladie et, après le départ du malade, obliger les propriétaires des

qu'engendrent les crachats desséchés des phtisiques et le pus des plaies tuberculeuses.

« Le plus sûr moyen d'éviter la contagion consiste donc à détruire les crachats et le pus, avant leur dessiccation, par l'eau bouillante ou par le feu.

« Le parasite se trouve aussi quelquefois dans le lait des vaches tuberculeuses ; il est donc prudent de n'employer le lait qu'après l'avoir fait bouillir, surtout lorsqu'il est destiné à l'alimentation des jeunes enfants.

« L'Académie appelle l'attention des autorités compétentes sur les dangers que les tuberculeux font courir aux diverses collections dont elles ont la direction, telles que les lycées, casernes, grandes administrations et ateliers de l'État. »

locaux (villas, chalets, maisons garnies, etc.), à désinfecter rigoureusement les chambres ou les appartements contaminés.

La transmission de la tuberculose par le lait et la chair des animaux atteints de cette maladie n'est pas douteuse; l'ébullition ou la coction suffisent pour rendre ces aliments inoffensifs. Mais comme la cuisson diminue leur digestibilité, il serait désirable de pouvoir reconnaître, d'une manière certaine, la tuberculose chez les vaches et chez les autres animaux de boucherie.

Diagnostic de la tuberculose chez les animaux. — Les recherches récentes de M. Nocard avec la lymphe de Koch, fournissent ce moyen. On sait, en effet, que la lymphe de Koch ou *tuberculine*, dont les propriétés curatives sont nulles, est au contraire un réactif d'une grande sensibilité pour diagnostiquer la tuberculose. Inoculée à des individus malades, elle produit une élévation de température de 1, 2 ou 3 degrés et augmente ou détermine l'état fiévreux; chez des individus sains, l'inoculation de la tuberculine ne provoque *aucune élévation* de température.

M. Nocard a expérimenté ce réactif sur des vaches et il a constaté par l'autopsie que celles chez lesquelles la tuberculine avait déterminé une élévation de température présentaient des lésions tuberculeuses plus ou moins prononcées ; chez quelques-uns des animaux même, la maladie était si peu avancée, que l'examen préalable les avait fait considérer comme parfaitement sains. D'ailleurs, M. Nocard a reconnu que l'injection de la tuberculine ne modifie ni la quantité ni la nature du lait produit.

Ces expériences montrent qu'il est possible de reconnaître les animaux tuberculeux, à l'aide de la lymphe de Koch, par la réaction thermique qu'elle détermine. On pourra, par suite, exclure ces animaux des troupeaux fournissant la viande ou le lait, et consommer ces aliments en toute sûreté, sans en altérer les propriétés digestives par la cuisson.

RAGE

La rage est une maladie virulente qui se développe spontanément chez le chien, le chat, le loup; on l'observe aussi parfois chez le cochon, le cheval.

Cette maladie débute par une période d'inquiétude et d'abattement, à laquelle succèdent une agitation extrême et une excitation des organes de la respiration et de la déglutition; c'est dans cette période que l'animal cherche à mordre; quelquefois on observe, assez rarement sur le chien, constamment chez le lapin, des accidents paralytiques qui conduisent à la paralysie générale de la dernière période. *En aucun cas*, l'animal n'éprouve de répulsion pour l'eau; la vue de ce liquide ne provoque pas les accès et le terme d'*hydrophobie* ne doit plus être employé pour désigner la rage.

Virus rabique. — L'autopsie de l'animal mort de la rage ne montre pas de lésions bien caractérisées; on en a observé seulement depuis quelque temps dans les centres nerveux. On n'a pas encore découvert de bactérie spécifique pour cette maladie, mais il existe une substance virulente non isolée, désignée sous le nom de *virus rabique*, qui peut communiquer la rage à l'homme ou à d'autres animaux.

Le virus rabique existe dans la salive, dans le pancréas, mais il est surtout localisé dans les centres nerveux, la moelle épinière notamment, où il possède la plus grande virulence; on l'a aussi rencontré dans le lait.

Transmission de la rage. — Ce virus est sans action sur l'épiderme et sur les muqueuses à l'état sain, il peut donc être impunément introduit dans le tube digestif sans provoquer d'accidents, s'il n'y a pas de déchirure dans les muqueuses; mais s'il est introduit sous la peau ou les muqueuses, par une égratignure, une piqûre ou une morsure, l'individu ou l'animal contractent la rage.

C'est donc seulement par inoculation que la rage est transmise à l'homme et, presque toujours, par la morsure d'animaux enragés (chiens, chats, loups, renards, cochons, écureuils, etc.); on cite cependant des cas de transmission par des chiens ayant léché la peau présentant une égratignure.

Le virus rabique se localisant dans les centres nerveux, c'est là qu'il doit arriver pour produire son action nocive; aussi, suivant la partie du corps où l'inoculation est faite, la période d'incubation est-elle plus ou moins longue : elle peut varier de quinze jours à six mois, on cite même des périodes d'incubation de plusieurs années; dans le cas de morsures à la tête, l'incubation est courte; dans le cas de morsures aux membres, sa durée est de plusieurs mois.

Dans les expériences entreprises par M. Pasteur, la période d'incubation a pu être abaissée, chez le lapin et le chien, à sept jours, par l'inoculation, dans le cerveau, du virus rabique le plus actif, obtenu en délayant la moelle épinière des animaux morts de cette maladie.

Accidents produits par la rage. — Il est très difficile de dresser un tableau exact des personnes mordues par un animal et de celles qui succombent à la rage, parce que, en raison de la longue durée de l'incubation, le malade ne se souvient pas toujours des circonstances dans lesquelles il a été mordu. D'autre part, les chiens qui mordent ne sont pas tous enragés et l'introduction de personnes mordues par des chiens dont la rage n'a pas été constatée peut fausser les statistiques. A ces difficultés, il faut joindre la négligence que les administrations départementales ont apportée à l'établissement des statistiques depuis 1852, puisque, de 1863 à 1868, les départements de la Seine, du Rhône, de Seine-et-Oise, où cependant la rage est assez fréquente, n'ont pas fourni de documents.

Cependant quelques statistiques permettent de fixer à 16 pour 100 la mortalité par les diverses blessures, et parmi elles, les morsures à la tête, de beaucoup les plus graves, ont pu accuser une mortalité dépassant, d'après M. Brouardel, 80 pour 100. Les statistiques concernant la rage des loups donnent une mortalité bien plus grande, environ 62 pour 100.

Moyens préventifs. — La rage est donc une maladie souvent mortelle, dont on peut se défendre en supprimant la cause des inoculations, c'est-à-dire les chiens errants et non muselés.

A plusieurs reprises on a édicté en France des règlements de police, mais au bout de quelques mois, ces règlements sont tombés en désuétude.

L'application rigoureuse de ces règlements a cependant de bons effets, comme le montrent les résultats obtenus dans la Bavière. De 1863 à 1876, le nombre des décès dus à la rage n'a jamais été inférieur à 14, il s'est élevé à 23, à 27 et même à 31. Depuis 1876, on a appliqué un règlement rigoureux avec sanction pénale; le nombre des décès de rage tombe, l'année de son application, à 13, et depuis cette époque jusqu'en 1883, c'est-à-dire pendant sept ans, on n'a observé que 3 cas de mort sur une population de 5 millions et demi. A Paris, pendant le même temps, pour une population plus faible de moitié, on a observé 81 décès, et à Londres, de 1875 à 1886, une moyenne de 6 décès par an.

Les municipalités ont donc le devoir, en présence de ce résultat, de tenir la main à l'exécution des règlements sur la police des chiens.

Dans certains cas d'ailleurs, les accidents rabiques peuvent être difficilement prévenus, car les recherches récentes de MM. Nocard et Roux ont montré que la salive des chiens est virulente 1 à 5 jours avant l'apparition des premiers symptômes de la maladie. « Un chien peut donc présenter toutes les apparences extérieures de la santé, manger, être gai et caressant comme à l'ordinaire, et porter dans sa gueule le virus de la rage. »

Vaccination de la rage. — Quand la rage est déclarée, le médecin est impuissant, la maladie doit suivre son cours avec une terminaison toujours fatale.

M. Pasteur a heureusement trouvé une méthode de vaccination qui, pratiquée assez tôt après l'inoculation du virus, paralyse entièrement ses effets; il a pu ainsi sauver un grand nombre de personnes.

Lorsque l'on suspend dans l'air sec des fragments de moelle épinière de lapins, auxquels on a inoculé, par la trépanation, la rage à incubation très courte, on remarque que les fragments de moelle recueillis chaque jour et inoculés, après avoir été délayés, à des chiens, communiquent à ces derniers la rage avec une période d'incubation de plus en plus longue; la virulence des moelles ou plutôt la quantité de virus actif diminue graduellement. Au bout d'un certain temps, généralement 15 jours, les moelles ont perdu toute virulence et leur inoculation est inoffensive pour les animaux.

Ces résultats ont permis à M. Pasteur de réaliser des vaccinations sur les chiens. Après avoir inoculé ces animaux avec un virus actif, M. Pasteur pratique une série d'inoculations à intervalles réguliers, en commençant par les moelles les plus âgées, c'est-à-dire conservées pendant 15 jours dans l'air sec, et en remontant successivement jusqu'aux moelles de 1 ou 2 jours. Après de nombreuses expériences suivies de succès chez les chiens, M. Pasteur s'est décidé, non sans hésitation, à tenter la vaccination de la rage chez l'homme. L'expérience a justifié cette tentative et, depuis 1885, on a réalisé, tant à l'Institut Pasteur qu'à l'étranger, un grand nombre de vaccinations qui ont abaissé notablement la mortalité due à la rage. On jugera des résultats par le tableau suivant.

STATISTIQUE DES VACCINATIONS ANTIRABIQUES A L'INSTITUT PASTEUR.

ANNÉES	A			B			C			TOTAL		
	Personnes traitées.	Morts.	Pour 100.	Personnes traitées.	Morts.	Pour 100.	Personnes traitées.	Morts.	Pour 100.	Personnes traitées.	Morts.	Pour 100.
1886..	231	3	1,30	1 926	19	0,99	514	3	0,58	2 671	25	0,94
1887..	357	2	0,56	1 156	10	0,86	257	1	0,39	1 770	13	0,73
1888..	402	6	1,49	972	2	0,21	248	1	0,40	1 622	9	0,55
1889..	346	2	0,58	1 187	2	0,17	297	2	0,67	1 830	6	0,33

Dans ce tableau, la colonne A renferme les cas où la rage de l'animal mordeur a été démontrée par l'inoculation expérimentale; la colonne B renferme ceux où la rage des animaux a été constatée par l'examen vétérinaire, et la colonne C les cas des animaux suspects de rage.

En admettant la moyenne la plus faible pour la mortalité de la rage, c'est-à-dire 16 pour 100, on voit que la méthode de traitement de la rage a sauvé au moins un millier de personnes en 4 ans.

Lorsqu'un individu est mordu par un animal, on doit d'abord presser la plaie pour empêcher la pénétration du virus rabique, on la cautérise ensuite avec un fer rouge; puis, si la rage a été constatée ou si l'animal mordeur est suspect, on doit conduire immédiatement la personne mordue à l'Institut Pasteur.

MORVE

La morve est une affection parasitaire spontanée chez les jumentés (àne, cheval, mulet) et transmissible à l'homme et à certains rongeurs. Les bœufs, les porcs sont réfractaires à cette maladie.

La transmission de la morve à l'homme a été établie par Rayer en 1837 ; c'est tout récemment, en 1883, que le bacille spécifique a été découvert. Il pullule dans les abcès ou les ulcères qui siègent dans toutes les parties du corps, mais principalement dans les muqueuses des fosses nasales, du larynx, etc. Par suite, les muqueuses nasale et pharyngienne entraînent, avec les produits de la sécrétion, les matières virulentes des abcès ou des ulcères, d'où le nom de *morve* donnée à la maladie, par suite des écoulements produits dans les fosses nasales.

La morve se présente, chez les chevaux, à l'état aigu ou chronique ; c'est sous cette dernière forme qu'elle est la plus dangereuse, car elle n'est pas accompagnée des symptômes caractéristiques de la forme aiguë et présente seulement une sécrétion plus abondante des fosses nasales, qu'on appelle le *jetage*, c'est-à-dire l'écoulement de mucosités analogues à celles du rhume de cerveau.

Transmission de la morve. — La morve est transmissible à l'homme par l'animal, par son cadavre et par la souillure des objets, couvertures, harnais, au contact des sécrétions que rejette l'animal malade.

C'est ordinairement par l'inoculation sous la peau ou

par une écorchure que le parasite est introduit avec les sécrétions dans l'organisme. L'exemple suivant signalé par le docteur Gold, en 1888, à Séverinowska, aux environs d'Odessa, a été rappelé par M. Chauveau.

Un propriétaire du cercle d'Odessa en émondant des arbustes sur son aire à battre, s'était enfoncé une épine qu'il retira aussitôt. Deux jours après, la main rougit et se tuméfia, les ganglions axillaires devinrent volumineux et sensibles, puis des abcès se produisirent; en outre, cet individu présentait un écoulement abondant de mucosités par l'une des narines. Le malade succomba quelques jours plus tard. L'enquête démontra que le malade avait donné à son voisin et neveu un de ses chevaux qui éternuait beaucoup; chaque nuit, ce cheval revenait manger sur l'aire de son ancien maître et souillait ainsi les arbrisseaux avec la sécrétion de ses naseaux.

La transmission peut se faire aussi, quoique plus rarement, par les voies digestives quand on porte à sa bouche, par inadvertance, les doigts souillés par la sécrétion.

Cette maladie est presque toujours mortelle; elle sévit surtout à la campagne chez les palefreniers, les équarrisseurs, les cavaliers. Si on ne la signale pas plus souvent, c'est qu'elle affecte ordinairement la forme chronique, avec un caractère insidieux qui ne permet pas de la reconnaître aisément; comme on ignore encore trop souvent, dans les campagnes, la transmissibilité de cette grave maladie à l'homme, on ne prend pas de précautions contre l'inoculation.

Prophylaxie. — En raison de la gravité de cette maladie, on doit isoler les animaux ou les individus suspects, et observer les règles de police sanitaire concernant l'abatage des animaux malades quand l'examen vétérinaire a confirmé l'existence de la maladie; on devra désinfecter les écuries et passer à l'étuve, les harnais, couvertures, etc., de l'animal malade.

CHARBON OU PUSTULE MALIGNE

Deux maladies parasitaires : le *charbon bactéridien* ou *sang de rate*, et le *charbon symptomatique* s'observent souvent chez le bœuf et le mouton.

La première seule peut frapper l'homme ainsi que les animaux les plus différents. Nous en avons fait une étude assez complète pour n'avoir pas à y revenir, nous indiquerons seulement les voies de transmission du *bacillus Anthracis* chez l'homme.

Voies de transmission. — Le parasite peut être introduit dans l'organisme par trois voies différentes : 1° par inoculation sous la peau ; 2° par les voies digestives ; 3° et plus rarement, par les voies respiratoires.

1° Inoculation. — L'inoculation sous la peau s'observe surtout dans les contrées ou règne la maladie charbonneuse ; elle a lieu par le contact des produits virulents avec les déchirures de la peau, par la piqûre des mouches qui ont sucé le sang des animaux charbonneux (*taons, asiles, stomoxes, etc.*). A la suite de l'inoculation, on voit apparaître au point où elle s'est produite, une petite tache rouge qui s'ulcère très vite, tandis que les parties environnantes se tuméfient; c'est trois ou quatre jours après l'apparition de cette tache que le parasite s'étant développé dans le sang, la fièvre apparait, indiquant la généralisation de l'affection. Cette forme d'affection charbonneuse est désignée sous le nom de *pustule maligne*. On l'observe chez les individus maniant les dépouilles d'animaux charbonneux : bergers, bouchers, équarrisseurs, mégissiers, ouvriers travaillant la corne, la laine, le crin, etc.

Dans ces cas d'inoculation, la cautérisation immédiate de l'endroit piqué est le procédé le plus sûr pour empêcher l'infection.

2° *Voie digestive.* — Le parasite peut être introduit par les voies digestives à l'état de spores ou à l'état vivant avec les aliments, soit avec les légumes crus, soit surtout avec la viande d'animaux morts du charbon et insuffisamment cuite. Cette forme de l'affection charbonneuse paraît assez fréquente dans certaines contrées : on la désigne sous le nom de *mycose intestinale*.

3° *Voie respiratoire.* — Enfin les spores peuvent être desséchées et se mélanger aux poussières de l'air qui sont introduites dans les poumons ; elles provoquent un charbon interne, *charbon pulmonaire*, observé chez les trieurs de laine de Bradford, en Angleterre, et à Vienne, chez les chiffonniers. Cette voie d'infection a été mise en évidence par M. Büchner. En emprisonnant des souris dans un espace renfermant des poussières fines inertes, mélangées à des spores de *bacillus Anthracis*, cet auteur a réussi à leur communiquer le charbon.

Prophylaxie. — L'extension des procédés de vaccination tend à réduire les causes de contamination. La désinfection rigoureuse des débris d'animaux charbonneux utilisés dans l'industrie les rendra inoffensifs.

SEPTICÉMIE OU INFECTION PURULENTE

Cette maladie très grave, qui s'observe parfois seule ou le plus souvent à la suite des maladies transmissibles ou des opérations chirurgicales, est due à l'introduction, dans le corps, d'une bactérie, le vibrion septique ou *bacillus septicus*, découvert par M. Pasteur, en 1881, dans le corps des animaux charbonneux en putréfaction.

La nature parasitaire de la septicémie foudroyante, chronique, ou des accidents septicémiques connus sous le nom de *gangrène foudroyante, gangrène gazeuse*, est aujourd'hui bien établie.

Le vibrion septique a un aspect assez semblable au *bacillus Anthracis* (fig. 1, D), mais il en diffère essentiellement, car il est *anaérobie*; la moindre trace d'oxygène le tue ou enraye son développement. Extraites du corps des animaux putréfiés et cultivées à l'abri de l'air, les cultures communiquent, par *inoculation profonde*, une septicémie mortelle au cobaye, au lapin, au mouton, etc.; le chien et le chat sont très résistants à leur action et le bœuf est absolument réfractaire.

Quant le vibrion septique est introduit dans un organisme, il végète dans les profondeurs des tissus et détermine une véritable putréfaction sur le vivant avec dégagement d'acide carbonique et d'oxygène; il produit alors dans les tissus des désordres effroyables.

Si, dans les cultures de vibrion septique, on fait arriver de l'oxygène, la culture meurt et la formation des spores n'a pas lieu; mais dès que la spore est formée, elle résiste à l'action de l'air et à une température de 75 à 80°.

Dans les cultures faites à l'abri de l'air, la végétation cesse bien avant que toutes les matières nutritives aient été consommées; cet arrêt de végétation est dû à la sécrétion d'une substance toxique pour le bacille lui-même, ainsi que l'ont démontré MM. Chamberland et Roux. Ces savants ont établi, en outre, que les cultures affaiblies, chauffées à 105 ou 110 degrés ou filtrées sur de la porcelaine, pour les débarrasser des bactéries, peuvent être inoculées à des cobayes, en assez grande quantité, sans aucun danger, et leur confèrent l'immunité contre la septicémie.

Nous avons donc là un exemple de vaccin inerte sécrété par le parasite.

Voies de transmission. — Le bacille de la septicémie ne peut provoquer d'accidents que s'il est introduit par une inoculation profonde sous la peau, car nous avons vu qu'il ne peut végéter qu'à l'abri de l'air.

C'est une des espèces les plus répandues, elle se rencontre dans toutes les putréfactions qui s'accomplissent à l'abri de l'air et ses spores sont très communes dans la terre végétale; si les accidents qu'elle provoque sont relativement peu fréquents, cela tient à sa qualité d'anaérobie.

Par la piqûre des mouches ou d'objets souillés par les spores, la septicémie apparaît rapidement et constitue l'affection désignée sous le nom d'*œdème malin*; on l'observe chez les ouvriers qui travaillent les peaux ou les poils, les fourrures et les toisons d'animaux ; on a aussi observé, chez les chiffonniers, des cas de septicémie.

Cette maladie cause à Paris un assez grand nombre de décès : en 1889 on en a constaté 64 contre un seul cas de pustule maligne, et, dans le premier semestre de 1891, 24 cas.

La désinfection des objets souillés par les produits de la putréfaction permet de rendre inoffensives toutes les matières premières servant à l'industrie des peaux, des fourrures, etc. La septicémie, si redoutée autrefois des chirurgiens à la suite des opérations, a maintenant beaucoup diminué depuis la pratique des pansements antiseptiques.

§ VIII. — MÉTHODES GÉNÉRALES DE PRÉSERVATION DES MALADIES TRANSMISSIBLES

L'étude sommaire que nous venons de faire pour les principales maladies transmissibles de l'homme nous amène à rechercher les moyens de protéger l'organisme contre l'invasion des bactéries qui caractérisent la plupart d'entre elles. Cette recherche est de la plus haute importance, si l'on remarque qu'à Paris, dans le nombre total des décès, ces maladies figurent pour le tiers.

Les divers exemples étudiés plus haut nous montrent que deux conditions sont nécessaires et suffisantes pour que l'homme ou l'animal contracte une maladie transmissible. C'est : 1° l'introduction dans le corps du germe de la maladie ; nous savons que le plus souvent ce germe est constitué par les spores ou les cellules végétatives d'un parasite, d'une bactérie ordinairement ; 2° il faut, en outre, que les tissus du corps ou les humeurs constituent un terrain de culture favorable au développement du parasite, condition que nous exprimons par l'état de réceptivité plus ou moins grand pour telle ou telle maladie. Lorsque la réceptivité est nulle, l'animal ou l'individu possède l'*immunité naturelle*.

Réceptivité, immunité. — La réceptivité ou l'immunité varient beaucoup suivant les espèces, ou, pour un même individu, suivant l'état de santé.

1° *La réceptivité varie avec l'espèce ou le genre.* Nous avons eu occasion de citer de nombreux exemples de cette variation. Rappelons que le mouton, le bœuf, le cobaye, la souris, le lapin sont très sensibles à l'action de la maladie charbonneuse, tandis que les chiens, les chats, les oiseaux adultes sont réfractaires.

L'homme, le bœuf ont une grande réceptivité pour la tuberculose, le mouton et la chèvre se montrent réfractaires ; en ce qui concerne la morve, les équidés, le cobaye, le lapin s'y montrent très sensibles ; au contraire, les bovidés, les porcins (suidés) sont réfractaires. Enfin, tandis que le charbon symptomatique attaque un grand nombre de ruminants (bœuf, mouton, chèvre, etc.), l'homme et les autres mammifères, le lapin notamment, ne peuvent contracter cette maladie. Les Européens contractent facilement la fièvre jaune, les indigènes en sont exempts.

2° *La réceptivité varie avec le mode de pénétration des parasites ou des virus.* — Le mouton contracte la maladie charbonneuse avec la même facilité par l'inoculation et par les voies digestives ; le bœuf, si sensible au charbon spontané contracté par la voie digestive, oppose aux inoculations une grande résistance, le contraire a lieu pour le cobaye, la souris et le lapin.

3° *Variations de la réceptivité chez les mêmes individus.* — Bien avant de connaître l'étiologie des maladies transmissibles, on savait que certains états morbides augmentent la réceptivité pour ces affections ; c'est ce qu'on exprimait en disant que, suivant les conditions sociales, suivant les milieux, l'homme présente une *prédisposition* variable. Toutes les causes d'affaiblissement ou de débilitation de l'organisme : le froid, la faim, les privations, la fatigue et même la dépression morale causée par la peur, les chagrins, augmentent la réceptivité. On pourrait multiplier les exemples de ce fait en dressant la statistique des épidémies, car elles sévissent cruellement, dans les villes, sur les populations pauvres, affaiblies par une alimentation insuffisante ; dans les armées, sur les troupes surmenées et en proie aux intempéries, quelquefois à la faim. On sait enfin combien la rage, le choléra, sont redoutables chez les individus que la peur a réduits à un état de prostration qui les livre sans défense à l'invasion.

Les organismes débilités par une longue maladie offrent un état de réceptivité très grand : nous avons vu, par exemple, que la diphtérie survient fréquemment à la suite de la scarlatine, de la rougeole, etc.

Il résulte de ces faits que, dans les périodes d'épidémie surtout, on ne doit rien négliger pour augmenter la force de résistance des individus par une alimentation saine et suffisante, par un travail modéré; on doit, en outre, relever le moral affaibli. L'application de ces préceptes a toujours eu de bons résultats, comme le démontrent les relations des armées en campagne.

Outre ces préceptes généraux, nous disposons de deux autres moyens de préserver l'homme des maladies transmissibles; ils consistent à faire disparaître l'une des deux conditions nécessaires à leur éclosion.

1° Ou bien conférer l'immunité pour un temps plus ou moins long, en transformant les tissus en un milieu stérile pour les germes et les virus; c'est le résultat obtenu par la *vaccination*;

2° Ou bien empêcher l'arrivée des germes en les tuant dans les milieux qui nous entourent; c'est la *désinfection* ou mieux la *stérilisation*.

VACCINATION

L'observation capitale qui a servi de point de départ à la découverte de la vaccination, est la constatation de la *non-récidive* d'un certain nombre de maladies transmissibles lorsqu'elles présentent une forme bénigne. Jenner découvrit le vaccin de la variole par une heureuse inspiration, mais cette découverte, malgré son importance, resta un fait isolé, car elle ne s'appuyait pas sur l'étude du déterminisme de la variole. M. Pasteur, au contraire, a créé une méthode générale de recherches et de culture des vaccins, extrêmement féconde, parce qu'elle est la conséquence rigoureuse de ses études expérimentales sur les maladies transmissibles. Il y a dix ans, on n'eût pas osé soupçonner les merveilleux résultats de ces études, et cependant, depuis cette époque, nous connaissons le vaccin du choléra des poules, de la maladie charbonneuse, du rouget du porc, du charbon symptomatique, de la rage, etc. Dans cette voie suivie par les élèves et les émules de M. Pasteur, où chaque jour est marqué par des découvertes importantes, nous pouvons envisager l'avenir avec confiance.

Ce n'est pas ici le lieu d'entamer le récit des discussions, à peine écloses, sur le mécanisme au moyen duquel les vaccins confèrent, pour un temps variable, l'immunité complète. Nous nous bornons à résumer les faits les plus importants.

Vaccins vivants, vaccins inertes. — Nous avons vu que les bactéries pathogènes, en se développant dans le corps, y exercent leurs ravages de deux façons : soit en pullulant dans les tissus, soit en sécrétant des substances toxiques qui diffusent dans l'organisme et y provoquent des désordres plus ou moins grands.

Dans ses premières expériences, M. Pasteur a employé des vaccins vivants, c'est-à-dire des cultures dans lesquelles la virulence des bactéries était atténuée sous des influences diverses (action de l'oxygène, de la chaleur, des antiseptiques, etc.). On emploie deux ou un plus grand nombre de vaccins (jusqu'à 10 dans la rage) de virulence variable et on les inocule successivement à des intervalles réguliers, de manière que les vaccins les plus virulents soient inoculés les derniers. Ces vaccins confèrent une immunité plus ou moins longue, rigoureusement établie pour la bactéridie du charbon, le choléra des poules, etc.

Depuis quelques années, on emploie des vaccins inertes, c'est-à-dire les liquides de cultures privés des cellules vivantes, par une élévation de température suffisante ou par la filtration à travers la porcelaine dégourdie. Ces vaccins inertes renferment les substances vaccinantes ou toxiques, qui font de l'organisme un milieu impropre à la végétation de la bactérie qui les a sécrétées.

Les vaccins inertes paraissent se distinguer des vaccins vivants, parce qu'il faut en injecter une assez grande quantité pour conférer l'immunité. Nous pouvons signaler comme exemple le vaccin de la septicémie découvert par MM. Roux et Chamberland.

C'est l'organisme spécifique de la maladie qui confère ordinairement l'immunité, soit par lui-même quand sa virulence a été atténuée, soit par les produits de son activité ; on connaît cependant un ou deux cas de vaccins constitués par les parasites d'une affection différente de celle pour laquelle ils diminuent la réceptivité. Ainsi, le parasite de l'*érisypèle*, inoculé à des lapins, les rend réfractaires à la maladie charbonneuse. C'est peut-être aussi le cas de la vaccine, si l'on arrive à démontrer qu'elle constitue une maladie différente de la variole, pour laquelle elle confère l'immunité.

La vaccination précède ou suit l'invasion des

germes ou des virus. — L'inoculation du vaccin de la maladie charbonneuse, du choléra des poules, etc., doit avoir lieu avant l'invasion des tissus par les produits virulents, sinon la vaccination est inefficace. Dans certaines affections cependant, les vaccins peuvent être introduits dans l'organisme après l'inoculation des virus et, néanmoins, ils le protègent contre les effets nocifs de ces derniers. C'est ce qui a lieu normalement pour la rage, car on ne vaccine que les individus mordus, et accidentellement pour la variole, dont les effets peuvent être atténués par la vaccination pendant la période d'incubation. Dans ce cas, il y a, pour ainsi dire, lutte de vitesse entre le virus et le vaccin ; quand ce dernier arrive premier au lieu d'élection du virus, la maladie est enrayée ou revêt une forme bénigne.

L'efficacité des vaccinations a été suffisamment établie à propos de chacune des maladies pour lesquelles ce moyen de préservation est employé (voyez pages 34 et 74) pour que nous nous dispensions d'insister sur ce sujet.

STÉRILISATION

Destruction des germes ou des virus. — Avant que l'on connût la nature des germes de certaines maladies transmissibles et leur résistance parfois très grande aux causes de destruction, on attribuait aux émanations putrides affectant désagréablement l'odorat l'origine des épidémies. Quand on avait fait disparaître ou corrigé, au moyen de substances chimiques appelées *désinfectants*, ces émanations désagréables, on croyait avoir purifié l'air et détruit les germes des maladies épidémiques : erreur funeste, que la recrudescence des maladies a trop souvent démentie.

Ce ne sont pas les mauvaises odeurs qui sont à redouter par elles-mêmes, mais bien le foyer d'infection dont elles révèlent l'existence et qui peut être la source d'épidémies plus ou moins graves. Aujourd'hui on ne recherche plus les substances destinées à corriger les mauvaises odeurs, les *désinfectants* comme on les nommait, mais bien celles qui détruisent d'une manière certaine les germes des maladies transmissibles : ce sont les *stérilisants*.

Deux procédés sont employés pour détruire les germes : 1° ou bien on ajoute aux matières ou aux objets contaminés des *antiseptiques*, c'est-à-dire des substances qui tuent les germes ou empêchent leur développement ;

2° Ou bien on soumet les objets souillés à l'action d'une température suffisamment élevée pour détruire les matières virulentes.

Stérilisation au moyen des antiseptiques. — Le nombre des substances dites antiseptiques est considérable, mais il n'en existe qu'un petit nombre qui soient réellement efficaces.

Le *sublimé corrosif* (*bichlorure de mercure*) et la *chaux* en suspension dans l'eau doivent être signalés en premier lieu.

Le sublimé corrosif employé en solutions inégalement diluées de 1/1 000° à 1/10 000° est l'antiseptique par excellence, il est employé maintenant dans tous les hôpitaux soit pour faire des lavages, soit pour réaliser des pulvérisations[1].

Le lait de chaux à 20 pour 100, récemment préparé, s'est montré plus actif que le sublimé, car, d'après MM. Richard et Chantemesse, il stérilise d'une manière complète, au bout d'une demi-heure, les déjections des typhiques et des dysentériques, tandis qu'après 48 heures les selles additionnées de sublimé sont encore capables de fournir des colonies ; malheureusement l'emploi du lait de chaux est restreint à la désinfection des déjections, des crachats, ainsi qu'à la purification de certaines eaux.

On emploie aussi dans le même but, quoiqu'ils se montrent bien moins actifs, les sels de cuivre, principalement le *sulfate de cuivre* à 2 ou 5 pour 100, l'*acide phénique*, l'*acide borique*, l'*alun*, le *tanin*, les *naphtols* α et β, l'*iodoforme*, etc.

Parmi les désinfectants gazeux, le *chlore*, le *brome* et l'*acide sulfureux*, sont encore souvent employés, mais ils ont l'inconvénient d'irriter les muqueuses et de désorganiser rapidement les tissus; d'ailleurs, leur action antiseptique est loin d'être aussi grande qu'on l'admettait. Il résulte en effet des expériences du docteur Thoinot que, si l'acide sulfureux détruit, à la dose de 60 grammes de soufre brûlé par mètre cube et en vingt-quatre heures, les bactéries suivantes : bactéries de la morve, de la tuberculose, de la fièvre typhoïde, de la diphtérie, du choléra, il reste sans action, même à haute dose, sur

---

1. Il ne faut pas oublier que le sublimé corrosif est un poison violent; on ne doit l'employer qu'en lotions ou lavages externes.

les spores du vibrion septique, du charbon symptomatique et du charbon bactéridien. Néanmoins ce gaz peut
rendre de grands services dans certaines circonstances.
Rappelons que l'acide sulfureux, en présence de l'air et
de l'humidité, dans les corps poreux, se transforme rapidement, par oxydation, en acide sulfurique qui désor-
ganise à la longue les tissus.

Le chlore est employé à l'état de chlorure de chaux,
qui, sous l'influence de l'acide carbonique, dégage peu
à peu le chlore gazeux; on l'emploie en solutions à 2
ou 5 pour 100.

Stérilisation par la chaleur. — Les observations
que nous avons faites sur les propriétés générales des
bactéries montrent que l'emploi de la chaleur est le
procédé le plus efficace pour la destruction des germes
ou des virus. Spallanzani employa pour la première
fois la chaleur, pour tuer les germes, dans les expériences qu'il avait entreprises pour démontrer que la
génération spontanée n'existe pas; mais c'est à M. Pasteur que l'on doit les données les plus précises sur ce
procédé de stérilisation des milieux.

C'est à l'état de vie ralentie, à l'état de spores, que
les bactéries sont le plus résistantes aux causes de destruction; assez réfractaires à l'action de la chaleur sèche,
elles succombent beaucoup plus vite à l'action de la
chaleur humide; mais la température de l'ébullition à
100 degrés n'est pas toujours suffisante, il faut porter
les spores à la température de 115 à 120 degrés pour
stériliser les milieux d'une manière absolue.

Pour obtenir ces températures, on emploie aujourd'hui des étuves à vapeur sous pression, qui permettent de stériliser les objets les plus divers sans détérioration, après un séjour de 15 minutes. D'après les observations du docteur O. du Mesnil, l'étuve à désinfection de MM. Geneste et Herscher, la plus employée aujourd'hui, stérilise après 15 minutes à 106 degrés les germes du rouget du porc, du choléra des poules, du choléra asiatique, de la maladie charbonneuse; à 108 degrés les bacilles de la septicémie, et enfin à 115 degrés, le *Bacillus subtilis* et le bacille du charbon symptomatique, germes les plus résistants que l'on connaisse.

L'emploi des divers procédés de stérilisation varie suivant les circonstances et il n'est pas possible d'indiquer, à cet égard, de règles fixes, mais il faut être bien convaincu que la stérilisation par la vapeur d'eau surchauffée à 115 ou 120 degrés est de *tous les modes employés le plus efficace*, et l'on devra y recourir toutes les fois qu'on pourra l'utiliser[1].

---

1. Voyez à la fin du livre, dans l'appendice, « les Instructions prophylactiques contre les maladies épidémiques et transmissibles ».

CHAPITRE II

DES ALIMENTS

§ I. — Alimentation en général

Le corps de l'homme est une véritable machine, qui s'use et se détruit sans cesse par son fonctionnement et rejette dans le milieu ambiant les produits inutiles plus ou moins oxydés. Il est donc indispensable de réparer à chaque instant les pertes dues à l'usure des tissus, d'où la nécessité de l'introduction des aliments, c'est-à-dire des substances capables de devenir partie intégrante du corps.

La connaissance des déchets journaliers de l'organisme permet de déterminer la quantité d'aliments que nous devons consommer. A l'état adulte, l'homme rejette pendant vingt-quatre heures : 20 grammes d'azote, 310 grammes de carbone, 30 grammes de sels et 2 à 3 litres d'eau. L'azote, exhalé à l'état d'urée et d'acide urique, existe dans les urines dans la proportion de $14^{gr},5$; les excréments, la sueur contiennent $5^{gr},5$ d'azote. Le carbone est exhalé en grande partie par les poumons (250 gr.), le reste est exhalé par les reins (45 gr.), la peau et les autres émonctoires (15 gr.).

On nomme *ration d'entretien* la quantité d'aliments strictement nécessaire pour compenser les pertes; d'après les chiffres que nous venons de donner, il faut qu'elle renferme 20 grammes d'azote, 210 grammes de carbone, 30 grammes de sels et 2 à 3000 grammes d'eau.

On sait en outre que les trois groupes d'aliments organiques : matières azotées, hydrates de carbone et corps gras, doivent être associés, pour établir cette ration, dans un rapport constant, ainsi que l'a établi Moleschott.

$$\frac{\text{Aliments azotés}}{\text{Hydrates de carbone}} = \frac{1}{3,48}$$

$$\frac{\text{Azotés}}{\text{Corps gras}} = \frac{1}{0,45}$$

La ration d'entretien sera donc composée par jour de :

Matières albuminoïdes . . . . 124 gr.
Hydrates de carbone (sucres, fécules, etc.). . 430 gr.
Corps gras. . . . . 55 gr.

Ce qui correspond à la ration mixte de pain et de viande :

Viande. . . . . 259 grammes.
Pain. . . . . 819 —

Variations de la ration alimentaire. — La ration précédente est dite *ration d'entretien*, car elle suffit strictement à la réparation des pertes et elle suppose que l'homme n'accomplit aucun travail, ou seulement un travail modéré; cette ration varie beaucoup avec l'âge d'une part, et, d'autre part, avec les conditions de repos ou d'activité.

1° *Variations de la ration alimentaire avec l'âge.*

Depuis la naissance jusqu'à l'âge adulte, les aliments introduits ont un double rôle à jouer : une partie est destinée à réparer les pertes et à remplacer les produits d'usure; l'autre sert à accroître la masse du corps pendant tout le temps que celui-ci est en état de croissance. Or on sait que la croissance, très grande pendant les premières années de la vie, va en diminuant jusqu'à l'âge adulte; par suite, la ration alimentaire par kilogramme du corps doit diminuer progressivement depuis la naissance jusqu'à l'âge adulte. C'est ce que montrent les chiffres suivants, qui représentent les quantités minima de carbone et d'azote nécessaires par jour et par kilogramme :

	CARBONE.	AZOTE.
Enfance	9,84	0,96
A l'âge de 10 ans	6,84	0,40
A l'âge de 16 ans	4,27	0,38
A l'âge adulte.	3,60	0,20

Ces chiffres doivent être pris en considération, quand on veut calculer la quantité de nourriture indispensable aux enfants et aux adolescents, dans les établissements d'instruction.

2° *Variations de la ration alimentaire avec l'état de repos ou d'activité.*

Quand l'homme est en état d'activité et accomplit un

travail musculaire plus ou moins considérable, les oxydations augmentent et l'usure des tissus est beaucoup plus grande ; on peut le constater en mesurant la quantité d'oxygène absorbée ou la quantité d'acide carbonique exhalée.

Ainsi, d'après Hirn, les quantités d'oxygène absorbées sont les suivantes :

	POIDS.	REPOS.	MOUVEMENT.
Homme 18 ans. .	52 kilogr.	39 gr. 1	100 gr. »
Homme 42 ans. .	63 kilogr.	27 gr. 7	120 gr. 1

D'autre part, l'examen des urines révèle aussi, dans l'état d'activité, l'intensité des oxydations, comme le montre le tableau suivant emprunté à Ritter :

	QUANTITÉ d'urine.	URÉE.	ACIDE URIQUE.
Repos.	1 340	52,90	0,90
4 heures de marche . .	1 940	39,25	0,88
4 jours de marche. . .	2 120	40,30	0,62

Non seulement la quantité d'urée augmente, mais les oxydations sont plus énergiqeus, puisque l'acide urique, produit d'oxydation moins complet que l'urée, diminue notablement pendant la période d'activité.

On a constaté en outre que, dans le travail musculaire, l'usure la plus forte porte sur les corps gras et les hydrates de carbone (inosite), car l'exhalation de l'acide carbonique peut être triplée, tandis que la production de l'urée augmente à peine d'un cinquième ; dans le travail intellectuel, au contraire, l'augmentation du déchet organique concerne presque entièrement l'urée et la combustion du carbone n'augmente pas beaucoup.

On conçoit alors la nécessité de modifier la ration d'entretien, suivant la période et la nature de l'activité humaine.

Ration d'entretien et de travail. — C'est surtout dans l'armée que l'établissement de ces deux rations s'impose, suivant que le soldat reste à la caserne, ou participe aux manœuvres avec marches forcées.

Depuis le 1ᵉʳ juillet 1873, la ration dite de garnison est la suivante :

Pain.	1 000 grammes.
Viande non désossée	300 —
Légumes frais.	100 —
Légumes secs (haricots, lentilles). .	50 —

ce qui correspond à peu près à 121 grammes de matières azotées, 430 grammes d'hydrates de carbone et 55 grammes de graisse.

Pendant les manœuvres ou la période des exercices, cette ration, désignée sous le nom de *ration de campagne*, est ainsi constituée :

Matières azotées	140 à 160 grammes.
Hydrates de carbone . . .	500 —
Graisse.	60 —

Les ouvriers qui se livrent à un travail musculaire considérable doivent avoir une ration presque semblable à celle du soldat en campagne :

Matières azotées	150 à 160 grammes.
Hydrates de carbone.	580 —
Graisse.	68 —

Les personnes qui se livrent à un travail intellectuel et qui sont par conséquent sédentaires, ne doivent pas consommer une quantité aussi grande de matériaux ternaires ; on doit se borner à augmenter, dans la ration d'entretien, le taux des aliments azotés.

Digestibilité des aliments. — La valeur nutritive d'un aliment n'est pas fournie seulement par l'analyse, un autre facteur très important intervient dans l'établissement de la ration alimentaire : c'est la *digestibilité*, c'est-à-dire la propriété de céder facilement aux liquides digestifs les matériaux nutritifs.

Pour connaître la digestibilité des aliments, c'est-à-dire leur véritable valeur nutritive, il faudrait soumettre les individus à un régime alimentaire défini, et, tout en dosant journellement les produits excrétés, prendre le poids du corps. Nous manquons pour l'homme de données précises à cet égard, tandis que les recherches sur l'alimentation des animaux sont très complètes. On ne connaît chez l'homme que la digestibilité relative, c'est-à-dire la rapidité plus ou moins grande avec laquelle les aliments disparaissent dans le tube digestif.

Plusieurs circonstances influent sur la digestibilité. C'est d'abord la cohésion, qui varie en sens inverse de la digestibilité ; la division mécanique des aliments, en détruisant la cohésion, augmente la digestibilité ; de là la nécessité de la mastication. Lorsque les aliments sont incomplètement mâchés, il peut survenir des troubles digestifs plus ou moins graves, tels qu'on les observe chez les vieillards ou chez les individus privés de dents.

Le mode de préparation des aliments modifie aussi leur digestibilité : ainsi, les féculents crus sont indigestes ; cuits, ils digèrent facilement ; les œufs crus sont très digestifs ; cuits durs, ils sont d'une digestion difficile.

La nature et l'âge des animaux ou des plantes influent sur la digestibilité ; ainsi la chair des jeunes animaux est plus digestible que celle des animaux âgés ; d'autre part, les téguments des graines de légumineuses sont complètement réfractaires à l'action des liquides digestifs.

Les aliments laissent donc un déchet plus ou moins grand après la digestion et la connaissance de ce résidu de matières inertes serait indispensable pour établir avec quelque précision la ration d'entretien. On a réalisé déjà de grands progrès en ce sens dans l'alimentation des animaux, mais on ne connaît rien de semblable pour l'homme. Dans l'ignorance où nous sommes de la proportion des matériaux utilisables renfermés dans les aliments, il est bon d'augmenter la ration d'entretien.

Alimentation insuffisante. — L'alimentation est insuffisante toutes les fois que le poids du corps diminue ; cette insuffisance peut tenir à deux causes : ou bien tous les groupes d'aliments (eau, sels, albuminoïdes, hydrates de carbone, graisses), sont représentés, mais en trop faible quantité : le régime alimentaire est *insuffisant* ; ou bien l'un des groupes d'aliments fait seul défaut et le régime alimentaire est *incomplet*.

Régime alimentaire insuffisant. — Dans ce cas,

les déchets de l'organisme sont plus grands que la recette, les tissus de l'homme s'oxydent peu à peu en déterminant un affaiblissement graduel.

Les observations de Chossat et de Voit sur les effets produits, chez les animaux, par l'inanition, c'est-à-dire par la privation absolue d'aliments, ont nettement montré les modifications subies par l'organisme pendant le jeûne prolongé.

Les réserves nutritives (graisse, glycogène) disparaissent les premières ; le sang, le foie, le pancréas diminuent de poids, puis les muscles, le cœur, et enfin les reins ; les os subissent à leur tour une oxydation plus faible ; les organes nerveux sont atteints en dernier lieu et n'éprouvent, au moment de la mort, qu'une déperdition insignifiante. Ces résultats expliquent l'observation depuis longtemps faite sur les faméliques, dont l'intelligence conserve jusqu'à la mort toute son activité.

Pendant ces phénomènes d'oxydation, la circulation se ralentit, les sécrétions deviennent plus denses, la température s'abaisse, et quand elle atteint 25 degrés environ, que le poids du corps a diminué de 2/5, la mort survient ; déjà, quand le poids est réduit de 1/3, il est impossible de rappeler l'animal à la vie.

Les chiffres suivants, empruntés à Chossat, donnent une idée de la déperdition des organes au moment de la mort :

Graisse.	93,3 pour 100
Sang.	75,0 —
Rate.	71,4 —
Pancréas	64,1 —

Foie.	52	pour 100
Cœur.	44,8	—
Muscles.	42,5	—
Reins	51,9	—
Os.	16,7	—
Centres nerveux	1,9	—

Les grandes disettes qui ont ravagé l'Europe au moyen âge ne sont plus à craindre aujourd'hui, en raison de la facilité des communications; mais si la mortalité par inanition diminue chaque jour, il existe, encore maintenant, beaucoup trop d'individus dont l'alimentation est insuffisante ; l'affaiblissement qui en résulte livre le corps sans résistance à toutes les causes de maladies, surtout aux maladies transmissibles. Aussi, dans les cas d'épidémie, sont-ce les populations pauvres qui sont frappées d'abord et qui présentent la plus grande mortalité.

Régime alimentaire incomplet. — Les désordres provoqués par l'absence de l'un des aliments, eau, sels, albuminoïdes, hydrocarbures, graisses, ne s'observent que rarement et dans des circonstances accidentelles.

La privation de l'eau amène très rapidement la mort, en raison de la grande quantité de ce liquide que nous rejetons par jour ; on connaît de nombreux exemples des tortures endurées par les caravanes, dans les déserts, à la suite de la privation d'eau.

La privation des substances minérales amène aussi des désordres et finalement la mort ; parmi elles, les sels de chaux, carbonate et phosphate, et surtout le chlorure de sodium, sont ceux dont nous ne pouvons nous passer, sans danger, pendant un certain temps.

La privation d'aliments azotés est suivie rapidement de mort, ainsi que le démontrent les expériences de Magendie sur l'alimentation des chiens nourris avec de l'axonge (saindoux), du beurre, du sucre, de l'empois; en effet, la réparation des tissus azotés étant rendue impossible par cette alimentation, l'animal succombe à une véritable inanition.

Enfin, la privation de corps gras ou d'hydrates de carbone est moins dangereuse; si les animaux nourris par Magendie avec du blanc d'œuf ou de la fibrine sont morts d'inanition, Pettenkofer et Voit ont pu cependant nourrir un chien, sans perte de poids, pendant 49 jours, en lui donnant, par jour, 1 500 grammes de viande dégraissée.

Les matières azotées peuvent, en effet, se dédoubler en substances hydrocarbonées ou corps gras et en un résidu expulsé par les urines. Voit et Pettenkofer ont constaté que tout l'azote de l'alimentation se retrouve dans les urines, tandis qu'une partie du carbone est retenue et contribue à former les graisses que contenait le tissu conjonctif de ces animaux.

Ces faits montrent que la ration doit être en quantité suffisante et renfermer tous les groupes alimentaires que nous avons signalés.

§ II. — DES ALIMENTS

Les aliments empruntés par l'homme soit au règne végétal, soit au règne animal, n'ont pas une constitution chimique simple : ce sont des mélanges, en proportion variable, des divers principes immédiats dont nous venons d'établir la nécessité. Dans certaines substances, ces principes sont associés dans une proportion suffisante pour entretenir la vie sans déperdition de poids : on les nomme aliments complets. Le lait est le type de ces aliments, c'est peut-être même la seule substance digne de ce nom. Le plus souvent, l'un des principes immédiats : substances azotées, corps gras, fécule, domine dans l'aliment, les autres s'y rencontrant en faible quantité : l'aliment est alors *incomplet* ; c'est le cas le plus ordinaire. L'alimentation exige donc pour être suffisante, un mélange en proportions variables de substances différentes ; en outre, elle doit être variée.

On peut citer, il est vrai, des exemples d'individus ou de peuplades qui se nourrissent exclusivement de viande, de poisson ; d'autre part, certaines personnes se nourrissent de substances végétales, pain, etc.; mais on peut affirmer que, toutes choses égales d'ailleurs, l'alimentation mixte est la meilleure, parce que l'homme est essentiellement omnivore.

Nous allons passer en revue les différents aliments en les groupant, suivant leur origine, en aliments d'origine animale et aliments d'origine végétale.

I. — Aliments d'origine animale

Le corps des animaux fournit à l'homme des aliments azotés, associés, en proportion variable, à des substances grasses; mais, sauf quelques exceptions, c'est le tissu musculaire seul qui entre dans l'alimentation sous le nom de viande ou de chair.

Viandes de boucherie. — Les animaux de boucherie sont le bœuf, le veau, le mouton, le cheval, dont on mange principalement la chair, et le porc, dont on utilise presque tous les organes.

La chair du bœuf, du mouton et du veau est consommée habituellement dans les villes; la chair du cheval, longtemps proscrite de l'alimentation par un faux préjugé, est depuis quelques années consommée en assez grande quantité à Paris, car elle est un aliment très nourrissant, qui peut remplacer avantageusement le bœuf et le mouton.

CONSOMMATION DE LA VIANDE A PARIS :

		1889	1890
Bœuf Veau Mouton	}	166 856 429 kilogr.	155 957 343 kilogr.
Porc		24 087 776 —	26 969 384 —
Cheval Ane Mulet	}	3 551 100 —	4 116 400 —

La viande de boucherie est formée par le tissu musculaire associé à une proportion plus ou moins grande de graisse; le tableau suivant, portant sur des viandes dégraissées, montre la variété des substances azotées qu'elle renferme.

	BŒUF.	VEAU.	COCHON.	CHEVREUIL.	OISEAUX.
Albumine soluble et hématine. .	2,25	2,27	1,65	2,10	3,13
Musculine. . . .	15,21	14,30	15,50	16,65	17,13
Matières gélatinisant par la coction.	3,21	5,01	4,08	0,50	1,40
Graisse.	2,87	2,56	5,75	1,90	1,95
Matières extractives.	1,59	1,27	1,29	2,52	1,92
Cendres.	1,60	0,77	1,11	1,12	1,50
Eau.	73,59	73,75	70,66	76,17	72,98

Si la plus grande partie de la matière azotée est la musculine, on voit qu'à côté de cette substance il existe, en faible proportion, des matières qui se dissolvent dans l'eau bouillante et forment la gelée de viande, surtout abondante dans le veau.

La viande est rarement consommée crue, elle est cependant, à cet état, beaucoup plus digestible qu'après avoir subi les divers traitements destinés surtout à développer un arome particulier, qui flatte l'odorat et favorise la sécrétion du suc gastrique. La viande crue, hachée, ou réduite en poudre et séchée, est très employée en thérapeutique pour les affections de l'estomac et de l'intestin; mais en raison de la répugnance éprouvée par les malades à l'absorption de cette viande, on l'associe à des substances qui en masquent l'aspect (confitures, bouillon, etc.).

La viande est cuite à la vapeur, bouillie ou rôtie. Pour être bien cuite et conserver sa digestibilité, la température de sa cuisson ne doit pas dépasser 70 degrés, température à laquelle l'albumine se coagule. Aussi la viande bouillie est-elle d'une digestion difficile.

Bouillon. — Mais si la viande bouillie est moins avantageuse que celle qui est rôtie ou cuite à la vapeur, l'eau de cuisson renferme toutes les parties solubles : 82 pour 100 des sels, des matières extractives, de la créatine, de l'albumine soluble et surtout de la gélatine provenant des muscles ou des os.

On a beaucoup discuté sur la valeur alimentaire du bouillon. Si l'on examine sa composition, on voit que dans un litre il y a 28 grammes de matières solides, dont 16 grammes de substances organiques ; ce liquide ne paraît donc avoir, par lui-même, aucune valeur nutritive. Mais, comme on l'a montré depuis longtemps, il active la sécrétion du suc gastrique, grâce aux substances extractives qu'il renferme et que l'on nomme, à cause de cette action stimulante, des *peptogènes*. On augmente beaucoup cette action par l'addition du pain rôti ; la dextrine qui s'y trouve ajoute son action à celle des peptogènes du bouillon.

Les chiffres suivants, empruntés au travail de M. Herzen, de Lausanne, montrent nettement le rôle important du bouillon dans la digestion.

	ALBUMINE DIGÉRÉE POUR 100	
	Sans peptogènes	Avec peptogènes.
Durée de la digestion : 1 heure...	2,33	12
— 2 heures. .	23,66	45
— 3 heures. .	51 »	75

Les animaux de boucherie et surtout le porc, fournissent à la consommation d'autres tissus que les muscles : *le foie*, qui constitue un aliment complet à cause de la graisse et du glycogène associés aux matériaux azotés; *l'encéphale*, riche en matières azotées et grasses, qui renferme la graisse phosphorée, lécithine; *les reins*, *les intestins*, etc. Ces divers organes servent seulement à varier le régime.

La viande de porc est surtout consommée dans les campagnes, où toutes les parties du corps subissent une série de préparations destinées à les conserver pour l'alimentation; le porc est un aliment très sain, mais en raison de l'abondance des matières grasses, il est d'une digestion difficile et ne convient pas aux estomacs fatigués.

Gibier, volailles. — Le gibier fournit un aliment ordinairement imprégné de sang et, par suite, très riche en matériaux nutritifs, mais il est d'une digestion difficile et ne convient qu'aux personnes valides; par contre, les oiseaux de basse-cour ont la chair blanche très digestive et constituent, sauf l'oie et le canard, les aliments des convalescents. La quantité de volailles et de gibier consommés à Paris en 1889 a été de 27 639 480 kilogrammes.

Poissons. — Avec les viandes de boucherie, les poissons jouent dans l'alimentation le rôle le plus important; dans certaines régions même, l'usage de la viande est inconnu, le poisson formant la base de la nourriture. A Paris, la consommation du poisson a représenté, en 1889, 21 973 825 kilogrammes, c'est-à-dire un peu moins du 9e de l'approvisionnement en viande de boucherie. C'est qu'en effet, la chair des poissons est très analogue, au point de vue de sa composition, à la viande de boucherie.

	BŒUF.	POULET.	CARPE.	SAUMON.
Albumine soluble et héma-tine	2,25	3,03	2,95	4,34
Musculine et analogues . .	15,21		10,21	
Matières gélatinisant par la coction	3,21	16,69	2,02	10,86
Graisses	2,87	1,42	9,84	4,79
Matières extractives	1,39	0,94	1,45	1,78
Cendres	1,60	1,18	2,00	1,26
Eau	73,39	76,22	78,54	76,86

On range les poissons en plusieurs catégories d'après leurs qualités alimentaires :

1° Poissons à chair blanche, plutôt maigre, d'une digestion facile. Ce sont ceux qui peuvent être prescrits aux convalescents dont l'estomac est encore fatigué ; signalons : la *truite*, la *perche*, la *morue fraîche*, le *merlan*, le *turbot*, la *limande*, la *sole*, le *carrelet*, etc.

2° Poissons à chair dense, grasse, quelquefois colorée. Ce sont : l'*esturgeon*, le *saumon*, l'*alose*, le *maquereau*, le *thon*, le *brochet*, la *carpe*, le *hareng*, l'*anchois*, la *sardine*, le *goujon*, etc.

3° Poissons très gras, d'une digestion difficile. Ces poissons dont la chair est estimée, sont imprégnés de graisse ; aussi faut-il les mâcher complètement pour les digérer. Ce sont : l'*anguille*, la *murène*, le *congre*, la *lamproie*.

Invertébrés. — Parmi les invertébrés, les mollusques et les crustacés fournissent des aliments très recherchés. Quelques-uns, comme le homard, la langouste, l'écrevisse, sont très nourrissants, mais leur chair est indigeste et développe fréquemment l'urticaire chez les rhumatisants. D'autres, comme l'huître, la moule, sont très digestifs, mais d'une valeur nutritive faible ; il faudrait en effet dix douzaines d'huîtres pour représenter la ration d'entretien d'un adulte. Cependant la consommation de ces animaux s'accroît toujours. En 1889 on a vendu à Paris 6 372 280 kilogrammes de moules et 9 509 246 kilogrammes d'huîtres.

Lait. — Le lait est l'aliment complet par excellence, c'est la seule nourriture de l'enfant pendant la première année, et il nous rend, dans un grand nombre de maladies, des services considérables. En effet, si l'on examine les analyses de laits différents, on y retrouve toutes les substances qui doivent constituer l'alimentation rationnelle.

	ANESSE.	VACHE.	CHÈVRE.	JUMENT.
Densité.	1032,10	1033,40	1033,85	»
Eau	914, »	910,08	869,52	»
Extrait sec	118,40	125,32	164 34	»
Beurre	30,10	34, »	60,68	12 à 15
Sucre.	69,50	52,16	48,56	55 à 57
Matières azotées (caséine, etc.)	12,50	28,12	44,27	19 à 28
Sels	4,50	6, »	9,10	2,80

Dans ce liquide, la matière grasse est en suspension, et, par le repos, elle monte à la surface pour y constituer la couche de crème utilisée pour la fabrication du beurre. La composition du lait peut varier beaucoup pour le même animal, suivant les circonstances ; mais parmi les causes qui peuvent amener des modifications dans sa composition, l'alimentation tient une place importante. On sait, en effet, que le lait des vaches nourries à Paris, n'a pas la même valeur nutritive que celui des vaches nourries en province, qui peuvent paître une grande partie de la journée.

En outre, la plupart des substances médicamenteuses, toxiques ou non, introduites dans l'alimentation, passent dans le lait et peuvent lui communiquer des propriétés toxiques ou thérapeutiques. Ainsi, les alcaloïdes des solanées, l'arsenic, se retrouvent dans ce liquide et peuvent provoquer des accidents; d'autre part, les médicaments iodés se retrouvent dans le lait comme dans toutes les sécrétions, ainsi que l'acide salicylique; cette propriété est quelquefois utilisée, par le médecin, pour obtenir des laits médicamenteux.

Altérations du lait par les ferments. — Par sa composition complexe, le lait est un excellent milieu de culture pour un grand nombre d'organismes microscopiques qui, en s'y développant, modifient considérablement sa composition.

Lait caillé. — La coagulation du lait est le premier signe extérieur de la végétation des organismes dans sa masse. C'est le résultat de la fermentation lactique, qui se produit très rapidement, en été, sous l'influence d'une bactérie : le *bacillus lacticus*. Le sucre de lait est transformé en acide lactique qui précipite la caséine, de sorte que le lait se sépare en deux parties : le caillot formé principalement par la caséine, et le petit-lait renfermant en dissolution l'acide lactique, le sucre de lait, les sels et une petite quantité de beurre et de caséine; la proportion de matières solides contenues dans le petit-lait est de 7 à 8 pour 100. C'est un liquide d'une saveur aigrelette, parfois légèrement sucrée, peu nutritif et sans action thérapeutique bien marquée, malgré l'engouement que l'on a eu pour les *cures de petit-lait*. D'autres bactéries peuvent faire cailler le lait, soit en transformant le sucre de lait en acide lactique, soit en secrétant une diastase analogue à la présure de l'estomac.

Fermentation butyrique, putride. — Bientôt d'autres caractères annoncent une altération plus profonde du lait. C'est d'abord l'odeur *rance* due à la production d'acide butyrique qui représente, soit un produit de fermentation de l'acide lactique, soit un produit de dédoublement des corps gras en présence des acides; on constate ensuite l'odeur putride, indiquant que la caséine coagulée, subit un commencement de putréfaction sous l'influence d'organismes incolores filamenteux, les *tyrothrix* : quelques-uns de ces organismes, aérobies, vivent à la surface et oxydent complètement les matières organiques; d'autres, anaérobies, s'enfoncent dans la masse et y produisent la fermentation putride, avec dégagement de gaz à odeur forte et désagréable.

Tous les organismes qui déterminent ces transformations du lait existent dans l'air et souvent même aussi dans l'eau; aussi toutes les fois que les vases destinés à renfermer et à transporter le lait ne sont pas maintenus en excellent état de propreté, celui-ci s'altère et les produits qu'on en retire sont de mauvaise qualité. C'est surtout quand il est employé à la nourriture des enfants, qu'on doit redoubler de surveillance, car c'est au lait altéré qu'on doit attribuer, dans certaines contrées, à Paris surtout, la grande mortalité des jeunes enfants.

Laits colorés : lait bleu, lait rouge. — Quelquefois le lait prend une teinte bleue caractéristique provoquée par le développement d'une bactérie, le *bacillus syncyanus*, découverte par Ehrenberg. Cette bactérie est assez fréquente et détermine, à la surface du lait, des taches bleues dont la couleur se fonce à mesure que la crème monte; quand le lait devient aigre, il prend une belle coloration bleu de ciel et le beurre qu'on en fabrique, de couleur verdâtre, a une forte odeur de rance. Cette bactérie semble inoffensive, mais on doit néanmoins s'en débarrasser dans les laiteries, en passant tous les ustensiles à l'eau bouillante.

Plus rarement le lait prend une couleur rouge sous l'influence d'un autre organisme, le *bacillus lactis erythrogenes*.

Fermentation alcoolique du lait : képhyr, koumys. — Le sucre de lait peut indirectement subir la fermentation alcoolique et transformer le lait en une boisson très agréable et nutritive.

Dans les montagnes du Caucase, on prépare avec le lait de vache, la boisson appelée *képhyr*; sur les bords de la mer Caspienne, les tribus tartares fabriquent, avec le lait de jument, la boisson appelée *koumys*.

Le *képhyr* est fabriqué au moyen de ferments renfermés dans les *graines de képhyr*; ce sont de petites masses élastiques irrégulièrement bosselées, variant de la grosseur d'une noix à celle d'une tête d'épingle et d'une couleur jaunâtre, ; elles forment des zooglées, englobant dans la masse mucilagineuse des bactéries diverses : *Bacillus lacticus, B. subtilis, B. Caucasicus* et des cellules de levures de deux tailles différentes, d'où le nom de *Dispora Caucasica* donné à l'organisme spécifique des grains de *képhyr*. Pour préparer le képhyr, on mélange les grains à du lait de vache, de chèvre ou de brebis, on remue et on abandonne le mélange dans un endroit frais ; une série de fermentations s'accomplissent : le lait devient aigre, mais la caséine n'est pas précipitée, elle est dissoute par les diastases que sécrètent les ferments, l'invertine transforme le sucre de lait en glucose et ce dernier, sous l'action des levures, se transforme en alcool et en acide carbonique ; au bout de douze à ving-quatre heures, le képhyr est bon pour la consommation et on peut l'enfermer dans des bouteilles bien bouchées et ficelées. A l'état frais, le képhyr a une saveur acidule, plus tard il devient aigre et mousseux ; en dernier lieu, enfin, il peut subir un commencement de fermentation putride et acquiert alors une odeur de fromage assez désagréable.

Le képhyr renferme 1 à 1 1/2 pour 100 d'alcool mélangé à de l'acide lactique.

Depuis quelques années, on emploie en médecine, sous le nom de *galazyme*, un lait fermenté, obtenu en ajoutant au lait une certaine quantité de sucre et une levure spéciale, la levure haute.

Falsifications du lait. — Le lait vendu dans les villes est rarement pur ; il est l'objet de plusieurs falsifications dont les principales sont l'adjonction d'eau et l'écrémage. Aussi a-t-on fixé, par de nombreuses analyses, la composition moyenne du lait ; ceux qui ne répondent pas à cette composition sont déclarés falsifiés. Voici les chiffres adoptés par le Laboratoire municipal de Paris :

Eau.	87
Extrait à 95°..	13
Cendres	0,60
Beurre.	4
Sucre de lait	5
Caséine	5,40

C'est surtout le poids de l'extrait sec qui doit fixer l'attention dans la recherche de la fraude ; aussi, pour l'augmenter, les commerçants malhonnêtes ajoutent-ils des matières inertes : craie, plâtre, farine, etc., toutes substances faciles à reconnaître.

En été, le lait expédié dans les grandes villes peut s'altérer facilement sous les influences multiples que nous avons signalées plus haut. Pour assurer sa conservation, on tolère l'adjonction de 1 pour 1 000 à 1 pour 500 au plus de bicarbonate de soude ou de quelques gouttes d'ammoniaque, qui neutralisent, par leur alcalinité, l'acide lactique formé et ralentissent la fermentation. A une dose dépassant 1 pour 500, le bicarbonate de soude donne au lait une odeur et une saveur désagréables de lessive. On a aussi employé quelquefois, dans le même but, l'acide salicylique et le borate de soude, mais ces additions doivent être interdites.

Fromages. — Les fromages sont préparés avec le lait coagulé des divers mammifères. On les distingue en fromages frais (fromage blanc) et en fromages fermentés, ces derniers pouvant être cuits (Gruyère, Hollande), ou crus (Brie, Roquefort, Marolles, etc.). Tantôt on les prépare avec le lait naturel : ce sont les *fromages gras*; ils constituent un aliment très nourrissant, car ils renferment à la fois des substances azotées et des corps gras; tantôt, au contraire, on les prépare avec du lait écrémé, c'est-à-dire dépouillé de la plus grande partie des substances grasses : ce sont les *fromages maigres*.

Les fromages fermentés s'obtiennent en donnant à la masse coagulée du lait une forme déterminée et en exposant les pains ainsi formés, au frais, dans des caves ou des celliers. Les bactéries et les spores de champignons renfermées dans l'air ou existant déjà dans le coagulum, y végètent et déterminent une série de fermentations que nous avons indiquées plus haut. Les produits de ces actions sont très nombreux, mais on peut les distinguer en deux groupes. Le premier groupe est formé par les matières azotées solubles, albumine et autres substances, résultant de l'action des diastases sur la caséine : ce sont les véritables composés alimentaires du fromage ; le second groupe est formé par un certain nombre de produits volatils, résultant surtout des altérations successives du sucre de lait : ce sont eux qui donnent aux fromages leur saveur et leur odeur caractéristique. Parmi ces produits, les acides acétique, lactique, butyrique et valérianique dominent ; comme leur proportion augmente pendant la maturation des fromages, ils peuvent lui communiquer une saveur si forte et si amère, qu'il est impossible de consommer les fromages vieux sans danger. C'est à la présence de ces corps volatils que le fromage doit ses propriétés indigestes.

Le tableau suivant, qui donne la composition de quelques fromages, montre leur richesse en matières azotées et grasses ; il explique pourquoi l'alimentation formée exclusivement de pain et de fromage est suffi-sante :

	Eau.	Substances azotées.	Graisses.	Substances non azotées.	Sels.
Fromage blanc . .	68,70	19,97	9,443	6,03	0,81
Roquefort	34,55	26,52	30,14	3,82	5,07
Gruyère.	40,00	31,50	24,00	1,50	3,00
Brie.	45,25	18,48	25,75	4,93	5,61

Beurre. — Le beurre est extrait du lait ; c'est la plus recherchée et la plus agréable des matières grasses. Pour l'obtenir, on abandonne le lait au repos dans un endroit frais ; les matières grasses se rassemblent à la partie supérieure du liquide et forment une couche jaunâtre appelée crème. On recueille cette crème et on la soumet à un battage mécanique qui agglutine les corpuscules de graisse et les transforme en une masse jaune, le beurre. Le petit-lait qui reste emprisonné dans le beurre, et que l'on voit sortir par expression, s'altère très vite et en détermine le rancissement, c'est-à-dire la production de cette odeur forte, due surtout à l'acide butyrique. On doit donc laver le beurre avec soin en le pétrissant à plusieurs reprises avec de l'eau pure, pour lui permettre de se conserver facilement.

Le beurre renferme un certain nombre de principes

gras : l'oléine, la stéarine, la palmitine, la butyrine, la capryline et la caproïne. Les acides gras qui entrent dans la composition de ces corps sont les uns fixes, comme les acides oléique, stéarique et palmitique; les autres, volatils, comme les acides butyrique, caprylique, etc. La proportion des acides volatils est d'environ 10 à 12 pour 100 dans le beurre.

Falsification du beurre. — On falsifie le beurre, soit en l'additionnant de matières colorantes jaunes destinées à lui donner la couleur si recherchée du beurre fin, soit en le mélangeant à de la margarine.

L'addition de colorants, quand ils sont d'origine végétale, comme le suc des carottes, les fleurs du souci, le rocou, le curcuma, n'offre pas d'inconvénients pour la santé; mais on doit réprimer sévèrement l'emploi de colorants nuisibles, comme le jaune de chrome ou les couleurs d'aniline.

L'addition de la margarine au beurre, autorisée pendant le siège de Paris et tolérée pendant les années qui suivirent, jusqu'en 1884, est maintenant interdite, depuis la loi du 14 mars 1887[1].

La recherche de la margarine ou autres corps gras dans le beurre est assez facile. En effet, tandis que le beurre renferme 10 à 12 pour 100 d'acides gras volatils, les graisses ou les huiles n'en renferment pas, ou

---

1. Voici l'article premier de cette loi : « Il est interdit de mettre en
« vente ou de vendre, d'importer ou d'exporter, sous le nom de *beurre*
« de la margarine, de l'oléo-margarine et, d'une manière générale, toute
« substance destinée à remplacer le beurre, ainsi que les mélanges de
« margarine, de graisses, d'huiles et d'autres substances avec le beurre
« quelle que soit la quantité qu'en renferment ces mélanges. »

seulement une proportion dépassant rarement 1 pour 100 ; un certain nombre de procédés rapides et assez précis permettent d'effectuer le dosage de ces acides gras volatils et, par suite, de déceler la fraude.

Autres corps gras. — *Saindoux*, etc. — La graisse des animaux de boucherie est employée parfois à défaut du beurre ; c'est surtout le saindoux ou axonge, retiré du porc, qui est consommé dans les campagnes ; les graisses de bœuf et de mouton sont peu employées.

Œufs. — Les œufs sont d'une grande ressource dans l'alimentation ; il ne leur manque que de l'eau pour constituer un aliment aussi nutritif que le lait. En effet, abstraction faite de l'eau, 50 grammes d'œufs équivalent, pour les matériaux nutritifs, à 500 grammes de lait.

Voici d'ailleurs la composition des œufs avec la répartition des substances dans le jaune et dans le blanc :

	EAU.	ALBUMINOÏDES.	GRAISSES.	SELS.
Œuf entier	735	146	150	8
Jaune	845	110	10	6
Blanc	525	170	290	10

Les matières grasses renferment une combinaison phosphorée, la *lécithine* (acide phosphoglycérique), qui est d'une grande utilité dans l'alimentation. Les matières azotées renferment du soufre, et comme elles se décomposent facilement, les œufs exhalent, surtout à l'état cuit, une odeur prononcée d'acide sulfhydrique et noircissent les objets en argent.

II. — Aliments d'origine végétale

Tandis que le corps des animaux fournit principale-
des aliments azotés, associés à une quantité variable de
corps gras, les végétaux renferment surtout des hydrates
de carbone, dont l'amidon est le représentant le plus
important ; dans quelques plantes (graines de légumineuses), ces matières ternaires sont associées à une
proportion de matières azotées suffisante pour en faire
des aliments dont la valeur nutritive est égale à celle
de la viande.

Céréales. — Les graines des céréales fournissent, par
la mouture, une farine riche en amidon. Les principales
céréales sont : le blé ou froment, le seigle, l'avoine,
l'orge, le maïs, le riz qui appartiennent aux Graminées
et le sarrasin qui est une Polygonée.

Le blé ou le froment est, de toutes les céréales, la plus
importante, car il sert à la fabrication d'un aliment de
première nécessité, le pain.

Les substances alimentaires renfermées dans les
graines de céréales sont des matières albuminoïdes,
principalement le gluten ; des substances ternaires,
telles que l'amidon, les gommes et le sucre ; des matières grasses et enfin des sels. La répartition de ces
matériaux est très différente suivant les céréales,
comme le montrent les chiffres suivants :

	Albumi- noïdes.	Amidon.	Gommes et Suc. es.	Cellulose	Graisse.	Sels.	Eau.
Blé d'Alsace.	14,6	59,7	7,2	1,7	1,2	1,6	14,0
Blé de Hongrie. . . .	13,4	62,2	5,4	1,7	1,0	1,7	14,5
Seigle de France. . .	11,6	53,5	10,2	3,5	1,9	2,2	14,1
Orge..	13,2	53,7	5,5	13,6	2,6	3,8	16,8
Avoine..	13,7	55,4	»	12,3	6,4	4,1	15,7
Sarrasin non mondé..	9,1	45,0	7,1	22,0	0,4	2,4	12,7
Maïs..	8,8	58,0	5,5	4,9	9,2	3,2	10,5
Riz.	6,3	73,6	»	4,6	»	0,3	15,1

C'est le maïs qui renferme le plus de corps gras, et le riz, pauvre en matières azotées, qui est le plus riche en amidon.

Farine. — La farine est le résultat de la mouture des graines de céréales; celle du blé et celle du riz sont les plus chères, la première parce qu'on l'emploie à la fabrication des pâtes alimentaires et du pain; la seconde, parce qu'elle sert à la préparation de la farine de riz.

Falsification des farines. — Aussi, la farine du blé est-elle trop souvent falsifiée par l'adjonction de farines ou de fécules à bon marché, qui sont vendues au prix de celle du blé. Les substances ajoutées, sans être nuisibles par elles-mêmes, ne permettent pas de réaliser la panification avec autant de facilité qu'avec le froment pur; aussi la fraude doit-elle être réprimée. La forme, la dimension des grains d'amidon étant définies pour chaque espèce de plante, l'examen microscopique des farines permet de déceler rapidement l'addition de fécule de pommes de terre, de farine de féveroles, qui est le plus habituellement réalisée.

Les farines servent à la fabrication des pâtes alimentaires, *vermicelle*, *macaroni*, etc., obtenues surtout avec les blés durs d'Algérie et d'Italie ; mais leur usage le plus important réside dans la fabrication du pain.

Pain. — Pour fabriquer le pain, on malaxe la farine avec de l'eau et du sel et on en forme une pâte que l'on additionne de levain, c'est-à-dire de pâte déjà aigrie. Les bactéries et les champignons disséminés dans la pâte produisent une fermentation encore mal connue, que l'on a comparée à tort à la fermentation alcoolique : quoi qu'il en soit, il se produit dans celle-ci, un dégagement de gaz dont les bulles criblent la masse molle et la font lever en augmentant beaucoup son volume. Lorsque la pâte est levée, on la place dans des fours où elle est soumise brusquement à une température élevée (200 à 250 degrés) ; les gaz n'ayant pas le temps de s'échapper, par suite du durcissement de la surface extérieure, légèrement rôtie, la masse interne (mie) est criblée de trous qui favorisent l'imbibition par les sucs digestifs. La croûte, portée à une température plus élevée que la mie, renferme moins d'eau et plus de dextrine ; elle est donc plus nourrissante.

Quant à la valeur nutritive des diverses sortes de pains, elle varie suivant l'aliment qu'on y recherche ; si l'on ne tient compte que des matières azotées, les pains de luxe et les pains blancs sont plus nourrissants que les pains de qualité inférieure ; mais au point de vue de la richesse en phosphates, les pains bis sont plus avantageux, car ils sont fabriqués avec la farine des parties extérieures du grain, qui sont les plus riches en phosphates.

Le froment est souvent associé, dans les campagnes, au seigle ou à l'orge pour la fabrication du pain ; le mélange de blé et de seigle, connu sous le nom de *méteil*, donne un pain rafraîchissant.

Maïs. — La farine de maïs est plus nourrissante que celle du froment, puisqu'elle renferme, comme nous l'avons vu, une plus forte proportion de matières grasses ; mais elle ne peut servir à la fabrication du pain, car elle ne lève pas ; on la consomme en bouillie (polenta) ou en galettes (gaudes).

Avoine. — La farine d'avoine, dite *gruau d'avoine*, est très estimée à cause de sa richesse en matières azotées ; l'importance de cette céréale dans l'alimentation des animaux, comme tonique et excitant, a permis de faire des essais satisfaisants dans la nutrition des enfants.

Légumes farineux. — Graines de légumineuses. —Les graines de Légumineuses : *haricot, pois, lentille, fève*, etc., fournissent une farine nourrissante, car elles contiennent une proportion de matières azotées bien supérieure à celle de la farine de céréales, égalant et dépassant même, à ce point de vue, la chair de certains animaux ; c'est la lentillle qui offre le premier rang parmi ces légumes, comme le montrent les chiffres suivants :

	LENTILLES.	HARICOTS.	POIS.	FÈVES.
Matière azotée (légumière)..	25,0	26,9	23.9	24.4
Amidon et dextrine.. . . .	55,7	48,8	59,6	51,5
Corps gras	2,5	3,0	2,0	1,5
Cellulose.	2,1	2,8	3,6	4,0
Sels.	2,2	3,5	2,0	3,6
Eau	12,5	15,0	8,9	16,0

On peut joindre, aux farineux, les tubercules de la Pomme de terre, qui sont devenus maintenant un aliment de première nécessité pour toutes les classes de la population; cependant ils contiennenent très peu de matières azotées et la fécule y domine; la Pomme de terre est plutôt un féculent qu'un farineux.

Légumes herbacés. — Ce sont des racines, des tiges, des tubercules ou des feuilles, renfermant une grande quantité d'eau et de matières salines. Les uns sont assez riches en matières azotées, tels sont les *choux*, les *navets*, les *asperges*; d'autres, riches en sucre : l'*oignon*, la *carotte*, la *betterave*. La plupart de ces aliments agissent dans l'organisme, non seulement par les matériaux nutritifs qu'ils renferment, mais encore par les sels, oxalates et nitrate de potasse, qui leur communiquent des propriétés rafraîchissantes et augmentent la sécrétion de l'urine.

Fruits. — Les fruits participent de la nature des légumes herbacés et jouent un rôle analogue dans l'alimentation; nutritifs par le sucre qu'ils renferment, ils introduisent en même temps des sels, du tannin et surtout divers acides; c'est à la présence des sels et des acides que les fruits doivent leur action purgative, employée parfois en médecine, dans les *cures de raisin*.

Champignons. — Les champignons constituent un aliment azoté de faible valeur, car il faut 9 kilogr. 30 de champignons de couche, 15 kilogr. 20 de morilles et 41 kilogr. de chanterelles pour représenter un kilogramme de chair de bœuf.

En présence des accidents trop fréquents produits par les champignons vénéneux, on doit se rappeler qu'il *n'existe aucun caractère permettant de distinguer les champignons comestibles des champignons vénéneux*. On doit donc éviter de consommer les espèces qui ne sont pas vendues sur les marchés.

Huiles. — Les végétaux fournissent un certain nombre de corps gras, ordinairement liquides, que l'on appelle huiles : telles sont l'huile d'olive qui existe dans le péricarpe des fruits de l'olivier, l'huile d'œillette renfermée dans les graines du pavot, l'huile de noix, l'huile de sésame, l'huile d'arachides, l'huile de colza. On consomme l'huile d'olive, l'huile d'œillette, l'huile de noix dans l'alimentation.

III. — CONDIMENTS

Les condiments sont des substances mélangées en petite proportion aux aliments dans un double but : 1° ils en relèvent la saveur, flattent le goût et favorisent l'ingestion d'aliments qui sans eux ne pourraient être déglutis ; 2° ils excitent les sécrétions et facilitent la digestion. Aussi leur rôle est-il très important, quoique beaucoup d'entre eux n'aient pas de valeur nutritive. C'est grâce aux condiments que l'on peut varier, le régime alimentaire et l'on sait combien cette variété est nécessaire à la régularité de la nutrition, à condition toutefois que l'on n'abuse pas des excitants digestifs.

Sucres. — Les sucres employés dans l'alimentation sont le sucre de canne ou saccharose, le sucre de raisin ou glucose et le sucre de lait ou lactose ; c'est le sucre ordinaire ou saccharose qui est le plus employé soit pour relever ou masquer la saveur de certains aliments, soit pour conserver les fruits.

Il est impossible de falsifier le sucre en pains ou en fragments ; par contre, les liquides sucrés sont très souvent adultérés. Le miel, par exemple, est ordinairement mélangé de sirop de fécule (glucose), de jus de poires, de gelée de coing ; ces falsifications sont sans danger.

Nous devons signaler une substance introduite frauduleusement, pour remplacer le sucre ordinaire, dans la confiserie et la pâtisserie : c'est la *saccharine*, produit extrait du toluène et qui sucre 280 fois autant, à poids égal, que le sucre ordinaire. L'introduction de cette substance doit sévèrement être prohibée, car non seulement elle n'est pas un aliment, mais elle enraye la digestion.

Chlorure de sodium. — Le chlorure de sodium est un des sels les plus indispensables à l'organisme, nous avons déjà signalé les dangers de sa privation. On le consomme à l'état de sel gris et de sel blanc fin ; il renferme souvent des sels étrangers, notamment des chlorures de calcium et de magnésium.

Vinaigre. — Le vinaigre comestible est obtenu par

la fermentation des boissons alcooliques, surtout du vin ou de l'alcool sous l'influence du *Mycoderma aceti*; on emploie plus rarement celui qui provient de la distillation du bois. Le vinaigre donne de la saveur aux aliments insipides et excite les glandes digestives; mais il ne faut pas en abuser, car son excès peut causer des maladies d'estomac.

Épices. — Les épices sont des produits végétaux, graines, fruits, racines, tiges, fleurs, etc., renfermant des huiles essentielles qui excitent les muqueuses digestives; on les consomme surtout dans les pays chauds. Signalons le *poivre*, formé par les graines du *Piper nigrum*; la *moutarde*, graines de diverses espèces de *Sinapis*; les *clous de girofle*, boutons des fleurs du Giroflier, le *piment*, la *vanille*, le *gingembre*, etc. Les graines d'Ombellifères : *anis*, *coriandre*, *cumin*, *fenouil*, etc., les racines de *radis*, *raifort*, ou les bulbes de l'*oignon*, de l'*ail*, etc., les feuilles de *laurier*.

L'irritation des muqueuses par les huiles essentielles de ces épices, consommées en excès, peut amener des troubles de l'estomac comme on en observe très souvent, chez les Européens, dans les pays chauds.

CHAPITRE III

ACCIDENTS PRODUITS PAR LES ALIMENTS

Les divers aliments peuvent, dans certaines circonstances, introduire dans l'organisme des substances toxiques, des parasites ou les germes de maladies contagieuses ; ils provoquent ainsi des accidents graves, souvent mortels. Nous examinerons successivement, à ce point de vue, les aliments d'origine animale et d'origine végétale.

§ I. — ALIMENTS D'ORIGINE ANIMALE : VIANDE, VISCÈRES, LAIT

La chair des animaux peut être mangée cuite ou crue. Si la cuisson développe un arome agréable, elle diminue notablement la digestibilité ; aussi la viande est-elle souvent consommée à peine cuite, c'est-à-dire saignante, souvent même entièrement crue ; comme elle s'altère rapidement à cet état, on lui fait subir une série de préparations, dont les principales sont la salaison et le fumage.

Dans la salaison, on saupoudre les aliments d'une grande quantité de sel qui imprègne peu à peu la masse et lui permet de résister à la putréfaction. Cette préparation est appliquée à la chair du porc (jambon, saucisse), à certains poissons, morue, hareng, etc.

Le fumage consiste à exposer la chair des animaux à la fumée du bois qui renferme certains principes antiseptiques (créosote, etc.); ces principes pénètrent peu à peu les tissus, et permettent de les sécher sans craindre la putréfaction. Les aliments fumés ont une saveur spéciale très recherchée dans les jambons, les saucisses, les harengs, et que l'on mange souvent, en Allemagne principalement, sans les faire cuire. C'est donc avec la chair crue, fumée ou salée, que nous pouvons introduire dans le corps les parasites ou les poisons.

I. — PARASITES

La chair ou les viscères des animaux renferment des larves de parasites qui peuvent parcourir une des phases de leur évolution dans le corps de l'homme. Nous signalerons parmi les Cestodes : les *ténias* et les *botriocéphales*, désignés sous les noms de vers solitaires; parmi les Nématodes : la *trichine*.

Ténia armé (*Ténia solium*). — Ce parasite habite à l'état adulte, l'intestin de l'homme et y est amené par la chair des porcs atteints de la maladie connue sous le nom de *ladrerie*.

Il se présente sous l'aspect d'un ruban blanc long de quelques mètres, large à l'extrémité, très rétréci au voisinage de la tête, qui est fixée sur la muqueuse, au moyen d'une double couronne de crochets et de quatre ventouses (*fig.* 8). Si nous supposons un individu por-

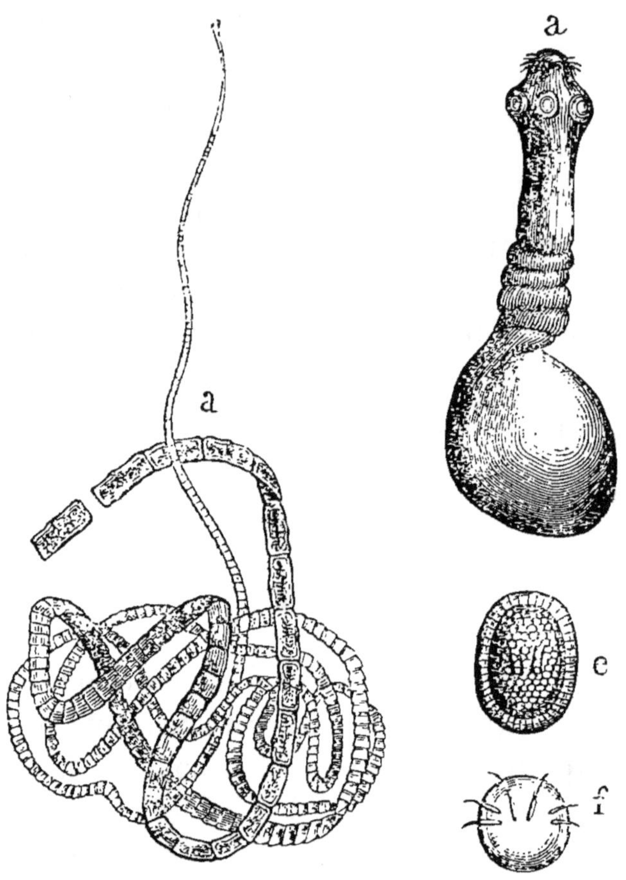

Fig. 8. — Ténia armé à l'état adulte tel qu'on le rencontre dans l'intestin. A droite, le parasite grossi montre la tête armée des crochets et des ventouses. e, f, œuf et embryon armé de six crochets.

teur d'un ténia armé, les derniers anneaux renferment des œufs qui éclosent dans l'intestin et donnent des embryons garnis de six crochets ; ces embryons sont rejetés avec les excréments sur le sol. Un grand nombre périssent, mais comme la segmentation du ver continue, il se forme des milliers d'embryons que le malade sème à la campagne, un peu partout dans les fermes. Les cochons, en cherchant leur nourriture dans le fumier, dans la boue, dans l'herbe, avalent les embryons ou même les anneaux entiers de ténia ; la coque qui protège les embryons est dissoute dans l'estomac et ceux-ci, traversant la muqueuse, pénètrent dans les vaisseaux ; emportés par la circulation, ils vont d'abord dans le foie, puis dans la circulation générale : ils sont donc disséminés dans toutes les parties du corps, où ils se fixent. Chacun d'eux augmente de volume, se transforme en une vésicule creuse, à l'intérieur de laquelle il se forme, par

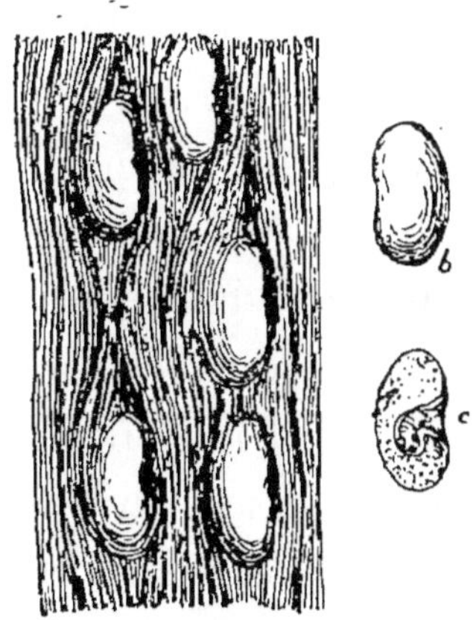

Fig. 9. — *a*, fragment de muscle de porc ladre montrant les cysticerques isolés au milieu des fibres musculaires ; *b*, *c*, cysticerques isolés à peine plus grands que nature.

bourgeonnement, une tête de ténia : la vésicule ainsi constituée prend le nom de *cysticerque* (*fig.* 9). Dès que le ténia a revêtu cette forme, il passe en état de vie ralentie, car il ne paraît pas, chez le cochon, poursuivre plus loin son développement.

On rencontre les cysticerques dans le tissu cellulaire, principalement au milieu des fibres musculaires ; lorsqu'ils sont abondants, on les aperçoit, au milieu des muscles, sous l'aspect de petites vésicules allongées qui communiquent à la chair du porc ladre un aspect particulier (*fig.* 9). C'est surtout dans les muscles inter-costaux, le diaphragme, le frein de la langue, que l'on est sûr de rencontrer les cysticerques.

Lorsque l'homme consomme la viande du porc ladre crue ou imparfaitement cuite, la membrane des vési-cules est digérée par le suc gastrique et la tête de chaque cysticerque, devenue libre, est entraînée dans l'intestin. Elle se fixe solidement sur la muqueuse in-testinale au moyen de la double couronne de crochets et des quatre ventouses : aussitôt le corps se segmente rapidement et forme une série d'anneaux, dont les plus éloignés sont les plus âgés, car les nouveaux segments se forment toujours entre la tête et le dernier anneau individualisé. Au bout de deux mois, le ténia a atteint toute sa longueur et les derniers anneaux renferment des œufs mûrs qui laissent échapper les embryons. Quand le ver se rompt, il récupère très vite sa longueur primitive, tant que la tête reste fixée aux parois de la muqueuse ; c'est pour cela qu'il est très important de s'assurer, dans le traitement du Ténia armé, que la tête est bien rejetée avec les matières excrémentitielles. On n'a pas de données bien précises sur la durée de la vie des ténias, cependant il semble qu'ils peuvent rester vivants et se segmenter pendant 10 à 15 ans.

Ladrerie chez l'homme. — A l'état de ténia adulte ce parasite ne paraît pas très redoutable, mais il peut arriver que les embryons soient amenés dans l'estomac de l'homme ; après la dissolution de la coque, ils émi-grent dans les diverses parties du corps, surtout dans les muscles, le cerveau et l'œil, où ils évoluent de manière à acquérir la phase de cysticerques : l'homme peut donc devenir *ladre*, et malheureusement, on a signalé trop souvent des exemples graves de ladrerie chez lui. Les conditions qui provoquent l'arrivée des embryons dans l'estomac, et par conséquent la ladrerie, sont mal connues. On suppose, d'une part, que chez les individus possédant un ou plusieurs ténias dans l'intestin, la régurgitation du contenu de celui-ci peut amener les embryons dans l'estomac ; d'autre part, l'arrosage des légumes avec l'eau renfermant les excréments humains, dépose les embryons sur les salades et, malgré le lavage, un certain nombre de ceux-ci peuvent arriver dans l'estomac.

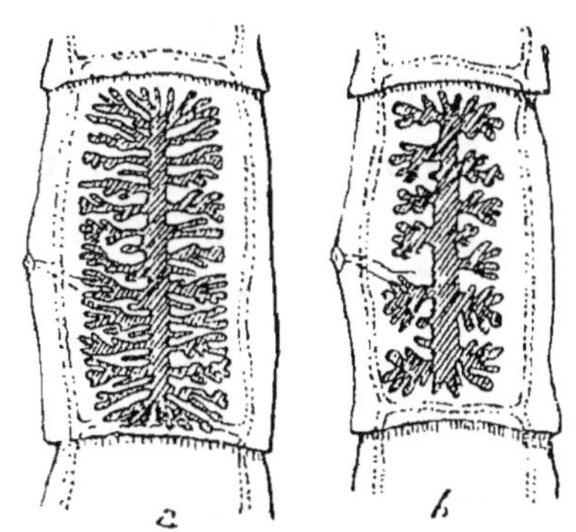

Fig. 10. — Anneaux de ténias ; *a*, du ténia inerme caractérisé par les nombreuses ramifications du sac renfermant les œufs ; *b*, du ténia armé différant du précédent par une plus faible ramification du sac contenant les œufs.

Le Ténia armé, assez commun autrefois, a beaucoup diminué depuis qu'on a l'habitude de manger la viande de porc bien cuite, et de ne pas la consommer simplement salée ou fumée, comme on le fait en Allemagne. Mais la principale cause de cette diminution est due à la rigueur avec laquelle on applique les règlements de police qui bannissent de l'alimentation la chair des porcs infectés de ladrerie.

Ténia inerme (*Tenia saginata*). — Cette espèce, autrefois rare, est maintenant très répandue par suite de l'extension de la consommation de la chair du bœuf, mangée souvent crue ou saignante; c'est en effet du bœuf que nous vient ce parasite, et son développement est comparable à celui du Ténia armé.

Il est caractérisé par sa tête dépourvue de crochets et munie de quatre ventouses, ses anneaux se distinguent en outre de ceux du Ténia armé par le grand nombre des ramifications du sac dans lequel éclosent les œufs (25 ou 30 au lieu de 5 ou 6) (*fig.* 10).

Les déjections d'individus atteints du Ténia inerme sont déposées sur le sol et souillent l'herbe; les bœufs en broutant celle-ci, introduisent les embryons dans l'estomac; de là ces derniers évoluent dans les muscles, où ils passent à l'état de cysticerques. Les cysticerques ne se rencontrent pas dans les viscères, ni dans le cœur ou le diaphragme, comme dans le cas du Ténia armé; par contre, ils existent dans la plupart des muscles, même dans ceux de la queue et du bulbe oculaire.

La recherche des cysticerques du bœuf présente quelques difficultés, car si ces parasites sont assez faciles à observer dans la viande fraîche et quand ils sont nombreux, ils disparaissent quand la viande a été exposée pendant quelques heures à l'air, par suite de la résorption du liquide renfermé dans les vésicules; d'après M. Laboulbène, on peut les faire réapparaître en plaçant la viande suspecte dans l'eau additionnée de glycérine et d'acide acétique. Cette circonstance, jointe à l'absence d'une inspection sévère de la viande du bœuf, explique pourquoi la présence des cysticerques n'a pas encore été signalée en France, ni en Angleterre. Ces parasites sont au contraire très fréquents dans la chair du bœuf, en Algérie, en Tunisie, dans l'Inde; on les a signalés quelquefois en Europe, à Berne, à Zurich, Francfort, etc.

L'importance de la viande crue ou saignante dans l'alimentation rend nécessaire un examen attentif de la chair de bœuf ou du veau et exige l'application de règlements de police analogues à ceux qui sont en vigueur pour la ladrerie du porc.

Ténia échinocoque. — Le Ténia échinocoque habite, à l'état adulte, le corps des chiens et de quelques autres carnassiers, à l'état larvaire chez les ruminants et trop souvent chez l'homme où il provoque des accidents redoutables. Les embryons de ce parasite sont rejetés avec les excréments sur le sol ou sur l'herbe et s'introduisent dans l'estomac des ruminants qui viennent la brouter. Dès que la coque des embryons est dissoute, ceux-ci perforent la paroi et pénètrent dans les vaisseaux sanguins qui les disséminent dans tout le corps, principalement dans le poumon et le foie. Là, l'embryon grossit et se transforme en une vésicule creuse d'un volume assez considérable; cette vésicule en forme d'autres qui sont souvent expulsées au dehors ou restent emprisonnées dans sa cavité; c'est à l'intérieur de ces vésicules que se forment, par bourgeonnement, un grand nombre de têtes de ténias. On donne à ces vésicules, qui correspondent aux cysticerques, le nom d'*échinocoques* ou d'*hydatides*; ordinairement du volume d'une noix, elles peuvent acquérir la grosseur du poing.

L'homme peut gagner ce parasite soit en consommant

le foie à peine cuit, soit par l'intermédiaire du chien. Ce dernier animal expulse les embryons avec les excréments et se couche un peu partout, de manière que ceux-ci restent fixés à ses poils; en se léchant, il entraîne les embryons et peut ensuite les communiquer à son maître, soit en le léchant, soit en passant la langue dans les plats ou les ustensiles en bois (vaisselle en bois des pays pauvres). C'est surtout en Islande et en Australie que le Ténia échinocoque produit des ravages.

Le développement des hydatides chez l'homme est l'origine de graves maladies, car ils apparaissent surtout dans le foie, et parfois dans le cerveau ou dans les os.

Bothriocéphale large. — Le Bothriocéphale large se distingue des ténias, à l'état adulte, par l'absence de crochets et de ventouses; il offre, de chaque côté de la tête, une fente qui peut s'élargir ou se refermer et jouer le rôle de ventouse; en outre, à l'inverse des ténias, ses anneaux sont plus larges que longs (*fig.* 11). Il atteint une grande longueur, parfois 20 mètres.

L'histoire de ce parasite est encore mal connue; c'est tout récemment que divers observateurs ont indiqué le mécanisme de son introduction chez l'homme. Les anneaux mûrs laissent échapper, non des embryons, comme chez les ténias, mais des œufs qui ne peuvent éclore que dans l'eau. Les embryons issus de l'œuf, pourvus d'une enveloppe couverte de cils vibratiles (*fig.* 11, I), nagent dans l'eau et, après des modifications inconnues, pénètrent dans le corps de certains poissons au sein duquel ils prennent l'état larvaire. On a trouvé les larves de ce ver dans le brochet, la lotte, la perche, la truite et l'ombre, en Russie, en Suisse et en Italie. C'est en consommant la chair crue, mal cuite ou fumée de ces poissons, que l'homme gagne le parasite.

Le Bothriocéphale est confiné dans certaines contrées : dans la région des lacs de la Suisse française (Genève,

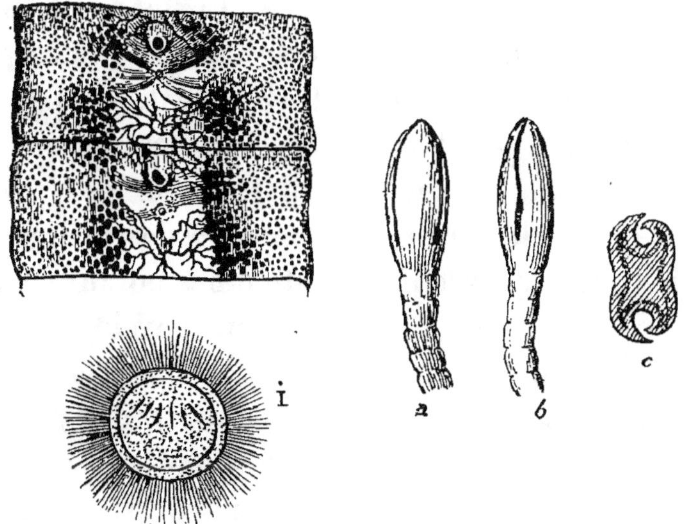

Fig. 11. — Bothriocéphale large. *a*, *b*, tête vue de face et de profil ; *c*, coupe transversale montrant les deux sillons remplaçant les ventouses. On voit aussi deux anneaux isolés, et au-dessous l'embryon cilié nageant dans l'eau.

Neuchâtel, Murat, etc.) et sur les bords de la Baltique, dans la Finlande et la Suède.

Trichinose. — Cette maladie est due à l'envahissement des tissus par la trichine (*Trichina spiralis*), qui appartient au groupe des Nématodes et cause des désordres graves, souvent mortels. Les trichines sont de petits vers ronds, longs d'un demi-centimètre et très étroits, qui vivent à l'état adulte dans l'intestin, mais dont les larves se développent dans l'hôte qui les héberge, contrairement à ce qui se passe pour les ténias, sauf quelquefois pour le Ténia armé.

On les rencontre principalement chez les Rongeurs (Rat, Souris). Si un Porc mange les cadavres des rongeurs infestés de trichines, la membrane qui emprisonne les larves est dissoute par le suc gastrique et celles-ci, mises en liberté, passent à l'état adulte et produisent des œufs ; les œufs éclosent dans le corps de la mère, les jeunes trichines traversent la paroi du tube digestif et passent dans le sang qui les entraîne dans les muscles, car c'est dans ce tissu qu'on les rencontre seulement. Là, le parasite détermine la destruction de la fibre musculaire, avec prolifération des noyaux (*fig.* 12, A) ; ceux-ci forment autour de lui une enveloppe épaisse (kyste), à l'intérieur de laquelle l'animal s'enroule en spirale et passe à l'état de vie ralentie (*fig.* 12, C) ; au bout d'un certain temps, le kyste s'imprègne de granulations calcaires. A cet état, la trichine vit longtemps sans modifications ; il faut, pour qu'elle prenne l'état adulte, qu'elle soit introduite dans l'estomac d'un autre animal, chez lequel le cycle que nous venons d'examiner se renouvelle. C'est ce qui se produit lorsque la chair d'un porc trichiné arrive dans l'estomac de l'homme.

Le nombre des trichines peut être considérable, puisqu'un kilogramme de viande de porc renferme jusqu'à *un million* de ces animaux ; si un certain nombre meurent, beaucoup survivent à leur hôte et on a même pu les retrouver intactes dans la chair putréfiée.

C'est en consommant la chair du porc crue ou mal

cuite que l'homme contracte la trichinose. Cette affection comprend plusieurs périodes, correspondant aux
phases du développement des parasites. On observe
d'abord des troubles intestinaux : vomissements, diarrhée avec coliques, fièvre, qui durent quelques jours
et qui correspondent à la période pendant laquelle les

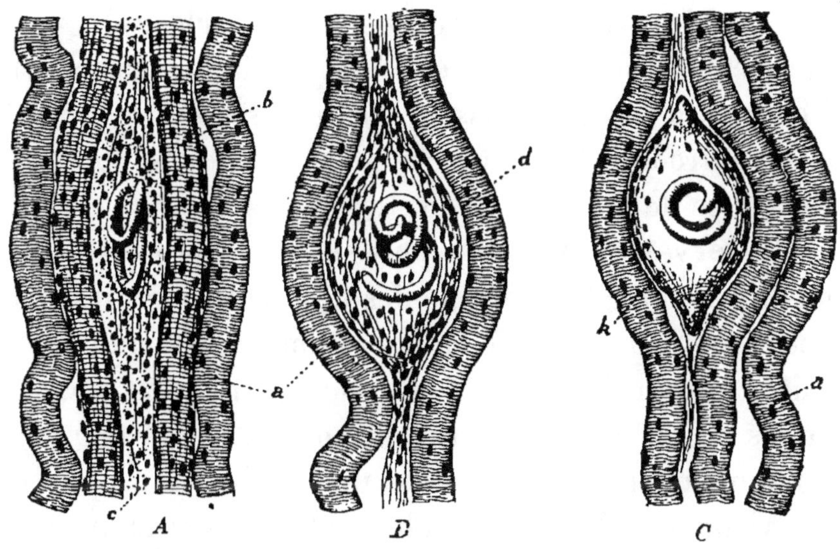

Fig. 12. — Enkystement des trichines dans les muscles. En A, la trichine a
désorganisé la fibre musculaire *c*, et commencé à altérer les fibres *b* en augmentant le nombre des noyaux; *a*, fibre musculaire. En B, la trichine commence à s'enkyster. En C, elle est entièrement enkystée; *k*, membrane du
kyste souvent incrustée de calcaire.

parasites forment leurs œufs; vers le huitième jour,
les jeunes trichines émigrent de l'intestin dans les muscles et provoquent, aux articulations, des douleurs très
vives et une inflammation générale; la respiration est
gênée, ainsi que la déglutition, car elles envahissent
surtout le diaphragme et les muscles intercostaux.

Si le nombre des parasites est considérable, les

désordres produits dans les muscles sont très graves et la mort survient au bout de quelques semaines ; si, au contraire leur nombre est faible, la guérison est complète au bout de six semaines, car les trichines sont enkystées et constituent désormais des corps inertes.

La trichinose est commune dans l'Allemagne du Nord, rare en France, à cause des différences du régime : tandis que les Allemands consomment la chair du porc simplement salée ou fumée, nous ne la mangeons, en France, qu'après la cuisson. Les porcs d'Amérique ont aussi introduit la trichinose dans quelques contrées (province de Liège, en 1882).

Préservation des vers parasites. — On peut facilement préserver l'organisme des différents parasites que nous venons de décrire en consommant la viande bien cuite, c'est-à-dire dont toutes les parties ont été au moins chauffées à 70 ou 80°. En outre, dans les villes, les municipalités ont installé un service d'inspection des viandes de boucherie et les règlements ordonnent la saisie de toutes celles où l'on a reconnu la ladrerie ou la présence des trichines.

II. — Bactéries pathogènes

Un certain nombre de maladies contagieuses peuvent être transmises à l'homme par la chair ou par le lait d'animaux malades. Le fait est admis généralement pour la tuberculose, depuis les expériences de M. Chauveau en 1868 ; il paraît probable pour le charbon de la bactéridie charbonneuse ; il n'est pas établi pour la morve.

La tuberculose peut être transmise par les différents viscères : foie, rate, poumons surtout, ainsi que par les muscles et surtout le lait; l'usage de ces aliments est d'autant plus dangereux que la chair conserve toute sa virulence après une cuisson modérée. Quant au lait, les exemples de contagion sont maintenant nombreux.

La bactéridie charbonneuse, qui ordinairement s'introduit par une rupture de l'épiderme (piqûre, égratignure, etc.), peut être introduite dans l'intestin et y déterminer le charbon interne, qui évolue comme le sang de rate du mouton, ou la fièvre charbonneuse de la vache. En l'absence de données précises sur la morve, on doit se défier de la chair des animaux atteints de cette maladie.

Il faut donc rigoureusement proscrire de l'alimentation la chair des animaux tuberculeux, charbonneux ou morveux. La loi sur les épizooties interdit la mise en vente de la chair d'animaux atteints ou soupçonnés d'être atteints de maladies contagieuses et punit les infractions d'un emprisonnement de six mois à trois ans et d'une amende de 100 francs à 2 000 francs. Quant au lait il faut toujours le faire bouillir quand on ignore sa provenance, comme cela est le cas dans les villes.

III. — EMPOISONNEMENT PAR LES ALIMENTS.

Nous venons de voir comment on peut préserver l'organisme des causes d'infection produites par l'introduction des parasites ou des bactéries pathogènes mélangés aux aliments; il nous reste à examiner les causes d'intoxication. En même temps que M. Pasteur et ses élèves renouvelaient et précisaient les idées régnantes sur l'étiologie des maladies transmissibles et permettaient de formuler des préceptes hygiéniques très rigoureux, un certain nombre de chimistes (MM. Selmi, A. Gautier, Brieger, etc.) découvraient, dans le corps des animaux, des poisons organiques appartenant, pour la plupart, au groupe des alcaloïdes et dont plusieurs ne le cèdent pas, comme activité, aux alcaloïdes végétaux tels que la strychnine, la nicotine, la brucine.

Leucomaïnes. — Pendant la vie, l'organisme détruit sans cesse les matériaux qui forment le corps et, parmi les produits d'usure, on doit signaler la formation de poisons, la plupart alcaloïdiques, que l'on désigne sous le nom de *leucomaïnes*. Ces poisons sont éliminés par les diverses voies d'excrétion au fur et à mesure de leur formation, de sorte que les tissus vivants n'en renferment pas ; par contre, la salive, la sueur, la bile, l'urine en contiennent une faible quantité, car elles sont toxiques pour les animaux. Quelquefois, chez un petit nombre d'espèces (poissons, mollusques), ces poisons s'accumulent dans certaines parties du corps, d'une manière constante ou temporairement, et la chair de ces animaux peut produire des accidents graves.

Ces faits expliquent pourquoi un certain nombre de poissons des régions chaudes sont presque toujours vénéneux, tels par exemple : la *melette vénéneuse*, la *fausse carangue*, les *diodons*, les *ostracions* ou *coffres*. D'autres sont vénéneux seulement à une certaine époque, principalement à l'époque du frai, comme le *congre*, les *barbeaux*, les *brochets*; ce sont surtout les œufs qu'il est dangereux de consommer.

Les accidents les plus fréquents sont causés par certains mollusques, les *moules* notamment, qui en Europe causent des empoisonnements souvent mortels ; le poison actif, la *mytilotoxine*, est localisé dans le foie, et son accumulation paraît être la conséquence d'un état pathologique encore mal connu. Virchow rapporte le cas d'une épidémie qui se produisit, en 1885, à Wilhemshawen par l'ingestion de moules fraîches : 19 personnes furent malades et 4 moururent.

Empoisonnement par les viandes putréfiées. — Ptomaïnes. — Les recherches des chimistes ont montré que, pendant la putréfaction, les bactéries qui pullulent dans la chair, déterminent la formation d'alcaloïdes plus ou moins toxiques. En abandonnant à la putréfaction la chair des animaux les plus différents (bœuf, cheval, poissons), ou les matières tirées du corps (fibrine, fromage, etc.), on a pu extraire un grand nombre de substances basiques, près d'une trentaine, qui ont les réactions générales des alcaloïdes végétaux, soit qu'elles renferment de l'oxygène, soit que ce gaz fasse défaut dans leur composition. M. Gautier, qui le premier a signalé la formation de ces composés, les a désignés sous le nom de *ptomaïnes* (de *ptoma*, cadavre).

Si un certain nombre de ptomaïnes sont inoffensives, notamment celles qui se forment, d'après M. Brieger, dans les premiers jours de la putréfaction des cadavres, telles que la *choline*, la *neuridine*, la *cadavérine*, la *putrescine*, la *saprine*, la *triméthylamine*; d'autres, qui constituent de violents poisons, apparaissent dans le cadavre vers le septième jour de la putréfaction.

Ces poisons produisent des embarras gastriques et des troubles intestinaux plus ou moins graves; en outre, quelques-uns d'entre eux agissent à la façon du curare, en paralysant les muscles. Nous pouvons signaler notamment : la *peptotoxine*, retirée de la chair, de la caséine putréfiée, des peptones : elle est très toxique ; la *neurine putréfactive*, retirée de la viande putréfiée, de la morue avariée, ainsi que de la chair d'un certain nombre de poissons ; la *muscarine animale*, retirée de la morue et d'autres poissons, ainsi nommée à cause de la similitude des accidents qu'elle provoque, avec ceux des Amanites, champignons très vénéneux ; la *mydaléine*, retirée du cadavre humain ; l'*éthylène-diamine*, retirée des poissons avariés ; les *oxybétaïnes* découvertes par M. Pouchet, etc.

La découverte des alcaloïdes animaux, extraits des tissus les plus variés, explique les empoisonnements causés par l'ingestion d'aliments avariés ; ces accidents sont annoncés par des troubles gastriques et intestinaux analogues à ceux qu'on a pu déterminer, chez les animaux, par l'ingestion des ptomaïnes pures ou à l'état de sels solubles. Les exemples de ces empoisonnements sont nombreux, mais les plus intéressants sont ceux qui ont été signalés récemment, parce que dans tous les cas où l'analyse des aliments a pu être faite, on a retrouvé et souvent isolé les alcaloïdes vénéneux.

La chair du porc plus ou moins fraîche est trop souvent employée à faire des saucisses fumées et séchées que l'on mange, surtout en Allemagne, sans les faire cuire ; elle provoque des accidents désignés sous le nom de *botulisme*. Récemment M. Nauwerck a signalé, dans le Wurtemberg, un cas d'empoisonnement par les saucisses renfermant de la chair de porc avariée : il y eut 10 malades dont 2 morts ; l'analyse de ces saucisses y fit découvrir de notables quantités d'alcaloïdes toxiques. D'autre part, MM. Brouardel et Boutmy retrouvèrent, dans le cadavre de personnes mortes à la suite de l'ingestion d'une oie farcie, un alcaloïde qui existait dans les restes de l'aliment.

Les poissons avariés produisent aussi très fréquemment des accidents. M. Mauriac en a signalé tout récemment des exemples causés par la morue altérée. Von Anrep, professeur à l'université de Kharkow, a publié ses observations sur les empoisonnements produits dans cette ville en 1885, à la suite de l'ingestion d'esturgeons salés, suivie de la mort de quelques personnes. Les ptomaïnes furent extraites des viscères de quelques-unes des victimes et, en les injectant à des animaux, on reproduisit la série des accidents observés chez les personnes malades ; ces accidents étaient caractérisés, surtout par une action paralysante de la moelle épinière, du bulbe et des fibres lisses.

Le fromage en état de putréfaction avancée renferme un alcaloïde toxique, la *tyrotoxine*, qu'on a aussi retrouvé dans le lait et qui a causé des troubles gastriques et intestinaux ; on sait d'ailleurs depuis longtemps que les fromages un peu avancés provoquent ordinairement des embarras gastriques.

On ne saurait donc apporter trop de soins à la préparation des conserves de poissons salés, à la préparation de la charcuterie, trop souvent la cause d'accidents graves.

Gibier faisandé. — Le gibier est ordinairement consommé *faisandé*, c'est-à-dire à un état de putréfaction plus ou moins avancée ; si l'on a signalé parfois des accidents imputables aux ptomaïnes de putréfaction, ces accidents ne sont pas très fréquents, en comparaison de la grande quantité de gibier consommée.

Cette apparente anomalie s'explique par l'instabilité des ptomaïnes sous l'influence de l'oxygène et de la chaleur; en outre, elles sont plus ou moins volatiles. On comprend que la préparation et la cuisson des aliments faisandés puisse les détruire en partie et diluer celles qui restent inaltérées; la toxicité des aliments est donc notamment atténuée et les seuls accidents observés, très fréquemment à vrai dire, se bornent à des embarras gastriques ou intestinaux, accompagnés parfois de diarrhée, auxquels on ne prête ordinairement pas d'attention.

Prophylaxie. — La cuisson n'est pas toujours un moyen certain de faire disparaître les alcaloïdes développés par un commencement de putréfaction. Aussi doit-on proscrire de l'alimentation les viandes, poissons et mollusques avariés. Dans les grandes villes, on a installé un service d'inspection des aliments, et à Paris, en 1889, on a saisi aux Halles 214 941 kilogrammes de viandes, 167 781 kilogrammes de poissons, 47 centaines d'huîtres, 2 654 pièces de gibier avariés.

§ II. — Aliments d'origine végétale

Les végétaux consommés à l'état cru, tels que les salades, peuvent introduire dans le corps, les œufs ou les larves des vers parasites ainsi que certaines bactéries pathogènes; ces accidents sont quelquefois à craindre quand on arrose les salades avec l'eau des mares ou des abreuvoirs ou que l'on fume les champs avec les déjections humaines ou les eaux vannes.

Les vers parasites amenés ainsi dans l'intestin de l'homme sont d'abord les embryons de Ténia armé, qui peuvent provoquer la ladrerie chez l'homme; les embryons de Ténia échinocoque qui forment les hydatides dans le foie; l'Anchylostome duodénal ainsi que la plupart des parasites pour lesquels l'eau est un véhicule, comme nous le verrons plus loin.

Quelques bactéries pathogènes, celles de la fièvre typhoïde, de la bactérie charbonneuse, de la morve, de la septicémie, etc., peuvent aussi être déposées sur les salades et causer l'infection.

On ne devra donc jamais répandre les eaux vannes ou les déjections humaines dans les champs où l'on cultive les légumes destinés à être consommés crus.

Empoisonnement par les aliments végétaux. — Les phénomènes d'intoxication sont beaucoup plus rares dans le règne végétal; cependant les céréales et par suite le pain peuvent provoquer des accidents dus à diverses causes.

Le blé, employé à la préparation de la farine et à la

fabrication du pain, peut être accompagné de graines qui renferment des substances toxiques ; telles sont les graines de l'Ivraie enivrante (*Lolium temulentum*) dont la farine provoque chez l'homme des vertiges, de la céphalalgie avec ralentissement du pouls et dilatation de la pupille ; les graines de la Nielle des blés (*Agrostemma Githago*), dont la farine tue les chiens, et les poulets, d'après Malapert et Rousseau. Un criblage soigneux permet de séparer ces graines de celles du blé.

Certains champignons parasites du Seigle provoquent des accidents graves quand ils sont mélangés à la farine ; le plus dangereux est l'Ergot de seigle (*Claviceps purpurea*), dont les sclérotes, bruns et allongés, se développent dans l'ovaire ; le mélange de la poudre de l'ergot de seigle à la farine donne un pain qui provoque les accidents connus sous le nom d'*ergotisme*, et signalés surtout dans les régions humides du Nord (Hesse, Brabant, Suède), et en France, dans le Dauphiné, l'Artois, la Sologne, etc. Ces accidents consistent surtout dans la gangrène des extrémités, qui peut gagner le tronc ; on a observé aussi très souvent des convulsions produites par le Seigle ergoté.

La farine de Maïs est parfois altérée par un commencement de putréfaction, qui détermine la formation d'un alcaloïde analogue aux ptomaïnes signalées plus haut, la *pellagrazéine*. La consommation des bouillies de Maïs ainsi altéré, détermine une maladie désignée sous le nom de *pellagre*, caractérisée par des troubles digestifs, nerveux et cutanés. Attribuée d'abord aux spores de l'*Ustilago Maïdis*, cette maladie, comme on l'a montré, est réellement causée par une ptomaïne que l'ébullition n'altère pas; c'est donc par la consommation des bouillies (polenta, cruchade) que le poison est introduit. La maladie, qui peut devenir mortelle si la consommation du Maïs altéré ne cesse pas, disparaît rapidement quand on remplace les pâtes ou bouillies de maïs par le pain. Elle est très répandue dans l'Italie, notamment dans le nord : la Lombardie, le Piémont et les provinces Vénitiennes. Elle existe aussi dans le midi de la France; commune autrefois dans les Landes, elle a maintenant disparu.

Champignons. — Ces végétaux présentent, à côté de quelques espèces comestibles, un grand nombre d'espèces dangereuses. Parmi celles-ci signalons les Amanites, qui renferment un poison très violent, la *muscarine*.

§ III. — PROCÉDÉS DE CONSERVATION DES SUBSTANCES ALIMENTAIRES

Nous venons de voir que la salaison et le fumage des viandes ne sont pas des procédés de conservation bien efficaces pour les substances alimentaires, car ce sont les viandes salées ou fumées qui causent les accidents les plus fréquents d'intoxication ou de pénétration des parasites; ces procédés ne s'appliquent d'ailleurs pas à tous les aliments. La conservation est réalisée par d'autres méthodes plus efficaces : 1° la coction; 2° la réfrigération.

Coction. — **Conserves alimentaires.** — L'ébullition des aliments, maintenue pendant un quart d'heure, détruit les spores ou les germes qu'ils peuvent renfermer ; ce moyen a été proposé et mis en œuvre au commencement du siècle par Appert ; d'où le nom de conserves Appert donné aux préparations réalisées suivant les procédés de cet industriel.

Ces procédés s'appliquent à la conservation des viandes, des fruits et du lait. Ils consistent à placer les aliments dans des boîtes métalliques avec de l'eau et à les faire bouillir en ne laissant qu'un petit trou pour laisser échapper la vapeur d'eau ; quand l'ébullition a duré assez longtemps, on ferme hermétiquement la boîte par une goutte de soudure et le contenu des boîtes se conserve indéfiniment sans altération.

Les aliments ainsi préparés, d'une très grande utilité pour les armées en campagne ou les marins, ne peuvent jamais remplacer les aliments frais, car leur digestibilité a été amoindrie par la cuisson ; de plus, quand les boîtes de conserves sont ouvertes, la putréfaction se produit très vite ; aussi doit-on consommer rapidement leur contenu.

Réfrigération. — **Transport des viandes et des poissons dans la glace.** — L'exposition des matières organiques à une basse température, celle de la glace fondante, par exemple, empêche le développement des germes de la putréfaction qui existent dans les aliments ou qui ont pu les souiller pendant leur préparation ; nous avons vu, en effet, que les bactéries ne se développent pas aux températures voisines de 0°. C'est en s'appuyant sur cette propriété, que l'on emploie la glace pour le transport des poissons et des mollusques depuis les divers ports jusqu'aux villes situées à l'intérieur des terres. De plus, on a pu amener en Europe la chair des moutons et des bœufs d'Australie, en la conservant dans des caisses entourées de glace.

Ce procédé retarde la putréfaction, r ͏is ne la supprime pas, car les germes ne sont pas t   ͏'s que la chair est réchauffée, elle se putréfie et,   ͏'eau-coup plus vite que la chair des anim͏
au refroidissement. En tous cas, les p͏
dans les tissus ne sont pas tués et les
servation que nous avons recomman
doivent toujours s'appliquer aux via
dans la glace.

Bien d'autres procédés sont en usag
vation des aliments, mais leur emp'
treint. Signalons les conserves à
sardines, le thon ; l'enrobement dans
pour les volailles, la viande ; l'imm(
de chaux pour les œufs; ce dernier
toujours efficace, car on sait que
putréfaction peuvent se trouver dans
où ils ont été déposés dans l'oviduct(
moment de la ponte.

Enfin, dans les régions chaudes, la
l'air et au soleil est un procédé rapide et
pour la conservation des viandes ; les pro(
ainsi forment le *pemmican* dans l'Amériq(
la *kéléah* des Arabes.

CHAPITRE IV

BOISSONS ALCOOLIQUES ET AROMATIQUES

§ 1. — Boissons alcooliques

Avant d'examiner les diverses boissons fermentées, il est utile d'indiquer le rôle de l'alcool dans l'économie, car c'est à lui que ces diverses boissons doivent leur importance au point de vue physiologique.

Action de l'alcool sur l'économie. — Introduit dans l'appareil digestif, l'alcool paraît être immédiatement absorbé par l'estomac ou l'intestin, et passe dans les veines sans pénétrer dans les chylifères. Ainsi on a pu extraire du sang d'un chien, deux heures après un repas alcoolique, une certaine quantité d'alcool ; on en a extrait aussi du foie, du cerveau. Que devient l'alcool ainsi absorbé ? Quelques observateurs ont prétendu que l'alcool traverse le corps sans modifications et qu'il est rejeté à l'extérieur ; mais cette opinion paraît peu probable, car si l'on recueille, sur un individu ou sur un animal alcoolisé, toutes les matières excrétées, on n'y retrouve qu'une proportion d'alcool bien inférieure à celle qui a été absorbée.

D'après les observations de M. Dujardin-Beaumetz, l'alcool serait oxydé dans les vaisseaux et transformé d'abord en acide acétique, puis en eau et acide carbonique ; il représenterait alors un véritable aliment, fournissant, par sa combustion, une partie de la force vive de l'organisme. C'est en même temps un aliment d'*épargne*, car en soustrayant l'oxygène à l'hémoglobine, il diminue les combustions qui s'accomplissent au sein des tissus ; comme il abaisse la température de ceux-ci, on lui a donné le nom de médicament *antithermique*.

Si la quantité d'alcool ingérée est un peu forte, tout n'est pas brûlé et l'alcool non altéré, distribué dans les tissus et principalement aux centres nerveux, y produit d'abord une excitation spéciale, qui en fait un *médicament tonique*.

Au moment de son introduction dans l'organisme, l'alcool excite la muqueuse stomacale et augmente l'acidité du suc gastrique ; cette augmentation pourrait aller, d'après les observations de M. Ch. Richet, jusqu'au triple de la valeur normale. L'activité de la digestion provoquée par l'alcool, explique l'habitude qu'on a dans le nord et le nord-est de la France, de servir des liqueurs au milieu d'un repas copieux et de longue durée ; c'est ce qui s'appelle, suivant l'expression populaire : *faire un trou*.

Les actions bienfaisantes de l'alcool pris en quantité modérée, expliquent le rôle important qu'il joue depuis un certain nombre d'années dans la médication. Il donne de bons résultats dans les maladies fébriles aiguës telles que la fièvre typhoïde, la pneumonie. Quand les malades sont débilités, il agit à la fois comme aliment, comme tonique et comme antithermique. Il convient également chez les vieillards et les enfants. Enfin, et c'est ce qui explique la progression si rapide de sa consommation, il permet aux ouvriers dont le régime alimentaire est insuffisant, de soutenir leurs forces et de fournir un travail considérable.

La consommation de l'alcool est plus importante dans les régions froides et humides que dans les régions chaudes, et l'on voit les habitants des régions septentrionales, consommer sans danger immédiat une quantité d'alcool qui pourrait tuer l'habitant du Midi (en Suède la consommation de l'alcool peut s'élever pour un seul jour jusqu'à un demi-litre).

Abus de l'alcool. — Alcoolisme. — Mais si l'alcool pris à dose modérée et par intermittences, est utile à l'organisme, la consommation régulière ne provoque bientôt plus, par suite de la tolérance bien connue, les effets qu'on en voulait obtenir; fatalement, l'homme augmente progressivement la dose journalière et bientôt les symptômes de l'empoisonnement, c'est-à-dire l'*alcoolisme*, se manifestent. D'abord temporaires, les accidents deviennent chroniques et provoquent des désordres d'une telle gravité que l'on a pu, sans exagération, dire de l'alcoolisme qu'il était un *péril social*.

Consommation de l'alcool. — L'alcool était inconnu au moyen âge; découvert au XIIIᵉ siècle, il n'a commencé, en Europe, à devenir une denrée commune que vers la fin du XVIIᵉ siècle. En 1788, la production de

l'alcool était en France d'environ 369 000 hectolitres,
dont une partie seulement était consommée dans notre
pays ; mais cette consommation augmenta rapidement,
surtout dans ces dernières années : en 1874 elle était
de 970 000 hectolitres ; en 1885 elle devient égale à
2 000 000 d'hectolitres, elle a plus que doublé en onze
ans ; la consommation de l'alcool est encore plus forte
dans les pays du nord de l'Europe[1].

Ravages causés par l'alcoolisme. — En regard de
ces chiffres, on remarque que dans la même période
(1874-1885), le nombre des suicides d'alcooliques a
sextuplé, passant en dix ans, de 137 à 868. Dans les
départements où la consommation de l'alcool s'est
accrue, le chiffre des réformés à la revision pour infirmités a quadruplé, les crimes et les délits ont suivi
une progression plus rapide, la natalité a diminué, et
les enfants qui naissent des alcooliques sont prédisposés
aux maladies nerveuses, épilepsies (à la Salpêtrière les

---

1. En France la consommation de l'alcool en 1885 était, par habitant et pour un an, de 5 lit. 80 ; en Angleterre elle est de 6 lit. 06.

Aux États-Unis, en 1870, elle était par habitant de. . .			8 lit.	50
Belgique	—	— . . .	8	56
Prusse	—	— . . .	7	00
Suisse	—	— . . .	7	50
Suède	—	— . . .	10	34
Russie	—	— . . .	10	69
Danemark	—	— . . .	16	51

On voit que la consommation de l'alcool était, il y a quelques années,
bien plus faible en France que dans les pays du nord de l'Europe ; cela
tient à ce que dans le Midi et le Sud-Ouest, c'est-à-dire au sud d'une
limite joignant l'embouchure de la Loire au sud des Vosges, la consommation de l'alcool, comme dans les régions méridionales de l'Europe,
est très faible ; au nord de cette limite, la consommation croît avec la
latitude.

trois quarts des enfants atteints de cette maladie sont nés d'alcooliques), à la méningite tuberculeuse et à la phtisie pulmonaire.

Le chiffre des aliénés alcooliques s'élève, dans certains départements, jusqu'à 21 et même 28 pour 100 du nombre total d'admis; le nombre des morts accidentelles, imputables à l'alcool, a augmenté de 20 pour 100.

Dans une statistique publiée en Angleterre (1887), on a dressé la mortalité, pour diverses professions, des hommes compris entre les âges de 25 et de 65 ans en la comparant à la mortalité générale des Anglais. Nous y relevons les chiffres suivants :

Fermiers et cultivateurs	9,78	pour 1 000
Ouvriers agricoles	11,86	—
Charpentiers et menuisiers	12,71	—
Houilleurs	13,81	—
Maçons et briquetiers	14,92	—
Plombiers, peintres et verriers	18,63	—
Brasseurs	**21,09**	—
Aubergistes et cabaretiers	**23,57**	—
Domestiques de café et d'hôtels	**34,15**	—

On voit que la mortalité, dans les professions où l'homme est exposé aux intempéries, où la nourriture et le vêtement sont insuffisants, est moins grande que chez les individus qui vendent l'alcool, et par conséquent sont exposés à en consommer fréquemment. Mais ce qu'il y a de plus remarquable, c'est de voir que la mortalité des peintres, plombiers, qui manient journellement des substances toxiques, est moins grande que celle des alcooliques.

Effets toxiques des alcools. — Nous sommes amenés à examiner les causes des désordres redoutables que l'alcoolisme provoque dans la société. Quand l'alcool est introduit en quantité considérable dans l'estomac, l'élimination par les voies d'excrétion, l'oxydation dans le sang, sont impuissantes à en débarrasser rapidement l'organisme ; il s'accumule alors dans les tissus et y provoque des troubles graves, principalement dans l'estomac, le foie et les centres nerveux : c'est un toxique. Mais les ravages de l'alcoolisme ont surtout augmenté par suite de l'impureté des alcools répandus à profusion dans le commerce et fabriqués avec les mélasses, les graines de céréales, les betteraves, marcs et lies de vin, etc.; ces alcools, désignés sous le nom d'alcools industriels, ont supplanté presque complètement les alcools de vin qui alimentaient autrefois exclusivement (1840-1850) la consommation[1].

1. De 1848 à 1850 l'eau-de-vie de vin, de cidres, de marcs et de fruits représentait 845 000 hectolitres sur une production de 891 500.

En 1869, l'eau-de-vie de vin fournit seulement.   555 985 hectolitres.
En 1877   —   —   157 570   —
En 1885 la production n'est plus que de . . .   28 240   —
sur une production de 1 864 414 hectolitres, soit 1/80 à peu près.

Voici, d'ailleurs, le résumé de la production en 1885.

	HECTOLITRES.	EN CENTIÈMES.
Mélasses.	728 525	39,18
Substances farineuses (graines, pommes de terre)	567 768	30,36
Betteraves.	465 451	24,96
Marcs et lies de vin..	45 855	2,55
Vins..	25 240	1,24
Cidres	20 908	1,12
Fruits.	7 680	0,41
Substances diverses.	7 028	0,38
	1 864 451	100,00

Les eaux-de-vie de vin renferment de l'alcool éthylique presque pur et sont les moins dangereuses.

Les eaux-de-vie de marc et surtout de cidre sont déjà très toxiques, enfin les alcools industriels fabriqués avec les graines de céréales, les betteraves, la pomme de terre, sont les plus dangereux, car avec l'alcool éthylique, ils contiennent une proportion plus ou moins grande (souvent plus de 5 pour 100) de composés chimiques plus ou moins volatils que l'alcool ordinaire.

Ce sont d'abord des aldéhydes, des éthers (aldéhyde acétique, éther acétique), plus volatils que l'alcool ordinaire qui forment les produits de *tête*, car ils passent les premiers dans l'alambic de distillation; puis ensuite, les homologues supérieurs, *alcools à formules élevées*, tels que l'alcool propylique, l'alcool butylique, l'alcool amylique ou leurs isomères qui, moins volatils que l'alcool ordinaire, passent à la fin de la distillation et constituent ce que l'on nomme les produits de *queue*.

Les expériences entreprises par MM. Dujardin-Beaumetz et Audigé ont bien mis en évidence la toxicité de ces produits de tête ou de queue. En faisant absorber à des animaux (chiens et porcs) divers alcools à l'état pur et à l'état de dilution, ces physiologistes ont reconnu que la dose toxique est légèrement affaiblie par l'état de dilution. Elle varie d'ailleurs avec les produits comme l'indique le tableau suivant, emprunté à leur beau travail.

DÉSIGNATIONS des alcools et de leurs dérivés.	DOSES TOXIQUES MOYENNES par kilogramme du poids du corps de l'animal	
	à l'état pur.	à l'état dilué.
Aldéhyde acétique, C^2H^4O.	»	1 » à 1,25
Éther acétique, $C^2P^3O^2, C^2H^5$.	»	4 »
Acétone, C^3H^6O	»	5 »
Alcool éthylique, C^2H^6O	**8** »	**7,75**
— propylique, C^3H^8O	2 »	5,75
— isopropylique, C^3H^8O	»	5,70 à 5,80
— butylique, $C^4H^{10}O$	2 »	1,85
— amylique. $C^5H^{12}O$	1,70	1,50 à 1,60
— œnanthylique, $C^2H^{16}O$	8 »	»
— caprylique, $C^8H^{18}O^0$	7 » à 7,50	»
Esprit de bois ordinaire (alc. méthylique).	»	5,75 à 6,15
Glycérine, $C^6H^8O^6$	»	8,50 à 9 »

Comme on le voit, l'alcool éthylique ou ordinaire et l'alcool œnanthylique sont les moins toxiques ; au contraire, les produits de tête et surtout l'aldéhyde acétique le sont sept à huit fois plus ; quant aux produits de queue, comme l'alcool propylique, butylique et amylique, ils sont d'autant plus toxiques que leur formule est plus élevée. Or ces alcools et ces aldéhydes, en faible quantité dans l'alcool ordinaire, sont assez abondants dans les alcools industriels, et cela d'autant plus que les ferments employés ne sont pas toujours purs, comme l'a montré Ordonneau. Les expériences de MM. Morin et Claudon ont établi, par exemple, que le *Bacillus butylicus* détermine la formation de l'alcool isobutylique.

Outre ces produits de tête ou de queue, les alcools renferment des bases dont la nature est encore peu connue, mais qui paraissent se rapprocher des alcaloïdes de la putréfaction et qui sont fabriqués par des bactéries étrangères aux levures employées pour produire la fermentation alcoolique.

M. Leidet a recherché ces bases dans les divers alcools du commerce et en a trouvé une proportion variant de 5 mg. 48 à 98 milligrammes par litre, comme le montre le tableau suivant :

	Degré d'alcool.	Base en mmgr. par litre.
Eau-de-vie vieille.	45°	5,48
Rhum de mélasse (Martinique)	55°	22,52
Flegmes de grains saccharifiés par l'acide	59°	2,21
Flegmes de grains saccharifiés par le malt.	50°	1,70
Flegmes de betterave.	58°	12,15
Flegmes de mélasses.	79°	76,88
Flegmes de mélasses.	71°	97,96

Ces bases sont toxiques ; l'une d'elles, administrée à des animaux, constitue un poison très violent pour les centres nerveux.

En somme, *par les alcools à formules élevées ou leurs isomères, par les aldéhydes et les éthers*, et enfin *par les bases que la fermentation y accumule, les alcools du commerce sont des poisons dangereux.* Si l'on songe à l'énorme proportion des alcools industriels dans la consommation (près de 95 pour 100), on s'expliquera les ravages produits par ces poisons; le danger est d'autant plus grand, que les alcooliques, dont le goût est faussé par l'abus des liqueurs fortes, recherchent les liqueurs les plus malsaines, et préféreront souvent l'eau-de-vie impure au cognac authentique le plus estimé.

Moyens de combattre l'alcoolisme. — Les ravages

causés par l'accroissement de la consommation de l'alcool préoccupent depuis longtemps les hygiénistes, les moralistes et les législateurs de tous les pays ; tous se sont ingéniés à rechercher les moyens les plus actifs pour combattre l'alcoolisme.

Ces moyens, très différents, se rapportent à trois caté gories : 1° augmentation des droits sur l'alcool ; 2° lois sur l'ivresse ; 3° création des Sociétés de tempérance.

Droits sur l'alcool. — Les droits sur l'alcool n'ont pas empêché, malgré leur taux élevé, l'augmentation de la consommation. Ainsi, en Angleterre, ce droit est de 477 fr. 19 par hectolitre depuis 1862 ; aux États-Unis il est, depuis 1865, de 245 francs ; en Russie, de 227 francs ; en France, de 156 fr. 25. Or nous avons vu que l'alcool consommé par tête d'habitant était, sous l'empire de ces droits, en Angleterre de 6^l,06, aux États-Unis de 8^l,50, en Russie 10^l,69 et en France de 3^l.80. On ne peut donc espérer, au moyen de mesures fiscales seules, diminuer les dangers de la consommation d'alcool, car les alcooliques se priveront du nécessaire pour acheter la boisson dont ils ne peuvent plus se passer. Il n'est pas rare, dans les campagnes du nord de la France, de voir des malheureux utiliser les deux tiers ou les trois quarts de leur gain à l'achat d'alcool de qualité inférieure, le reste servant à acheter les aliments de première nécessité, toujours en quantité insuffisante.

On a néanmoins proposé, en France, d'élever considérablement les droits sur l'alcool et en même temps de dégrever les boissons telles que le vin, la bière, le cidre, dont l'abus ne présente pas les mêmes dangers que l'alcool.

Répression de l'ivresse. — Mais ces mesures seront incomplètes tant qu'on n'aura pas de loi réprimant sévèrement l'ivresse. A cet égard, la loi Roussel du 15 février 1873 est insuffisante et mal appliquée, car elle ne frappe jamais le débitant ; elle n'est d'ailleurs appliquée que lorsque l'individu ivre produit du scandale sur la voie publique. Ceux qui se privent ou qui privent leur famille des aliments indispensables, ne sont pas arrêtés dans leur funeste passion par la crainte d'une amende de 1 à 5 francs.

Il serait nécessaire d'augmenter la pénalité, et surtout de punir les débitants par l'interdiction à temps, ou après récidive, par l'interdiction définitive.

Sociétés de tempérance. — Quant aux Sociétés de tempérance, c'est surtout en Angleterre et aux États-Unis qu'elles sont le plus nombreuses et il ne semble pas, par les chiffres donnés plus haut, que leur action ait été jusqu'ici bien efficace.

D'ailleurs, dans les contrées pauvres, où le paysan et l'ouvrier n'ont qu'une alimentation insuffisante et la perspective d'un labeur incessant, à peine rétribué, les prédications restent sans effet, l'alcool produisant chez celui qui en consomme, un état passager de bien-être dans lequel il oublie sa dure condition. En Irlande cependant, les prêtres catholiques ont obtenu que leurs paroissiens ne consommassent plus de whisky ; mais ceux-ci sont devenus *éthéromanes*, c'est-à-dire boivent un mélange alcoolisé d'éther méthylique et d'éther ordinaire. Ce mélange grise à la dose de 14 grammes, et comme le litre de cette boisson ne coûte que 3 francs, les populations pauvres de l'Irlande s'y sont rapidement adonnées depuis 1866. Aujourd'hui on distingue facilement, paraît-il, les adeptes de chaque religion par leur haleine : les catholiques sentent l'éther, les protestants sentent l'alcool.

Est-ce à dire qu'il faille renoncer à lutter contre l'abus des liqueurs fortes? Nous ne le pensons pas. Il est d'autres moyens de conjurer le danger. M. Claude a proposé au Sénat il y a quelques années (1887), dans un beau rapport sur la statistique de l'alcool, un ensemble de mesures dont la principale réside dans *l'interdiction absolue de mettre en vente les alcools renfermant des toxiques, c'est-à-dire présentant les mauvais goûts de tête et de queue.* Cette interdiction suppose la possibilité de distinguer les produits toxiques dans l'alcool ordinaire; on peut arriver à ce résultat, d'abord par la dégustation et ensuite par des procédés chimiques récemment découverts. Un contrôle rigoureux devrait être exercé sur tous les alcools produits ou importés en France et, par suite, le privilège exorbitant et injuste des bouilleurs de cru, créé par la loi de décembre 1875, serait aboli.

Si à cette interdiction on ajoutait une élévation des droits sur l'alcool et dés pénalités plus fortes pour les alcooliques, on aurait un ensemble de mesures législatives efficaces.

Mais l'application de ces mesures doit marcher de pair avec l'amélioration matérielle et morale des travailleurs, car ce sont les classes les plus pauvres, où l'alimentation est insuffisante, qui fournissent aujourd'hui le plus grand nombre d'alcooliques.

LIQUEURS

Nous examinerons rapidement les eaux-de-vie et les liqueurs.

Eaux-de-vie de consommation. — Autrefois, les eaux-de-vie provenaient presque toutes de la distillation des vins, et la région des Charentes, maintenant dévastée par le phylloxera, produisait les cognacs les plus estimés. Aujourd'hui, le vrai cognac est très rare et coûte très cher ; aussi les produits vendus sous ce nom ne sont-ils que des alcools d'industrie, alcools de betterave mélangés d'eau-de-vie de vin, colorés avec la mélasse et renfermant les produits toxiques que nous avons signalés plus haut.

Les eaux-de-vie de cidre et les eaux-de-vie de marc sont aussi très toxiques.

Liqueurs. — Quant aux liqueurs, elles sont plus redoutables encore, car les matières qui colorent et parfument ces liquides servent à masquer les mauvais goûts de tête et de queue des alcools de qualité inférieure que l'on emploie toujours pour leur fabrication ; parmi les liqueurs, il faut ranger les apéritifs dont le nombre s'accroît chaque jour : ce sont des alcools renfermant des extraits de gentiane, d'aloès, de quassia, d'absinthe, etc. Ces liqueurs n'exercent

aucune action favorable sur la sécrétion du suc gastrique et l'on doit s'en abstenir.

BOISSONS FERMENTÉES

Les boissons fermentées les plus répandues sont le
vin, le cidre ou le poiré et la bière.

Vin. — Le vin est le résultat de la fermentation du
jus de raisin : c'est la boisson la plus employée dans
l'Europe méridionale et sa composition est très complexe, comme le montre l'analyse suivante due à
M. A. Gautier.

Eau.	869
Alcool ordinaire ou éthylique.	100
Éthers, alcools et composés divers formant le bou- quet des vins.	traces.
Glycérine.	6,50
Acide succinique.	1,50
Matières albuminoïdes, grasses, sucrées, gommeuses, colorantes, tanin.	16
Bi-tartrate de potasse (crème de tartre)	4
Acide acétique, propionique, citrique, malique, carbonique.	1,50
Chlorures, bromures, iodures, fluorures, phos- phates de potasse, de soude, de chaux, de ma- gnésie, oxyde de fer.	1,50

Les substances contenues dans le vin réagissen
sans cesse les unes sur les autres, de sorte que celui-
ci modifie constamment sa composition en vieillissant;
les matières colorantes, une partie de la crème de tartre,
se déposent et diminuent le poids d'extrait sec.

La teneur des vins en alcool est variable, comme on peut en juger par les chiffres suivants :

Vin de Marsala	25,83
— de Madère	20,00
— de Banyuls	17,00
— du Roussillon	16,88
— de Lunel	15,70
— de Grave	12,50
— de Mâcon	11,00
— de Bordeaux rouge	10,10
— Château-Margaux	8,75
— Chablis blanc	7,88

Dans les régions du Centre et surtout dans l'Est, la quantité d'alcool est encore plus faible. Les vins renfermant plus de 15 pour 100 d'alcool sont considérés comme vins de liqueur ; tels sont les vins de Porto, de Malaga, de Xérès, de Madère. A Paris, le vin vendu au détail, sans indication d'origine, doit renfermer 10 pour 100 d'alcool et 20 grammes d'extrait sec.

Les vins rouges et les vins blancs ont une composition différente, due à leur mode de préparation. Les premiers s'obtiennent en laissant fermenter le moût de raisin en présence des grappes, des pépins et des enveloppes des grains ; l'alcool formé dissout la matière colorante rouge des enveloppes et une proportion assez considérable de tanin. Aussi les vins rouges sont-ils essentiellement toniques.

Les vins blancs sont obtenus en soutirant le moût de raisin après le foulage, de sorte que la fermentation a lieu en l'absence des grappes et de la peau des raisins. Ils sont incolores, légèrement rosés ou jaunâtres ; dépouillés de la matière colorante, pauvres en tanin, ils sont par contre assez riches en crème de tartre et, à cause de cela, constituent des diurétiques excellents.

Enfin les vins mousseux, comme le champagne, renferment une grande quantité d'acide carbonique et sont fréquemment employés en médecine, dans certaines maladies de l'estomac ou des intestins.

Manipulation des vins. — Le bouquet et la saveur des vins varient beaucoup suivant les régions, l'exposition et la nature du sol. Ainsi un grand nombre de vins français, vins de Bourgogne, vins de Bordeaux, ont une réputation européenne et fournissent les crus les plus estimés ; au contraire, les vins de l'Hérault, les vins du Centre, beaucoup moins agréables, servent surtout à la consommation courante. Dans certaines régions, suivant les années, le vin présente un excès d'alcool, de matière colorante ou de tanin, etc., qui le rendent moins agréable au goût ; pour améliorer ces vins, on fait des mélanges désignés sous le nom de *coupages*, qui corrigent leur saveur et permettent d'obtenir, avec des récoltes médiocres, une boisson agréable.

Cette manipulation est très importante : elle permet de vendre des vins peu estimés, comme ceux de l'Auvergne, du Cher, en les améliorant avec des vins étrangers ou des vins français riches en alcool. Le coupage est une opération indispensable à Paris, puisque l'on exige que le vin renferme 10 pour 100 d'alcool et 20 grammes d'extrait sec par litre ; bien peu de vins de vendange réalisent cette double condition, que l'on ne peut obtenir que par des mélanges.

Plâtrage. — Le plâtrage est une manipulation très importante que supportent les vins du Midi. En effet, le plâtre ajouté dans les cuves active et régularise la fermentation, transforme une partie des tartrates en sulfates, augmente la couleur et rend plus facile la conservation du vin. Le plâtrage n'a pas lieu avec les vins du Bordelais, de la Bourgogne et de l'Est.

L'usage continu des vins plâtrés est dangereux, parce que le sulfate neutre et le sulfate acide de potasse qu'ils renferment provoquent des maladies d'estomac. Aujourd'hui, les vins ne doivent pas renfermer plus de 2 grammes de sulfate de potasse par litre.

Phosphatage. — On désigne sous ce nom l'opération qui consiste à ajouter du phosphate de chaux au moût de raisin; elle a les mêmes avantages que le plâtrage, car elle rend la fermentation normale plus rapide et arrête les fermentations secondaires; elle augmente, il est vrai, les quantités de phosphate de potasse et de chaux renfermées dans le vin, mais cela n'a pas d'inconvénients, bien au contraire. Aussi est-il à souhaiter que le phosphatage remplace le plâtrage.

On additionne parfois aussi les vins du Midi d'un mélange d'acide tartrique et de craie; cette addition précipite les matières fermentescibles et fournit aux vins ainsi manipulés les sels de chaux qu'ils renferment en trop faible quantité.

Les diverses manipulations que nous venons d'indiquer, parfois nuisibles comme le plâtrage, sont destinées à améliorer les vins et on peut les autoriser dans la mesure où elles ne sont pas contraires à la santé.

Falsification des vins. — D'autres manipulations des vins sont frauduleuses et doivent être rigoureusement réprimées, parce qu'elles altèrent les qualités de cette boisson et y introduisent souvent des substances toxiques.

Mouillage. — Le mouillage consiste à ajouter une certaine quantité d'eau ; cette addition, que l'on réalise souvent dans ce qu'on appelle l'*abondance*, fait du mélange une boisson fade et insipide quand elle a été préparée à l'avance ; mais comme le mouillage diminue la coloration des vins et abaisse le titre de l'alcool, cette fraude, qui n'est encore qu'une tromperie sur la marchandise vendue, entraîne le *vinage* et la *coloration artificielle*.

Vinage. — Le vinage consiste à ajouter de l'alcool au vin mouillé ; il s'accomplit nécessairement avec des alcools à bon marché, c'est-à-dire avec ceux qui contiennent les produits toxiques que nous avons signalés ; la consommation de ces vins vinés produit les mêmes ravages que celle des alcools.

Coloration artificielle. — Certains vins pauvres en matière colorante, ou les vins mouillés, sont teints avec des matières colorantes étrangères. Les unes sont dangereuses, comme la fuchsine et les autres colorants du goudron de houille ; d'autres, comme l'orseille, le campêche, les baies de sureau, les fleurs de rose trémière, sont inoffensives, mais elles servent à masquer le mouillage et le vinage. On doit prohiber absolument tous ces colorants ; sauf les cas de matières colorantes naturelles ; la recherche des teintures signalées plus haut est encore assez facile.

Sucrage. — Le sucrage est une opération autorisée depuis que le phylloxera a détruit une grande partie des vignobles français. Elle consiste à ajouter du sucre au moût de raisin, après le premier soutirage, de manière à faire un vin de deuxième cuvée. Si l'on ajoutait du sucre ordinaire, cette manipulation ne serait pas trop répréhensible, mais on y ajoute ordinairement, pour donner de l'extrait au vin, des glucoses impurs qui développent par la fermentation un certain nombre de produits toxiques.

Enfin, on ne doit pas tolérer l'adjonction d'*acide sulfurique* ou d'*acide salicylique*, réalisée sous le prétexte de conserver les vins.

Bouquets artificiels. — Les vins plats ou fades sont additionnés, trop souvent, de liquides destinés à leur donner du bouquet. Ces liquides sont formés par des éthers amyliques, propyliques, butyliques, qui constituent, d'après les recherches de MM. Laborde et Magnan, des toxiques puissants.

Altérations des vins. — Chauffage. — Les vins les meilleurs sont susceptibles de s'altérer, toutes les fois que les bactéries ou les champignons n'ont pas été précipités par le collage, ou qu'ils ont été introduits par les fûts, les bouteilles ou par l'exposition à l'air. Ces altérations, désignées sous le nom de maladies des vins, sont nombreuses ; on distingue les *vins piqués*, envahis par le *mycoderma vini*; les *vins aigris*, envahis par le *mycoderma aceti* ; les vins *tournés* ou *bleus*, produits par une fermentation déterminant la formation de carbonates alcalins, qui fait virer la teinte rouge du vin au bleu violacé ; les vins *amers*, et enfin les vins *huileux*.

On peut empêcher le développement de ces diverses maladies, en chauffant le vin à 60 degrés suivant la méthode proposée par M. Pasteur. Les divers agents des fermentations sont tués à cette température parce qu'ils se rencontrent dans ce liquide à l'état végétatif; dans ces conditions, le vin n'est pas altéré, il est seulement un peu vieilli.

Cidres et poiré. — Le cidre et le poiré, obtenus par la fermentation de la pulpe des pommes ou des poires, constituent la boisson ordinaire des habitants de l'ouest et du nord-ouest de la France (Bretagne, Normandie, Picardie). Le cidre et le poiré sont d'abord doux et mousseux, puis aigres quand la fermentation est achevée; ils renferment de 5 à 9 pour 100 d'alcool et 30 grammes d'extrait sec. La grande quantité de sels alcalins qu'ils renferment, à l'état de phosphates, carbonates, malates et la présence des sels de potasse, leur communiquent des propriétés purgatives et diurétiques. Souvent mal préparés, le cidre et le poiré sont des boissons médiocres, parfois mauvaises.

Bière. — La bière est obtenue par la fermentation du glucose provenant de la transformation de l'amidon de l'orge germée sous l'influence de la diastase; mais, avant la fermentation, on aromatise le moût avec des cônes de houblon.

La bière renferme une proportion d'alcool variant de 3 à 7 pour 100; elle renferme en outre une quantité considérable de matières solides en dissolution : de 47 à 60 grammes par litre environ. La consommation de la bière, d'abord limitée aux pays qui ne produisent pas de vin, s'est répandue partout en Europe, et l'on peut dire maintenant que cette boisson a remplacé le vin dans beaucoup de contrées. Elle n'a pas les qualités toniques et stimulantes du vin, mais c'est un excellent diurétique, et, de plus, elle est nourrissante à cause de la grande quantité de matériaux organiques qu'elle renferme.

Altérations et falsifications de la bière. — La bière exige, surtout pendant la fermentation, des soins particuliers. Avant les belles études de M. Pasteur, la fermentation s'accomplissait empiriquement sans données précises; la publication de ses travaux a produit une révolution dans l'industrie de la bière et aujourd'hui, en purifiant l'air des cuves à fermentation, on peut réaliser celle-ci à 15 ou 20 degrés avec la levure haute, ou à 4 ou 5 degrés avec la levure basse, en excluant les ferments ou moisissures communes, qui altéraient autrefois le moût de bière et déterminaient un grand nombre de maladies dans ce liquide.

Les falsifications dont la bière est l'objet sont assez nombreuses. La plus fréquente consiste à remplacer tout ou partie du sucre fourni par la décoction d'orge germée, par des glucoses impurs dont la fermentation donne des produits de mauvaise qualité; parfois même ces glucoses renferment encore de l'acide sulfurique. D'autre part, on a songé à remplacer le houblon, qui donne à la bière son amertume caractéristique, par d'autres produits. Le plus employé est l'acide picrique (jaune amer de Welter) ; quelques industriels peu scrupuleux ont même employé, paraît-il, dans ce but, un poison redoutable, la *strychnine !*

Enfin, comme la bière est d'une conservation difficile, on l'additionne souvent. en Allemagne, d'acide salicylique. Ces diverses falsifications doivent être rigoureusement prohibées. Depuis l'interdiction du salicylage des bières, on ajoute à cette boisson, comme antiseptique, de l'acide benzoïque, dans la proportion de 5 à 6 grammes par hectolitre. Or, on sait que l'acide benzoïque, pendant sa transformation en acide hippurique, éliminé par les voies urinaires, augmente dans une certaine proportion la destruction des matières albuminoïdes ; par conséquent, l'adjonction d'acide benzoïque est condamnable.

BOISSONS AROMATIQUES

Les boissons aromatiques sont des infusions ou des macérations de graines ou de feuilles de diverses plantes dans l'eau. Les plus importantes, consommées dans toutes les parties du monde, sont le Café et le Thé ; elles doivent leur action principale à une substance nommée la *caféine* ; elles renferment en outre une certaine proportion de matières azotées qui peut justifier le rôle alimentaire attribué, par quelques auteurs, à ces boissons.

La caféine est essentiellement tonique par l'excitation qu'elle produit sur l'appareil circulatoire et le système nerveux. Après l'ingestion de ces boissons, du café notamment, les battements du cœur deviennent plus rapides, la circulation est activée et les sécrétions sont plus abondantes; en outre, le cerveau est excité et la stimulation produite dans cet organe, comparable à celle que produisent les alcools, n'est pas suivie de la réaction pénible qui succède à l'ingestion de ces substances.

Les propriétés excitantes des boissons aromatiques réveillent l'activité chez les ouvriers affaiblis par un travail excessif et chez les troupes exposées à la fatigue et aux intempéries; l'efficacité de ces boissons est telle, qu'elles ont remplacé les boissons alcooliques dans certaines contrées.

Café. — Le café est l'infusion ou la décoction obtenue avec la poudre des grains torréfiés du caféier (*Coffea Arabica*) cultivé maintenant dans toutes les régions tropicales. Les cafés les plus estimés nous viennent des Antilles.

La torréfaction des graines développe une huile essentielle, la *caféone*, qui donne son arome au café.

Le prix élevé de cette denrée, l'importance de sa consommation, ont depuis longtemps favorisé la fraude. Les falsifications sont difficiles à réaliser avec le café en grains; la seule fraude consistant à vendre, à des prix élevés, des cafés de qualité inférieure ou des cafés avariés. C'est surtout le café en poudre, consommé par les populations pauvres, qui est falsifié avec des farines, de la fécule, de la poudre de glands ou de chicorée torréfiée; l'examen microscopique permet de reconnaître facilement ces additions.

Le mélange de la poudre de chicorée torréfiée et de café ne constitue pas toujours une fraude, car dans certains pays, en Flandre notamment, les habitants ne boiraient pas de café pur ; il va sans dire, que les décoctions de chicorée, de glands doux torréfiés, n'ont aucune des propriétés stimulantes et toniques du café.

Thé. — Le thé est la boisson obtenue en faisant infuser dans l'eau bouillante les feuilles sèches d'un arbrisseau, le *Thea Sinensis* (Chine, Ceylan, Java). On en distingue deux variétés : le *thé noir*, obtenu en desséchant les feuilles à feu nu sur des plaques de tôle, et le *thé vert*, obtenu en desséchant à l'air les feuilles tuées par un courant de vapeur d'eau.

Le thé, en raison de son prix élevé, est falsifié avec les feuilles d'un certain nombre de plantes : feuilles de rosier, d'érable, de frêne, de fraisier, etc. Pour reconnaître la fraude, il suffit de faire infuser le thé suspect : l'eau gonfle les feuilles et les ramène à leur taille et à leur aspect primitif ; on peut alors distinguer facilement, avec un peu d'habitude, les végétaux ajoutés en fraude.

CHAPITRE V

DE L'EAU

L'eau est un aliment de première nécessité que chacun devrait avoir en quantité suffisante dans un parfait état de pureté. Il n'en est malheureusement pas ainsi ; par ignorance ou par négligence, l'homme consomme trop souvent, dans les villes ou dans les campagnes, des eaux mauvaises ou contaminées qui sèment la maladie et la mort. On peut dire, sans exagération, que si l'eau de boisson était toujours saine, on économiserait annuellement, en France, 20 ou 30 000 existences.

Qualités de l'eau potable. — On définissait autrefois l'eau potable de la manière suivante : elle doit être fraîche, limpide, sans odeur et d'une saveur agréable ; elle doit renfermer 20 à 30 pour 100 de gaz et différents sels alcalins ou alcalino-terreux, dont la proportion ne doit pas dépasser 50 centigrammes par litre ; ces sels sont des carbonates de chaux, de magnésie, de potasse, des sulfates, des chlorures, etc. ; elle doit être dépourvue de matières organiques ou n'en renfermer que des traces.

L'examen des affections causées par l'eau de boisson

va nous montrer que ces caractères organoleptiques et chimiques sont insuffisants.

§ 1. — Maladies produites par les eaux d'alimentation

Les eaux servant à la boisson peuvent être souillées par des bactéries ou des œufs d'animaux qui se développent dans le corps de l'homme et y causent des désordres plus ou moins graves. Ces accidents se ramènent à deux causes bien différentes : tantôt les eaux apportent dans le corps les œufs ou les larves d'un certain nombre de parasites qui ont besoin, pour accomplir tout ou partie de leur évolution, d'habiter le corps de l'homme; ce sont les parasites proprement dits, appartenant au groupe des Vers. Plus souvent, les eaux introduisent dans l'organisme des bactéries pathogènes et transmettent avec une grande rapidité les maladies contagieuses : la *fièvre typhoïde*, le *choléra*, la *dysenterie*.

VERS P RASITES

Les parasites, introduits par l'eau dans le corps de l'homme, appartiennent surtout au groupe des vers. Signalons parmi les Trématodes, les Distomes et le *Bilharzia hœmatobia* ; parmi les Nématodes, l'*Ascaris lumbricoïdes*, l'*Oxyure vermiculaire*, le *Tricocephalus Hominis*, l'*Uncinaria duodenalis*, les Filaires et enfin, parmi les Annélides, la Sangsue de Cheval.

Douve du foie (*Distoma hepaticum*). — Ces animaux ressemblent à un anneau de ténia (*fig.* 12), et leurs œufs évacués dans l'eau y subissent une série de transformations complexes. L'œuf éclos donne un embryon mobile qui pénètre dans le corps d'un mollusque, la Lymnée (*Lymnea truncatula*) et se change

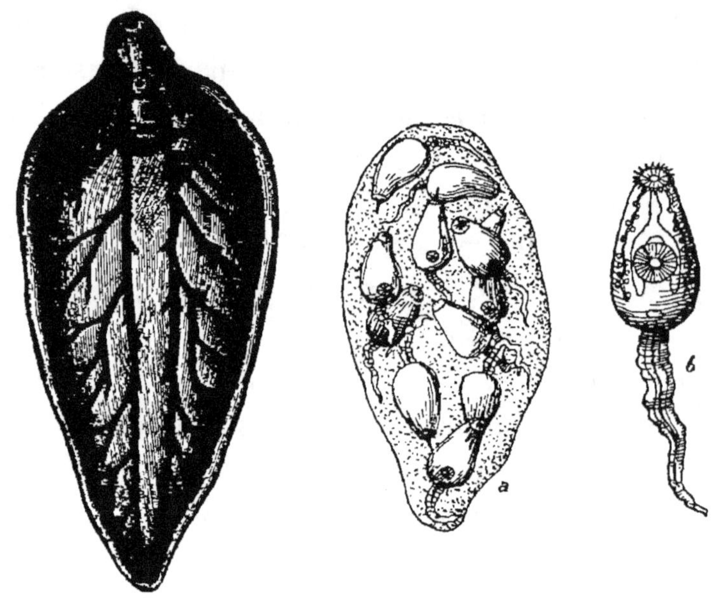

Fig. 12. — Distome du foie. A gauche, animal adulte; à droite, *a*, Rédie transformée en un sac rempli de Cercaires. *b*, Cercaire isolée très grossie.

en un sac (Sporocyste) dans lequel se forment par bourgeonnement les Rédies; devenues libres, les Rédies vont se fixer dans le foie et, par un mode de sporulation analogue à celui des sporocystes, peuvent produire des Cercaires, larves ovoïdes garnies d'un appendice caudal, d'une ventouse abdominale et buccale et d'un aiguillon frontal (*fig.* 12). Au moyen de cet aiguillon, les Cercaires perforent les tissus de leur hôte et s'échappent à l'extérieur en se fixant à la surface d'un corps submergé, notamment sur les plantes aquatiques, où elles s'enkystent; elles peuvent aussi être déposées sur les herbes, au bord des mares ou des étangs.

Les Cercaires enkystées sont avalées, avec les herbes, par des herbivores tels que les moutons; le kyste est dissous et les larves devenues libres pénètrent de l'intestin dans le canal cholédoque, puis remontent dans les canaux et la vésicule biliaire où elles prennent la forme sexuée.

Ces parasites provoquent chez les moutons, les bœufs jeunes, la maladie connue sous le nom de *cachexie aqueuse*. Chez l'homme, les larves de Cercaires peuvent être introduites directement ou avec les Lymnées par l'eau ou par des plantes aquatiques telles que le Cresson, qui, comme on le sait, est souvent consommé au naturel.

Le *Distome lancéolé* existe aussi quelquefois chez l'homme sans produire d'accidents graves; ses métamorphoses s'accomplissent dans le corps d'un autre gastéropode, le *Planorbis marginata*.

Signalons aussi le *Distoma Sinense* qui habite aussi le foie, il est assez fréquent au Japon; le *Distoma Ringeri* qui vit dans les poumons de l'homme et occasionne une toux avec crachats que l'on a souvent confondue avec la tuberculose.

Bilharzia Hœmatobia. — Ce parasite ne se rencontre heureusement pas en France, mais il est fréquent sur toute la côte orientale d'Afrique, en Égypte, en Abyssinie où la moitié de la population adulte est infestée, par suite de la consommation de l'eau impure des citernes ou des mares. Le parasite (*fig.* 13) vit dans la veine porte et ses ramifications, dans les veines de la rate, des intestins, de la vessie ; peu dangereux par lui-même, ce sont surtout ses œufs volumineux, pourvus d'un éperon. qui causent les plus grands dégâts. En effet, ils sont entraînés par le sang, s'arrêtent dans les capillaires et déterminent des inflammations ; c'est dans les voies urinaires que les désordres sont les plus graves, la rupture des vaisseaux provoque une *hématurie*, c'est-à-dire l'émission du sang avec l'urine. On

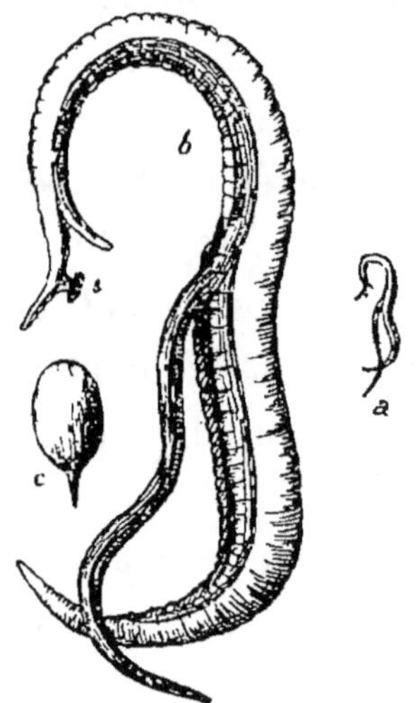

Fig. 13. — *Bilharzia hœmatobia. a*, groupe de deux animaux adultes de grandeur naturelle; *b*, les mêmes plus grossis montrant le suçoir *s*; *c*, œuf.

ne connaît pas encore le développement complet de ce parasite.

Nématodes. — L'eau peut introduire aussi dans l'organisme un certain nombre d'œufs ou de larves de Nématodes.

Ascaride. — L'*Ascaris lumbricoïdes*, très fréquent dans l'intestin grêle de l'homme, est reconnaissable à ses œufs volumineux garnis d'une coque hérissée de tubercules arrondis (*fig.* 14, *d*); on ne connaît pas bien encore les phases de son évolution et l'on suppose que l'eau est le véhicule de ce parasite pour l'homme. C'est surtout chez les enfants qu'il provoque

des accidents graves : convulsions, congestion céré-
brale, etc.

Oxyure vermiculaire. — Extrêmement fréquent
dans le gros intestin et l'intestin grèle, l'oxyure se présente sous l'aspect de vers filiformes ou un peu enroulés,
de 10 millimètres environ (*fig.* 15); il est amené dans

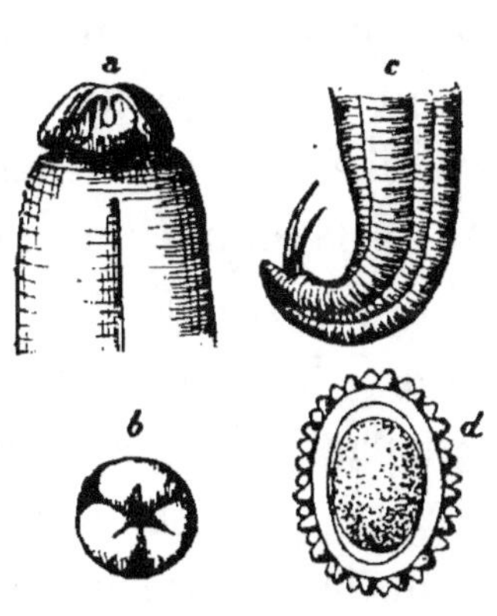

Fig. 14. — *Ascaris lumbricoïdes.*
a, tète vue de profil ; *b*, vue de
face et montrant la bouche ; *c*,
extrémité caudale avec les spi-
cules ; *d*, œuf.

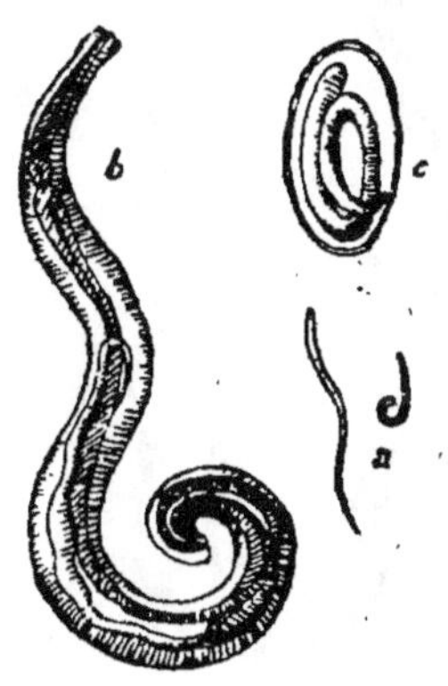

Fig. 15. — *Oxyure ver-
miculaire. a*, gran-
deur naturelle ; *b*, un
des individus grossi
10 fois ; *c*, œuf avec
embryon grossi.

l'intestin par les eaux, sans avoir besoin d'un hôte
intermédiaire.

Anchylostome (*Anchylostoma duodenalis*). — Cette
espèce forme, dans l'intestin grèle, des vers de 10 à
15 millimètres de longueur (*fig.* 16), ayant une arma-
ture buccale formée de quatre dents, en forme de crochets, au moyen desquelles l'animal perfore la muqueuse intestinale, déchire les capillaires et provoque
ainsi une petite hémorrhagie pour se nourrir du sang.
On conçoit que si ces parasites sont nombreux, ils

peuvent déterminer une anémie grave, désignée en Égypte, sous le nom de *chlorose égyptienne*.

Les œufs expulsés avec les matières excrémentitielles, tombent dans l'eau ou dans la boue, ils éclosent et donnent naissance, après quelques métamorphoses, à des larves qui passent en état de vie ralentie et séjournent dans la vase ou dans la boue pendant long-temps, souvent plusieurs mois. Ce sont les objets souillés par l'eau vaseuse ou la boue qui, portés à la bouche, transmettent le parasite à l'homme. L'anchylostome duo-dénal est par suite répandu chez les ouvriers qui travaillent dans la terre ou la vase argileuse, tels que les briquetiers, tuiliers, potiers, ainsi que les ouvriers des rizières, des mines et des tunnels. On l'a signalé chez les mineurs de Saint-Étienne, d'Anzin, de

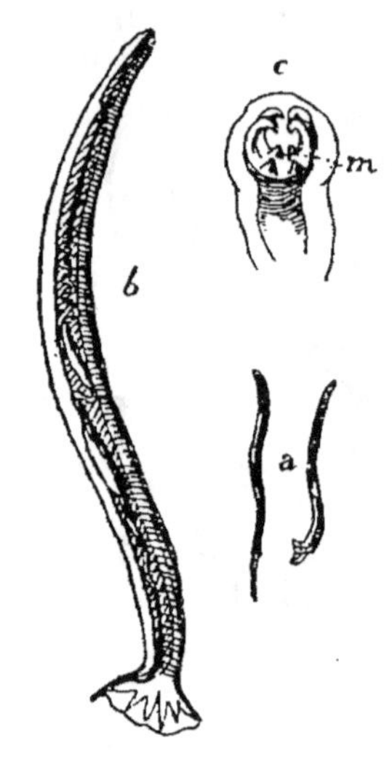

Fig. 16. — Anchylostome duodénal. *a*, grandeur na-turelle; *b*, l'un des indi-vidus grossi; *c*, tête mon-trant les mâchoires *m*.

Commentry, du bassin houiller de Liège, dans les mines d'or de Chemnitz et de Kremnitz en Hongrie; on l'a rencontré aussi chez les ouvriers du tunnel du Saint-Gothard.

Ce parasite est beaucoup plus commun dans les pays chauds, en Égypte et dans l'Amérique intertropicale (Brésil, Pérou, Guyane, etc.). On a pu facilement le faire disparaître des mines en empêchant les mineurs de disséminer les excréments dans les galeries, de manière à éviter la contamination de la terre, de la boue qui couvre le sol, ou des eaux de boisson.

Trichocéphale (*Trichocephalus dispar*). — Ce ver présente une partie antérieure très mince, capillaire, et une région postérieure quatre ou cinq fois plus épaisse, cylindrique (*fig.* 17): il habite le côlon, le cæcum et

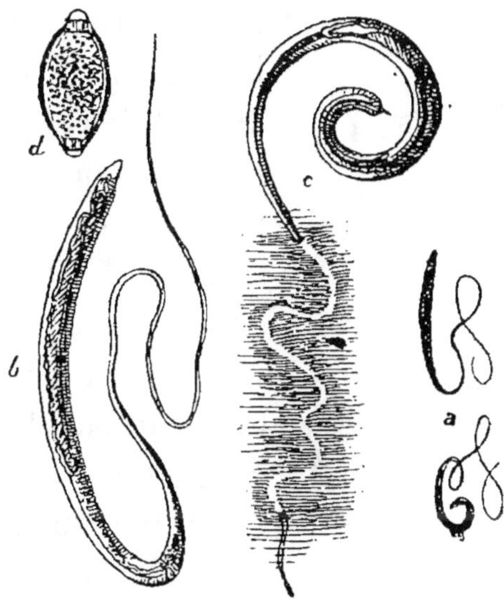

Fig. 17. — Trichocéphale de l'homme. *a*, grandeur naturelle; *b* et *c*, individus grossis, dont l'un *c* est fixé par son extrémité effilée dans la muqueuse intestinale; *d*, œuf grossi.

l'appendice cæcal; chez l'homme, on le trouve enfoncé plus ou moins profondément, par sa partie effilée, dans la muqueuse. Il est assez commun en Europe, où l'homme le reçoit directement de l'eau.

Filaire de Médine (*Filaria Medinensis*). — **Dragonneau.** — Ce parasite se rencontre dans les contrées tropicales de l'ancien monde, surtout en Afrique. A l'époque de la ponte des œufs, les femelles, disséminées dans le tissu conjonctif, émigrent sous la peau où elles atteignent jusqu'à 80 centimètres ; elles produisent alors des abcès qui s'ouvrent et expulsent le ver par fragments, avec une quantité considérable d'embryons (*fig.* 18). Quand on veut enlever ces parasites, on incise la tumeur et l'on enroule le ver en tirant lentement pour éviter la rupture, autrement les embryons se répandraient dans la plaie en occasionnant des douleurs très vives, une longue suppuration et souvent de la gangrène. Les embryons, expulsés par l'ouverture des abcès, tombent sur le sol et peuvent, si les conditions d'humidité ne sont pas favorables à leur développement, passer en état de vie ralentie. La période des pluies provoque leur

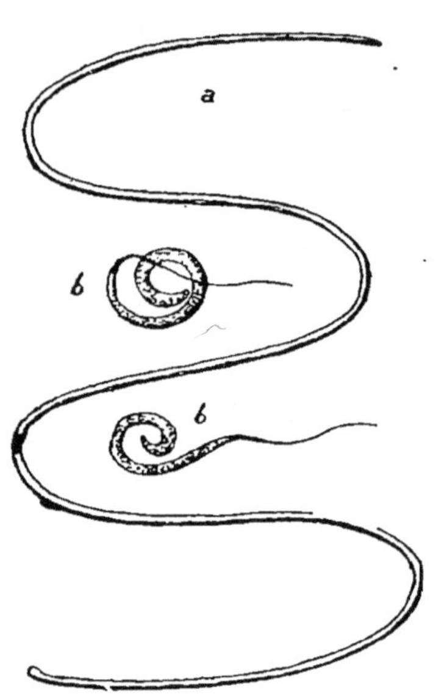

Fig. 18. — Filaire de Médine. *a*, individu adulte femelle de grandeur naturelle; *b*, embryons très grossis.

réveil et ils nagent dans l'eau sous l'aspect de corps filiformes grêles (*fig.* 18, *b*). Ils rencontrent de petits crustacés, les *Cyclops*, dont ils perforent la carapace et, arrivés dans le corps de ces animaux, y accomplissent leurs métamorphoses. Bientôt la larve subit un arrêt de développement, jusqu'au moment où les Cyclops infestés sont introduits avec l'eau de boisson dans le canal digestif de l'homme. Là, après des transformations mal connues, les femelles émigrent dans le tissu conjonctif et après 18 mois ou 2 ans, elles apparaissent sous la peau, à la cheville notamment. Le dragonneau, connu encore sous le nom de *ver de Guinée*, *ver du Congo*, etc., est commun en Égypte, au Sénégal, sur les côtes de Guinée.

Filaire du sang de l'homme (*Filaria hominis sanguinis*). — Ces vers, longs de 88 à 155 millimètres, vivent à l'état adulte dans les vaisseaux lymphatiques : les larves ne se rencontrent dans la circulation périphérique que pendant l'état de sommeil, comme on peut le constater par l'examen du sang provenant des doigts, du lobule de l'oreille ; pendant la veille, ils disparaissent de la circulation périphérique et s'accumulent dans le tissu conjonctif ou dans les gros vaisseaux.

Le parasite est introduit par un mécanisme très singulier : les embryons sont puisés dans le sang par un hôte intermédiaire, le moustique femelle[1] qui pique le malade pendant son sommeil, c'est-à-dire au moment où les embryons envahissent la circulation périphérique ; puis cet insecte se fixe au bord de l'eau, tandis que les jeunes filaires, introduites avec le sang, se développent dans son corps et prennent l'état larvaire. Bientôt le moustique pond ses œufs et meurt, les jeunes filaires dévorent ses tissus et s'échappent dans l'eau, d'où elles peuvent à nouveau s'introduire dans l'intestin de l'homme et de là dans les vaisseaux.

C'est un parasite redoutable qui cause les maladies les plus diverses : éléphantiasis, abcès lymphatiques

---

1. C'est la femelle seule qui se nourrit de sang, le mâle vit du nectar des fleurs.

des muscles, hématurie intertropicale, etc. Il est très fréquent aux Indes, en Chine, au Brésil.

Anguillules. — On trouve souvent des anguillules dans l'intestin grêle, principalement dans le duodénum ; mais elles paraissent sans danger, et les troubles qu'on a constatés chez les individus qui hébergeaient ces animaux paraissent dus à une toute autre cause.

Sangsue de cheval. — Nous pouvons enfin signaler, parmi les Annélides, un animal qui, sans accomplir son évolution dans le corps de l'homme, peut s'introduire accidentellement dans la partie antérieure du tube intestinal et y causer des troubles assez graves. C'est la Sangsue de cheval (*Hirudo sanguisuga*) fréquente en Tunisie et en Algérie dans les mares, les citernes ou les abreuvoirs. Cet animal ne peut, à cause de la faiblesse de ses mâchoires, perforer la peau des mammifères, mais il s'attaque aux muqueuses de la bouche, du pharynx et des fosses nasales, qu'il peut atteindre quand il est ingéré avec l'eau non filtrée. La Sangsue de cheval est très commune en Espagne, en Portugal, dans le nord de l'Afrique ; on l'a rencontrée aussi en Sicile et dans le midi de la France.

On voit, par l'énumération qui précède, combien sont nombreux et parfois redoutables les parasites que l'eau de boisson peut introduire dans l'organisme. C'est surtout dans les campagnes qu'ils exercent leurs ravages, à cause de la funeste habitude qu'ont les paysans de boire l'eau non filtrée des fontaines, des puits ou des citernes exposées aux souillures les plus grossières.

Il est très facile de préserver l'homme de ces parasites, en ne faisant usage que d'eau filtrée par les procédés les plus simples : filtres en terre poreuse, filtres au charbon, etc.

BACTÉRIES PATHOGÈNES

Les ennemis qu'il nous reste à examiner au point de vue pathologique, sont les bactéries qui provoquent par leur arrivée dans le tube intestinal les maladies graves, trop souvent mortelles, comme la fièvre typhoïde, le choléra, la dysenterie, etc.

Fièvre typhoïde. — Nombreux sont les exemples d'épidémie de fièvre typhoïde qui éclatent et s'étendent avec la distribution d'une eau malsaine, puis cessent rapidement dès qu'on interrompt la distribution de l'eau suspecte. Aux exemples que nous avons déjà cités (page 43 et suiv.), nous pouvons joindre les suivants, relatés par le docteur Schneider en 1886, dans une étude sur la fièvre typhoïde dans la garnison de Paris.

A la caserne de Penthièvre occupée par le 119e de ligne, on observa en juin, juillet et août, mois pendant lesquels les soldats buvaient de l'eau de source, 4 cas de fièvre typhoïde; du 13 août au 2 septembre, on substitua l'eau de Seine à l'eau de source, et pendant le mois de septembre on constata 21 cas de fièvre typhoïde.

A la caserne du Château-d'Eau, occupée par le 31e de ligne, la marche de la fièvre typhoïde est la suivante :

Janvier. . . . . ⎫	
Février. . . . . ⎪	
Mars. . . . . ⎬ 6 cas.	
Avril. . . . . ⎭	
Mai . . . . 0 —	
Juin. . . . . 0 —	

Substitution de l'eau de Seine à l'eau de source, du 15 juin au 8 juillet.

Juillet. . . . . }
Août. . . . . } 17 cas.

La population civile de Paris fournit les mêmes résultats, la mortalité par fièvre typhoïde augmentant pendant l'époque où l'on substitue l'eau de Seine à l'eau de source pour la consommation. D'autre part, la bactérie qui paraît provoquer la fièvre typhoïde (bacille d'Eberth) a été rencontrée dans un grand nombre d'eaux de rivière ou de source qui avaient reçu les déjections des typhiques, ou qui s'étaient infiltrées à travers le sol sur lequel ces déjections avaient été déposées.

Choléra. — L'eau est aussi, nous l'avons vu, un des véhicules du *Spirillum choleræ*, la bactérie du choléra.

L'épidémie de Gênes (1884) en fournit une preuve manifeste : sur 300 cas de choléra observés dans cette ville, du 19 au 30 septembre 1884, 256 ont été observés chez les personnes qui buvaient l'eau amenée par l'aqueduc de Nicolay, contaminée sans doute par son passage dans le bourg de Bussala, où l'épidémie s'était montrée le 15 septembre. Dès qu'on supprima la distribution de l'eau suspecte, le 30 septembre, le nombre des décès diminua de 50 à 27, puis à 12, et l'épidémie disparut en 15 jours (Marey).

Bien d'autres bactéries pathogènes existent dans les eaux (*Bacillus septicus, B. anthracis*, etc.); si beaucoup d'entre elles pénètrent dans l'organisme sans y causer de troubles, cela tient à ce que l'intestin n'offre pas pour elles, comme pour le bacille d'Eberth ou le bacille virgule du choléra, un terrain de culture favorable, et qu'elles ne peuvent traverser l'épithélium intestinal ; mais si ce revêtement protecteur est entamé, on conçoit que des désordres graves puissent survenir par l'ingestion d'eau impure.

§ II. — Analyse des eaux de boisson

Il est donc de la plus haute importance de connaître la pureté des eaux destinées à la consommation. Les méthodes d'analyse employées autrefois pour fixer la valeur alimentaire d'une eau, sont devenues insuffisantes depuis la découverte des germes des maladies contagieuses.

On se contentait en effet de déterminer la teneur en oxygène, en sels calcaires, et de doser la proportion de matières organiques, en rejetant de l'alimentation toutes les eaux renfermant plus de 2 à 3 milligrammes de matières organiques et dépouillées d'oxygène. Or la nocivité des eaux ne croît pas nécessairement avec la proportion de matières organiques, et M. Brouardel a constaté, dans une épidémie de fièvre typhoïde, qu'une eau de puits, très pauvre en matières organiques, renfermait le bacille de la fièvre typhoïde et se montrait plus dangereuse que celle des puits voisins, beaucoup plus chargée de ces matières. D'autre part, si l'absence d'oxygène est un indice de la mauvaise qualité des eaux, celles qui sont très aérées peuvent être très dangereuses lorsqu'elles renferment des bactéries pathogènes telles que le bacille du choléra, que l'oxygène ne tue pas immédiatement.

De nombreuses observations ont montré, en effet, que toutes les eaux courantes, même les plus pures, renferment des organismes microscopiques, des bactéries principalement, des spores de champignons, etc. Comme quelques-uns de ces organismes sont les germes de maladies contagieuses, il faut donc que les eaux potables n'en renferment point.

Aussi l'analyse des matières solubles est-elle complétée aujourd'hui par l'examen bactériologique.

On s'est d'abord contenté de dénombrer, par des procédés de culture variés, le nombre des bactéries renfermées dans l'eau et, comme l'observation a démontré qu'aucune eau courante n'est exempte de ces organismes, on a dressé arbitrairement une échelle fixant les qualités de l'eau d'après le nombre des bactéries qu'elle contient. On admet avec M. Miquel que l'*eau de boisson doit renfermer au plus 500 à 1 000 bactéries par centimètre cube*. Cette définition de l'eau potable, acceptable à la rigueur quand on connaît l'origine de l'eau consommée, est insuffisante et fournit une sécurité trompeuse lorsque l'on ignore le trajet et la nature des conduits qui la transportent.

Ajoutons que les bactéries renfermées dans l'eau sont ordinairement inoffensives et que l'on peut les amener impunément en grande quantité dans le tube digestif. Celles qui sont nuisibles, les bactéries pathogènes, sont introduites accidentellement, souvent par le fait de l'incurie ou de la négligence de l'homme;

mais elles ne trouvent pas les conditions favorables à leur végétation et ne peuvent se multiplier activement.

Une eau très riche en bactéries est souvent inoffensive, tandis que celle qui vient d'être souillée par quelques germes pathogènes échappant à la numération, est dangereuse quoiqu'elle paraisse pure.

On doit donc abandonner le criterium du *nombre des bactéries*[1] considéré comme indicateur de l'innocuité des eaux et chercher à y retrouver les germes des maladies transmissibles. Ce dernier résultat ne peut être obtenu que par des recherches longues et minutieuses, trop souvent incertaines encore aujourd'hui d'ailleurs ; fût-il rapidement obtenu qu'il faudrait renouveler l'analyse fréquemment, car les causes d'alté-

[1]. Le dénombrement des bactéries dans l'eau a fourni, jusqu'ici, d'ailleurs, des résultats trop variables pour que l'on puisse accorder à la méthode une confiance absolue. On peut s'en convaincre par les résultats numériques suivants, extraits des Annales de l'observatoire de Montsouris, pour trois années :

	NOMBRE de bactéries par centimètre cube.		
NATURE DES EAUX.	1888	1889	1890
Vanne (réservoir de Montrouge).	739	3 095	1 125
Dhuis (réservoir)	1 915	1 060	1 875
Seine à { Ivry.	30 840	42 050	47 395
Austerlitz.	41 805	50 245	80 460
Chaillot.	79 325	121 640	213 665

Ces chiffres tendraient à montrer que les eaux de la Seine sont de plus en plus souillées depuis trois ans : mais comme il est impossible d'admettre que pendant ce temps la souillure des eaux ait triplé à Chaillot, doublé au pont d'Austerlitz et augmenté de moitié à Ivry, on ne peut qu'incriminer la méthode, encore incertaine, du dénombrement des bactéries, incapable de fournir des résultats rigoureusement comparables d'une année à l'autre, d'un observateur à un autre.

ration des eaux sont nombreuses et la contamination a lieu à chaque instant.

Mais si le dénombrement des bactéries est, pour l'innocuité des eaux, un criterium aussi insuffisant que la proportion des matières organiques, l'observation montre cependant que le nombre des organismes augmente dans les eaux avec leur degré de souillure et il est certain que la multiplicité des souillures favorise l'introduction des bactéries pathogènes; par suite, l'analyse bactériologique, malgré ses imperfections, nous renseigne sur la pureté relative des eaux. Quand nous comparerons les diverses eaux de boisson, nous emploierons toujours les données fournies par l'analyse bactériologique, et seulement à titre comparatif, pour juger de leur souillure ou de leur purification.

Incertitude des analyses bactériologiques. — En somme, nous n'avons *aucun moyen* de démontrer l'absence des bactéries pathogènes ou des œufs de parasites dans l'eau de boisson. On devra donc se souvenir qu'une eau renfermant des bactéries n'est pas nécessairement nuisible; mais, en présence de liquides de diverses provenances, il faudra toujours donner la préférence à ceux qui renferment le moins d'organismes, et tenir pour suspectes les eaux exposées aux souillures de l'air ou du sol, telles que les eaux des puits peu profonds au voisinage des habitations, les eaux des étangs ou des mares, ainsi que les eaux des rivières.

Il sera bon, en outre, de rejeter de l'alimentation :
1° les eaux *dures*, c'est-à-dire celles qui ne moussent

pas avec une dissolution de savon et qui forment, avec ce corps, de petits grumeaux en suspension dans le liquide ; 2° les eaux qui se putréfient quand on les conserve pendant un jour ou deux dans des vases fermés et exposés à une chaleur douce (20 degrés). Les premières renferment trop de sels calcaires et les secondes sont riches en matières organiques.

§ III. — Du choix d'une eau potable

Nous allons passer en revue les eaux d'origines différentes et indiquer leurs avantages ou leurs inconvénients, au point de vue de la consommation.

Eaux de source. — Les eaux de source ou de puits artésiens, recueillies au moment où elles sortent du sol, sont celles qui conviennent le mieux à l'alimentation ; elles sont en effet suffisamment aérées, ne renferment jamais de bactéries nuisibles et contiennent les matières salines, carbonates, sulfates, chlorures, que réclame l'organisme.

Leur seul défaut est de contenir parfois une trop grande quantité de sels, plus de 50 centigrammes par litre. Tantôt, en raison de leur richesse en acide carbonique, elles dissolvent beaucoup trop de carbonate de chaux ; elles sont alors *dures* ou *crues* et ne conviennent pas pour la boisson, le savonnage ou la cuisson des légumes ; ces eaux sont plus ou moins incrustantes. D'autres fois, quand elles ont filtré à travers le gypse, elles en contiennent une certaine quantité et sont désignées sous le nom d'*eaux séléniteuses*; elles ne conviennent pas davantage à l'alimentation.

On reconnaît facilement les eaux calcaires ou les eaux séléniteuses, en y ajoutant une dissolution alcoolique de savon; on voit aussitôt des grumeaux se précipiter dans l'eau, par suite de la formation d'un savon calcaire insoluble.

Quand une eau de source est à proximité d'une ville ou d'un village, il faut la capter avec grand soin, c'est-à-dire, la conduire jusqu'au lieu de consommation par des conduits rigoureusement étanches, car on a signalé de nombreux exemples d'eaux excellentes contaminées dans leur parcours depuis la source jusqu'au lieu d'utilisation par les eaux ménagères et les matières excrémentitielles.

On emploie des conduits en grès ou en poterie, et dans les villes, des tubes en plomb; ce métal n'offre aucun danger avec les eaux de sources, parce que les sels calcaires précipitent, à l'état insoluble, les composés du plomb qui auraient pu se former au contact de l'eau et de l'acide carbonique, et forment à la surface du métal un enduit adhérent qui le préserve de toute altération ultérieure.

L'aqueduc d'Arcueil qui amène à Paris les eaux de la Vanne a été revêtu intérieurement, il y a quelques années, et pour éviter les infiltrations, d'un doublage en plomb. On n'a pas encore observé d'accidents depuis cette époque.

A Paris, les eaux de sources renferment les nombres suivants de bactéries, d'après M. Miquel :

		BACTÉRIES par centimètre cube.
1890. Eau de la Vanne		800
—	Dhuis	1 890
—	Seine, à Ivry	32 500
—	— pont d'Austerlitz	44 490
—	— à Chaillot	111 660
—	Marne, à Saint-Maur	56 500

Les hygiénistes sont d'accord pour placer les eaux de source au premier rang des eaux potables, sous la double condition qu'elles soient captées au moment où elles s'échappent du sol et canalisées dans des conduites parfaitement étanches.

Malheureusement, il n'est pas possible de trouver partout des eaux de source de bonne qualité et l'on est obligé de s'adresser aux eaux courantes ou aux nappes souterraines.

Eaux courantes. — Les eaux courantes des rivières, des fleuves ou des canaux renferment en général une proportion de gaz et de matières minérales suffisantes pour l'alimentation, mais elles contiennent des détritus organiques, car elles sont exposées à toutes les souillures au voisinage des villes ou des villages : l'eau des pluies y amène les eaux ménagères, les matières excrémentitielles, les diverses industries y déversent leurs résidus, souvent toxiques (amidonneries, teintureries, produits chimiques, etc.).

Le tableau précédent montre, avec la Seine, prise comme exemple, combien la souillure est grande pendant la traversée de Paris, puisque le nombre des bactéries a quadruplé depuis Ivry jusqu'à Chaillot. C'est surtout pendant les périodes pluvieuses que les eaux de rivière, de canaux ou de source sont contaminées, comme on peut le constater par le tableau suivant emprunté à M. Miquel, pour les années 1887-1890 :

BACTÉRIES PAR CENTIMÈTRE CUBE.

	Vanne.	Dhuis.	Seine à Ivry.	Marne à St-Maur.	Ourcq.
Hiver.	1 200	5 180	43 500	63 940	84 955
Printemps.	720	2 125	26 570	14 490	19 780
Eté.	770	655	13 710	10 140	8 105
Automne.	505	1 605	46 540	56 640	100 405
Moyenne annuelle. .	800	1 890	32 530	36 305	53 350

Nous avons vu précédemment que dans les villes où les fièvres transmissibles par l'eau sont endémiques ou épidémiques, l'eau des rivières, des canaux ou des sources sont le principal véhicule de ces affections. On ne doit donc jamais consommer ces eaux sans les avoir préalablement purifiées.

Assainissement des eaux courantes. — L'altération des eaux courantes, si grande au voisinage des villes, ne se maintient heureusement pas longtemps, et l'observation a montré que sous l'influence de causes diverses : la lumière, l'oxygène, etc., les rivières sont assez rapidement assainies ; c'est ce qui arrive notamment pour la Seine ; l'analyse de ses eaux, entre Paris et Rouen, a montré qu'elles s'épurent assez vite et qu'à partir de Mantes, et surtout de Vernon, elles sont dépouillées des matières organiques et ont récupéré l'oxygène qu'elles avaient perdu.

Analyse de l'eau de la Seine entre Paris et Rouen.

	Azote organique en grammes par mètre cube.	Azote total en grammes par mèt. cube.	Oxygène en cc³ par litre.
Pont d'Asnières	0,85	1,50	5,54
Collecteur de Clichy (égout).	11, »	29,50	0,00
Saint-Ouen (bras droit) . . .	1,16	2,00	4,07
Aval du Croult (Saint-Denis).	1,27	11,29	1,02
Epinay (bras droit).	1,26	5,00	1,05
Marly	0,78	5,55	1,91
Saint-Germain.	0,76	2,20	0,00
Poissy	0,45	2,20	6,12
Mantes.	0,00	1,40	8,96
Vernon.	0,00	0,00	10,40
Rouen	0,00	0,00	10,42

Quant aux bactéries pathogènes, il semble qu'elles disparaissent au bout d'un certain nombre de jours, d'après les expériences entreprises récemment sur les bacilles du choléra, de la fièvre typhoïde et sur la bactéridie charbonneuse. Mais ces expériences sont encore trop peu nombreuses et trop peu concordantes pour que l'on puisse préciser un temps déterminé à partir duquel l'eau de Seine ou l'eau des rivières cessent d'être contaminées par leur passage à travers les villes. D'ailleurs, la viciation se reproduisant à tout instant le long des rives, varie beaucoup (voy. p. 528) avec le degré de dilution des eaux impures.

Eaux des mares, des marécages, des étangs. — Ce sont des eaux en général très impures, elles contiennent une grande quantité de matières organiques et sont très riches en bactéries; la présence de nombreuses algues et plantes aquatiques leur communique une saveur désagréable, qui caractérise les eaux stagnantes et que l'on retrouve dans les eaux à courant faible, comme celle des canaux et de certaines rivières. On ne doit jamais consommer les eaux des mares ou des étangs sans les purifier.

Nappes souterraines. — Puits. — Suivant les régions, on rencontre dans le sol, à une profondeur variable, des nappes souterraines dont l'eau peut être utilisée au moyen des puits. Ces eaux rappellent, par leur composition, les eaux de source; comme celle de ces dernières, elle varie beaucoup avec la nature des terrains traversés. La nappe superficielle, surtout si elle est à peu de distance du sol, et en raison du peu de profondeur des puits, de la négligence apportée à la formation du revêtement en maçonnerie qui retient les terres, est très souvent souillée par des matières organiques et par les excréments. Quand on est obligé de recourir à l'emploi de ces eaux, on doit établir une maçonnerie bien étanche depuis l'orifice jusqu'à une profondeur de 4 ou 6 mètres et creuser ces points à 20 mètres au moins des fosses et des puisards.

Il est préférable, quand cela est possible : 1° d'établir des puits profonds jusqu'à la deuxième nappe d'infiltration, lorsqu'elle existe, parce que les eaux qu'elle renferme sont très pures; 2° d'employer les *puits tubulaires* ou *abyssiniens*, c'est-à-dire à parois garnies d'un tubage métallique. Dans ces conditions, les eaux

de puits ont la pureté des eaux de source et les parois
métalliques empêchent les souillures produites par l'eau
superficielle.

Eaux de pluie. — **Citernes.** — Dans certaines
contrées où les nappes souterraines font défaut, au
moins pendant une partie de l'année, comme cela a
lieu dans le midi de la France ou dans les régions
chaudes, quand les cours d'eau tarissent, les villages

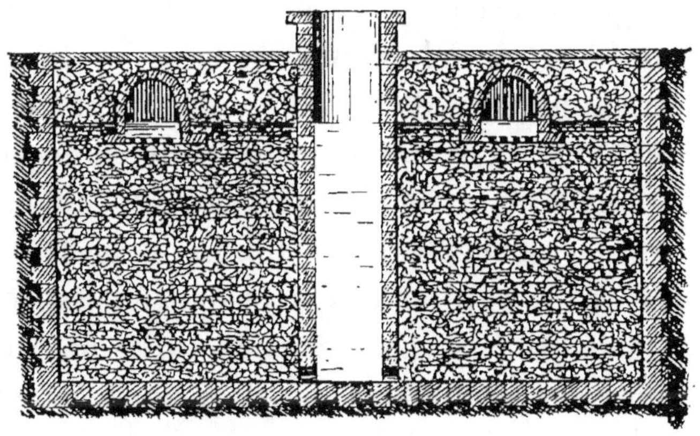

Fig. 19. — Citerne destinée à recueillir et à filtrer les eaux de pluie. La citerne
bien maçonnée est remplie de gravier et présente, au milieu, un puits par
lequel on puise l'eau.

ou les villes s'approvisionnent avec l'eau des pluies.

Les eaux de pluie renferment une grande quantité
de gaz en dissolution (oxygène, acide carbonique,
azote), quelquefois de l'acide nitrique ou des nitrates
(pluies d'orage) et des poussières ou des bactéries renfermées dans l'air : par contre, elles ne renferment
pas de sels en dissolution, c'est leur seul inconvénient :
sous tous les rapports, ce sont des eaux très pures
et très aérées quand on les recueille à la campagne ;

dans les villes, elles renferment trop de poussières, car, en coulant sur le sol ou sur les toits, elles se chargent d'impuretés et de bactéries qui peuvent les rendre dangereuses. On les recueille dans des citernes où elles abandonnent, par le repos, une grande partie de leurs impuretés ; il est préférable de disposer dans les citernes une couche de gravier et de sable destinée à filtrer l'eau des pluies ; les sables sont disposés autour d'un puits en maçonnerie alimenté par la partie inférieure de la citerne et, par conséquent, avec de l'eau purifiée par son passage à travers la couche de gravier (*fig.* 19).

Il est très important d'éviter l'emploi du plomb dans les toitures ou les conduites qui doivent emmagasiner l'eau de pluie, car ce métal est rapidement attaqué et ses sels (hydrocarbonates), restant en dissolution dans l'eau, peuvent provoquer des empoisonnements, comme on l'a constaté parfois. L'expérience suivante, facile à réaliser, montre la rapidité avec laquelle les eaux de pluie se chargent de sels de plomb : on place de la limaille de plomb dans deux verres renfermant, l'un, de l'eau de pluie, l'autre, de l'eau de source ; au bout d'une heure, on ajoute dans chaque verre quelques gouttes d'une dissolution d'acide sulfhydrique : le verre contenant de l'eau de source reste limpide, tandis que celui qui renfermait de l'eau de pluie prend une teinte brune due à la formation de sulfure de plomb noir et insoluble.

Eau de fusion de la neige ou de la glace. — Dans les hautes régions des montagnes, on n'a souvent à sa disposition que l'eau provenant de la fonte des glaces ou des neiges ; ces eaux sont très pures, elles ne renferment ni gaz, ni matières salines et très peu de bactéries, mais l'absence de gaz les rend indigestes et on doit les aérer par l'agitation avant de les boire.

§ IV. — Moyens employés pour purifier les eaux d'alimentation

En l'absence de sources fournissant une eau saine et pure, il est indispensable de purifier les eaux des rivières, des puits peu profonds, des canaux ou des lacs, avant de les utiliser dans l'alimentation. Nous allons passer en revue les procédés employés pour obtenir ce résultat, d'abord dans les villes, puis dans les habitations.

ÉPURATION EN GRAND DES EAUX POTABLES

L'épuration des eaux est une des questions les plus importantes de l'assainissement des villes. Deux procédés ont été proposés : 1° la *filtration*, employée déjà dans les temps anciens chez les Grecs et les Romains ; 2° l'*épuration chimique*.

Filtration. — Le problème de la filtration des eaux, facile à résoudre autrefois, parce qu'on se proposait seulement de débarrasser celles-ci des matières en suspension, est devenu singulièrement compliqué depuis la découverte des bactéries pathogènes.

Dans la filtration des eaux en grand, le sol joue un

rôle important établi par Humphry Davy : ce physicien découvrit la propriété que possède le sol perméable des champs de culture, non seulement de retenir les particules en suspension dans l'eau, mais de purifier rapidement les eaux les plus impures. Pour démontrer ce fait il arrosait le sol avec le purin, liquide brun et fétide qui s'écoule du fumier, et recueillait, à une certaine profondeur, de l'eau incolore, inodore, presque entièrement dépourvue de matières organiques, retenues par le sol avec la plupart des sels. Cette expérience fut le point de départ de tous les essais tentés depuis pour assainir les eaux des rivières ou pour utiliser les eaux ménagères des villes.

La purification des eaux n'est pas réalisée également par tous les sols ; les plus actifs sont ceux qui renferment les matériaux constitutifs de la terre arable : sable, calcaire, argile et matières humiques ; viennent ensuite les calcaires et en dernier lieu les sables siliceux ou porphyriques, qui sont seulement des filtres mécaniques.

Si l'on sait depuis longtemps comment se comportent les différents sols vis-à-vis des matières solubles renfermées dans les eaux qui les traversent, on ignorait, il y a quelques années, l'action qu'ils exercent sur les micro-organismes qu'elles contiennent ; cette action est assez efficace pour que la filtration soit employée, dans beaucoup de villes, comme moyen de purification des eaux.

Elle est réalisée, soit dans des bassins en maçonnerie où l'eau est amenée, soit dans des puits ou galeries filtrantes creusées à proximité des fleuves.

Bassins filtrants. — Ils fonctionnent à Berlin, à Hambourg, à Rotterdam, à Zurich et servent à purifier l'eau des lacs ou des rivières. Ce sont de grandes cases en maçonnerie bien cimentée, au fond desquelles on dispose des drains, c'est-à-dire des tubes en terre poreuse, et une couche de cailloux lavés, surmontée de gravier et de couches successives de sable de plus en plus fin, constitué par du sable quartzeux renfermant une faible quantité de carbonate de chaux. Dans ces filtres, l'espace libre laissé entre les grains est environ le tiers du volume total.

Pour mettre ces bassins en activité, on les remplit d'eau par la base, de manière à chasser l'air emprisonné et, quand ils sont pleins, on maintient l'eau à une hauteur déterminée, suivant le débit que l'on veut obtenir. Au début, le filtre laisse passer toutes les bactéries renfermées dans l'eau; bien plus, le nombre de ces organismes est augmenté, ce qui démontre qu'ils végètent dans l'eau. Peu à peu le filtre est obstrué : à la surface du sable, il se forme une couche grisâtre gélatineuse, formée de bactéries et d'algues diverses, enveloppant les grains quartzeux; quand ce voile glaireux est constitué, le bassin commence à fonctionner, l'eau est plus limpide et moins chargée de bactéries : on dit alors que le filtre est *mûr*. A ce moment, les bactéries sont inégalement réparties : en faible quantité dans les couches inférieures, leur nombre augmente jusqu'à la surface où elles pullulent. L'appauvrissement des bactéries tient à la diminution de l'oxygène dans les couches profondes, à l'oxydation des matières organiques, très énergique à la surface, de sorte que l'eau ne renferme que des matériaux impropres à la végétation des micro-organismes.

On peut se rendre compte de ces faits par le tableau suivant :

	Avant la filtration.	Après filtration à travers une épaisseur de		
		$0^m,7$	$1^m,4$	$2^m,1$
Matières organiques dosées par l'oxygène emprunté au permanganate de potasse. . .	6,6	5,1	4,7	4,6
Oxygène libre.	7,9	4,8	5,1	»
Bactéries.	62 840 000	57 000 000		

Le sable n'exerce donc ici qu'un rôle purement mécanique ; il modère la filtration et sert de support à la couche filtrante formée par le voile gélatineux des bactéries. Cette couche s'épaissit peu à peu et l'on doit augmenter graduellement la pression pour obtenir un débit constant. Bientôt même, la filtration cesse et on est obligé de nettoyer les filtres, c'est-à-dire d'enlever la plus grande partie de la couche superficielle. A Berlin, où les bassins, alimentés par l'eau de la Sprée, filtrent l'eau avec une vitesse de 1 m. 17 par jour, le nettoyage a eu lieu, en 1888, tous les 16 jours ; à Zurich, où l'on filtre l'eau assez pure du lac avec une vitesse de 4 m. 50 par jour, les nettoyages ont eu lieu tous les 48 jours.

L'examen de l'eau filtrée dans ces appareils y révèle toujours la présence des bactéries. Sont-ce des espèces nouvelles qui ont végété dans les parties inférieures du filtre ou bien représentent-elles une partie de celles que contient l'eau impure, entraînées à travers celui-ci? Les expériences réalisées par M. Franckel, avec le *bacillus violaceus*, démontrent que cette dernière hypothèse est souvent réalisée.

On voit en somme que dans les bassins filtrants l'épuration des eaux, très inégale, est incomplète. Quand le bassin vient d'être nettoyé, elle augmente progressivement à mesure que le voile gélatineux superficiel s'épaissit; mais dans le cours d'une période de travail la filtration peut être moins complète, comme l'a montré M. H. de Vries à Rotterdam, à la suite des déchirures produites dans le voile gélatineux par les anguillules, les vers de terre ou par le dégagement de bulles gazeuses. La filtration est donc inégale, et les eaux sont d'autant plus riches en bactéries qu'elle est plus rapide.

Puits ou couches filtrantes. — Au lieu d'établir des bassins filtrants, on peut creuser, au bord ou au milieu des rivières, des puits entourés d'une couche de sable épaisse de plusieurs mètres, comme on l'a fait pour la Loire, à Nantes, ainsi que pour la Têt, à Perpignan ; la Garonne, à Toulouse, etc.

Les analyses bactériologiques de l'eau de ces puits, comparées à celles du fleuve ou de la rivière, mettent bien en évidence le pouvoir filtrant du sol :

	BACTÉRIES PAR CENTIMÈTRE CUBE.	
LOIRE.	Eau du puits d'essai.	Eau de la Loire.
5 mars 1890. . .	68,5	9 805
15 septembre 1890.	132	24 000

A Toulouse, les eaux de la Garonne qui renferment 10 000 à 20 000 bactéries par centimètre cube, n'en fournissaient plus que 675 dans les puits filtrants.

A Saint-Maur, près de Paris, on envoie l'eau de la Marne dans une tranchée comblée et on recueille l'eau au moyen de drains placés à la base de la couche filtrante.

Eau de la Dhuis.	Eau de la Marne.	Eau du drain de Saint-Maur.
1 890	56 300	1 950

L'eau filtrée à Saint-Maur renferme presque le même nombre de bactéries que la Dhuis, qui alimente une partie de Paris.

La filtration par le sol, quand celui-ci est favorable, enlève donc une grande partie des bactéries et donne aux eaux une composition voisine de celle des sources.

Les analyses qui précèdent, intéressantes au point de vue du pouvoir filtrant du sol, sont insuffisantes au point de vue hygiénique, car elles ne nous indiquent pas la *nature* des bactéries qui sont retenues par les filtres. Est-on certain que les bactéries pathogènes ne traversent pas les filtres? A ce sujet, les données que nous possédons, peu nombreuses d'ailleurs, sont contradictoires. Si dans les expériences de MM. Ogier et Grancher on n'a pas retrouvé le bacille de la fièvre typhoïde à une profondeur de plus de 40 centimètres, il semble que dans certains cas l'eau des bassins filtrants soit restée contaminée. On aurait constaté, en effet, qu'à Berlin la fièvre typhoïde existe surtout dans les quartiers où l'on consomme l'eau de la Sprée, après l'avoir purifiée par la filtration. L'innocuité des eaux filtrées n'est donc pas absolue.

Épuration chimique des eaux. — On a préconisé bien des moyens de purification des eaux par l'adjonction de diverses substances, mais jusqu'ici aucun des moyens employés n'a fourni de résultats pratiques.

ÉPURATION DES EAUX DANS LES APPARTEMENTS

La filtration a toujours été en usage dans les habitations pour purifier l'eau de boisson. Mais comme on se proposait seulement de dépouiller l'eau des matières minérales qu'elle renferme en suspension, ainsi que des œufs de parasites intestinaux que nous avons décrits plus haut, ce résultat était facilement obtenu en employant, comme filtres, des calcaires ou des grès poreux.

On peut voir encore, dans les habitations de certaines villes, des fontaines destinées à recevoir la provision journalière d'eau ; chacune d'elles renferme un compartiment limité par une paroi poreuse et l'eau de ce compartiment fournit l'eau de boisson.

Quelquefois, l'eau étant souillée par des sels ou des matières organiques en dissolution, on utilise, pour la purifier, la propriété que possèdent les charbons poreux (charbon de bois, noir animal) de dépouiller les eaux qui les traversent d'une grande partie des sels solubles. On emploie alors des filtres au charbon, constitués essentiellement par une caisse portant un faux fond, dont la partie supérieure, percée de trous, est couverte de couches alternatives de gravier et de charbon de bois. On verse l'eau à la partie supérieure et l'on recueille l'eau filtrée au-dessous du faux fond.

Ces différents filtres, suffisants pour retenir le limon ou les impuretés assez volumineuses (œufs et larves des parasites), ont l'inconvénient de laisser passer presque toutes les bactéries renfermées dans l'eau ; ils ne donnent donc qu'une trompeuse sécurité.

Filtres Chamberland. — M. Chamberland, élève de M. Pasteur, a imaginé des filtres qui *arrêtent* toutes les bactéries de l'eau et permettent d'obtenir, avec l'eau la plus souillée de germes, un liquide absolument inoffensif. Ces filtres, désignés sous le nom de *bougies Chamberland*, sont constitués par un tube creux en porcelaine dégourdie, c'est-à-dire non vernissée, et par suite poreuse ; on fait arriver l'eau à la surface extérieure de la bougie sous une certaine pression ; elle filtre lentement à travers la paroi, à cause de la finesse des pores, et s'écoule par l'intérieur ; cette eau est absolument privée de germes, comme l'ont montré les observations de MM. Pasteur, Chamberland, Miquel, etc.

Les impuretés renfermées dans l'eau s'accumulent à la surface de la bougie et y forment, au bout de quelque temps, une couche glaireuse qui diminue le débit : il suffit de brosser avec soin la surface extérieure de la bougie pour rendre au filtre ses qualités premières.

Dans les habitations des villes où l'on dispose d'une certaine pression, le dispositif employé est le suivant : la bougie en porcelaine dégourdie est fixée, au moyen

de garnitures métalliques, dans un cylindre résistant en
verre ou en métal, qui communique avec une conduite
d'eau (*fig.* 20) ; dès que le robinet est ouvert, le
liquide filtre goutte à goutte. Si l'on veut obtenir un

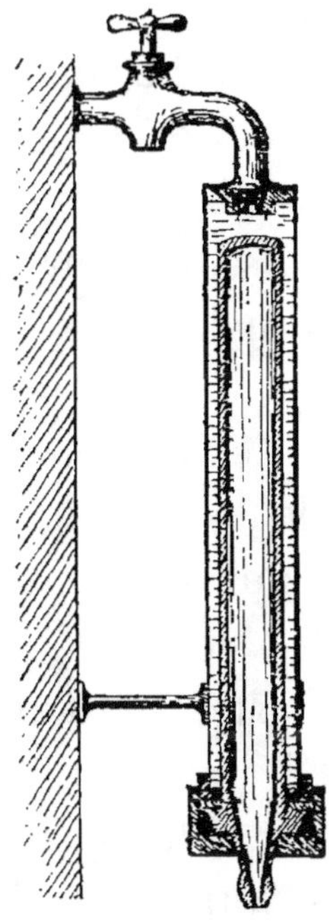

Fig. 20. — Bougie Cham-
berland destinée à fil-
trer l'eau sous pres-
sion.

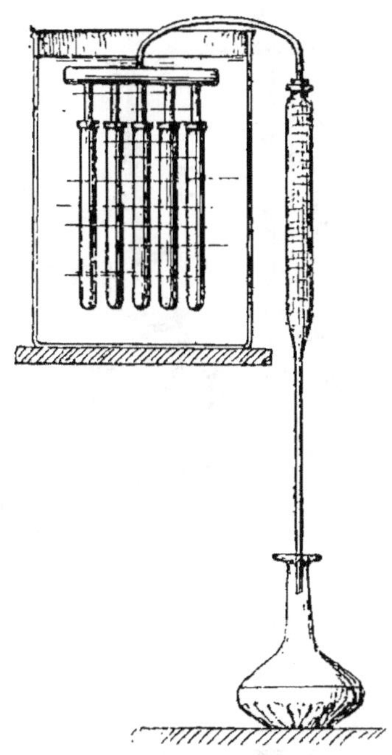

Fig. 21. — Appareil Chamberland pour filtrer l'eau sans
pression.

plus grand débit, il suffit d'associer un grand nombre
de bougies dans le même récipient.

On n'a pas toujours, surtout dans les campagnes, une
pression d'eau suffisante pour adapter aux robinets le
dispositif précédent ; on prend alors une ou plusieurs
bougies fixées sur le même tube et on les plonge dans
un seau rempli d'eau (*fig.* 21) ; on fixe sur le conduit

commun aux bougies un tube en caoutchouc, ou en métal, d'une longueur de 2, 3 ou 4 mètres et, en opérant une succion, on amorce ce siphon d'un genre particulier; dès qu'il est amorcé, on place le seau renfermant l'eau à filtrer à quelques mètres du sol et l'on reçoit dans un vase couvert l'eau filtrée. En multipliant le nombre des bougies, on peut obtenir une quantité d'eau suffisante pour les besoins journaliers.

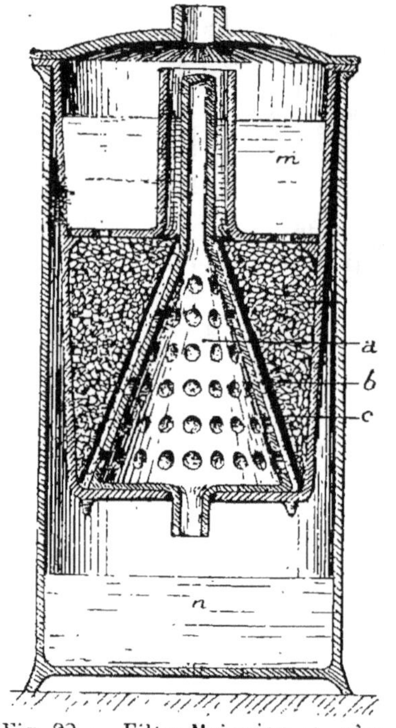

Il est à désirer que toutes les habitations soient munies de semblables filtres, ce sont les seuls qui donnent une sécurité absolue.

Filtres Maignien au charbon. — Il peut être utile de joindre aux filtres Chamberland des filtres au charbon construits par M. Maignien. Ces filtres présentent de grands avantages, et, s'ils n'offrent pas, en temps d'épidémie, la sécurité que donnent les filtres en porcelaine poreuse,

Fig. 22. — Filtre Maignien. *a*, cône en porcelaine percé de trous; *b*, enduit d'amiante couvrant le cône en porcelaine; *c*, couche de charbon déposée sur l'amiante; *m*, réservoir renfermant l'eau à filtrer; *n*, partie où se rend l'eau filtrée.

ils peuvent, avec les eaux chargées de substances solubles, fournir de bons résultats.

Les fontaines établies par M. Maignien se composent d'un récipient cylindrique dans lequel s'enfonce un vase conique percé d'un trou à la partie inférieure (*fig.* 22). Sur le fond du vase conique on engage, à frottement, un cône en porcelaine, percé de trous, que l'on recouvre d'une couche d'amiante. On verse sur ce revêtement une bouillie renfermant, à l'état de poussière ténue, du charbon et du carbonate de chaux; cette poudre forme, à la surface de l'amiante, une couche plus ou moins épaisse; on achève de remplir l'espace libre situé entre le vase conique et le cône en porcelaine, avec du charbon en grains. L'eau filtre à travers cette masse et on la recueille très pure dans le compartiment inférieur.

Ces filtres, dont les modèles très variés se prêtent à des usages multiples, sont très appréciés.

Stérilisation de l'eau par ébullition. — Nous avons vu plus haut que l'élévation de la température fournit, quand elle est suffisante, un moyen certain de détruire les organismes vivants : spores ou œufs des parasites, etc. Mais si la température de 80 degrés est suffisante pour tuer les êtres en état de vie active, les bactéries en pleine végétation, par exemple, la tempé‑rature de 115 degrés ou de 120 degrés est nécessaire parfois pour tuer les êtres en état de vie ralentie, tels que certaines spores (spores de la bactéridie charbonneuse, du bacille du foin, etc.).

Les expériences de M. Miquel montrent bien la diminution progressive des bactéries dans l'eau chauffée à des températures graduellement croisssantes.

TEMPÉRATURE. DE L'EAU.	DURÉE D'EXPOSITION A L'ACTION de la chaleur.	BACTÉRIES VIVANTES PAR CENTIMÈTRE CUBE.	
		Eau de l'Ourcq.	Eau de la Vanne réservoir de Montrouge.
13°.	. . . .	. . . . .	4 800
14°.	. . . .	460 000	»
50°.	Pendant 10 minutes..	600	175
60°.	— ..	60 ?	»
70°.	— ..	88,8	5
80°.	— ..	62,4	1,7
90°.	— .	26,4	0,5
100°.	— ..	0,4	0,0
100°.	— ..	0,0	0,0

Ces résultats établissent que la durée de l'ébullition
est importante dans la stérilisation de l'eau ; si l'ébullition dure peu, on ne tue pas tous les germes renfermés
dans l'eau, surtout quand celle-ci est très impure. Il
faut, pour assurer la destruction de tous les organismes
nuisibles, que l'ébullition soit prolongée pendant 20 minutes ou une demi-heure. Le mieux serait encore de
faire bouillir l'eau à deux reprises différentes, pendant
10 à 15 minutes, parce que les bactéries que la première ébullition aurait épargnées, commençant à végéter pendant le refroidissement, seraient tuées sûre-
ment par la seconde.

Quelques industriels ont construit des appareils
destinés à réaliser en grand la stérilisation des eaux
potables sous l'influence de la chaleur. MM. Rouart et
Geneste-Herscher ont construit un stérilisateur qui permet de soumettre l'eau pendant un quart d'heure à

des températures comprises entre 115° et 130°. Aucun organisme pathogène ne résiste dans ces conditions. La dépense assez faible de combustible nécessitée par ce traitement (100 litres d'eau stérilisée exigent la combustion de 1 kilogramme de charbon) fournit, à un prix peu élevé, de l'eau rigoureusement privée de germes et l'emploi de ces appareils peut rendre de grands services dans les épidémies.

En résumé, on ne devrait jamais boire d'eau potable sans la filtrer au moyen des appareils de Chamberland, ou sans la faire bouillir. Si cette précaution était prise par les habitants des villes et des campagnes, on verrait disparaître les maladies transmissibles par l'eau.

CHAPITRE VI

DE L'ATMOSPHÈRE

Au point de vue de l'hygiène, l'atmosphère peut être considérée comme aliment et comme milieu.

Par l'air qui forme sa partie essentielle, l'atmosphère nous fournit en effet un aliment indispensable, l'oxygène. Mais tandis que les aliments liquides ou solides ne sont ingérés qu'à intervalles plus ou moins longs, parce qu'ils forment des réserves auxquelles l'organisme puise sans cesse, l'oxygène est consommé au fur et à mesure de son introduction dans le corps; celui-ci, incapable de faire des réserves d'oxygène, doit donc puiser ce gaz d'une *manière continue* dans l'air.

Les transformations physiques et chimiques de l'atmosphère font de celle-ci un modificateur de l'organisme.

Constitution de l'air. — Éléments constants. — L'air est, comme on le sait, esssentiellement formé par un mélange d'azote et d'oxygène, il renferme toujours de la vapeur d'eau en quantité variable, puis de faibles proportions d'acide carbonique, d'ammoniaque et de composés nitrés.

Composition de l'air par mètre cube.

Azote.	789^{lit}, 80
Oxygène.	209^{lit}, 90
Acide carbonique. .	0^{lit}, 5
Vapeur d'eau. . .	variable.
Ammoniaque . . .	5 milligr. à 0 milligr. 022

Variation des éléments constants de l'air. — L'air ne paraît pas éprouver de changements sensibles dans sa teneur en oxygène et azote; les analyses de Regnault fixent, à Paris, pour l'oxygène, les nombres extrêmes suivants : 209^{lit},13 et 209^{lit},99.

L'acide carbonique varie assez peu dans l'air libre, sa teneur oscille à Paris entre $\frac{4\cdot22}{10\,000}$ et $\frac{2\cdot89}{10\,000}$; à la campagne entre $\frac{2\cdot88}{10\,000}$ et $\frac{5\cdot00}{10\,000}$.

Ces variations si faibles sont dues, non à l'influence de la réduction par les végétaux, mais à l'action régulatrice exercée par les eaux de la mer.

La vapeur d'eau est un élément très variable dans l'air et celui dont la présence intéresse beaucoup l'hygiéniste. La donnée la plus importante à connaître à ce point de vue n'est pas la quantité absolue d'humidité renfermée dans l'air, mais bien l'état hygrométrique. L'air rigoureusement sec n'existe pas dans la nature et, quand il nous paraît tel, il renferme encore le tiers de la vapeur d'eau qu'il peut contenir; la proximité de la mer, le régime des vents, sont les principaux modificateurs de l'état hygrométrique.

Éléments accidentels de l'air. — On en distingue deux groupes : les gaz ou les vapeurs et les corps solides ou poussières.

Gaz ou vapeurs. — On trouve très fréquemment dans l'air des composés nitrés résultant de l'oxydation de l'azote sous l'influence de l'étincelle électrique.

L'*acide carbonique* est rejeté dans l'air par la respiration, la combustion, les éruptions volcaniques.

L'*hydrogène protocarboné* se dégage au voisinage des marais et dans les mines de houille.

L'*hydrogène sulfuré* est un produit de décomposition des matières organiques dans les fosses d'aisance, les égouts, les rivières souillées par les déjections, où il est souvent accompagné de sels ammoniacaux.

L'*acide sulfureux* est un produit volcanique ; les fabriques qui brûlent des houilles pyriteuses en déversent aussi une grande quantité dans l'air.

L'*oxyde de carbone* est un produit de combustion incomplète du charbon et se rencontre en outre toujours dans le gaz d'éclairage.

Poussières. — Les poussières sont très fréquentes dans l'air des villes, plus rares dans celui des campagnes, très rares et souvent absentes dans l'air des hautes montagnes, toujours nulles dans l'air en pleine mer.

Ces poussières sont de nature très diverse, on les distingue en poussières inertes et en poussières vivantes.

Les poussières inertes sont surtout abondantes dans les villes et représentées par des fragments de charbon ; dans les régions de fabriques, ces particules de charbon sont en si grande quantité qu'elles couvrent les végétaux d'une couche noire ; on trouve en outre des fragments de roches amorphes ou cristallisées, des fragments

de tissus : coton, laine, lin ; des grains d'amidon, etc. ;
n'oublions pas de mentionner, parmi les poussières
inertes, les substances toxiques, sels de plomb, d'arsenic, qui existent accidentellement dans l'atmosphère
de certaines fabriques. Dans les campagnes, les fragments de plantes sont les plus nombreux : poils de
végétaux, débris d'insectes.

Les poussières vivantes sont représentées par des
grains de pollen, des spores de cryptogames, des œufs
d'infusoires et surtout des spores ou des cellules en
état de vie ralentie appartenant à des moisissures ou
à des bactéries.

La nature et la proportion des germes vivants renfermés dans les poussières varient beaucoup avec la
saison, avec la direction des vents.

On peut en juger par le tableau suivant dû à M. Miquel :

TABLEAU RÉSUMANT LES CARACTÈRES DES POUSSIÈRES ATMOSPHÉRIQUES.

ÉPOQUES ET LIEUX DE LA RÉCOLTE.	SPORES CRYPTOGAMIQUES		POLLENS.	CORPUSCULES MINÉRAUX.
	JEUNES.	VIEILLES.		
Été... { Temps humide.	Nombreuses	Rares	Fréquents	Rares
Été... { Temps sec. . .	Rares	Fréquentes	Fréquents	Abondants
Hiver. { Temps humide.	Rares	Rares	Nuls	Rares
Hiver. { Temps sec. . .	Nulles	Fréquentes	Très rares	Abondants
Intérieur des habitations	Très rares	Fréquentes	Très rares	Excessivement abondants.
Égouts..	Nombreuses	Rares	Nuls	Rares et homogènes.

Parmi les poussières vivantes, les bactéries sont les
plus importantes à considérer et l'on a réalisé depuis
quelques années des analyses nombreuses de l'air à ce
point de vue.

Voici quelques-uns des résultats obtenus par M. Miquel[1].

	BACTÉRIES par mètre cube.
Rue de Rivoli 1880-1882.	750
Parc de Montsouris 1880-1882.	75
Maison de la rue Monge.	5 260
Hôtel-Dieu (1880), 2 salles.	6 300 / 5 120
Sommet du Panthéon.	28
Mairie du IVᵉ arrondissement.	462

La présence des spores de moisissures et de bactéries explique pourquoi les aliments conservés au contact de l'air, même après une ébullition prolongée, s'altèrent très vite ; les germes de l'air tombant dans les substances organiques y trouvent un terrain favorable et y végètent vigoureusement. La présence des bactéries pathogènes est probable, quoiqu'on n'ait pas réussi jusqu'à présent à les retrouver dans l'air.

Destruction des organismes microscopiques dans l'air. — Il ne faut pas d'ailleurs exagérer l'influence nocive des bactéries renfermées dans l'air. Si l'on se reporte à ce que nous avons dit au sujet des bactéries spécifiques de la maladie charbonneuse, on se rappelle que les cultures les plus virulentes, exposées à l'action de l'air pendant leur végétation active, perdent rapidement leur virulence et deviennent, au bout d'un temps variable, complètement inoffensives. Les causes d'atté-

---

1. Les nombres ne sont cités ici qu'à titre relatif, parce qu'ils ont été obtenus à la même époque et par le même observateur. En valeur absolue, ils n'ont aucune signification, car si l'on consulte des statistiques plus récentes, on trouvera des chiffres extrêmement différents

nuation de la virulence sont, on le sait, l'oxydation et l'élévation de la température, l'action de la lumière et peut-être aussi la dessiccation ; l'atténuation de la virulence, très énergique sur les bactéries à l'état de végétation active, se produit aussi, sous ces diverses influences, sur les spores. On sait, en effet, d'après les observations de M. Chamberland, que les vaccins charbonneux conservés à l'état de spores, s'affaiblissent peu à peu et deviennent, au bout d'un temps variable, incapables de vacciner les moutons ou les bœufs.

Les bactéries de l'air sont diluées de manière à subir de tous côtés l'action de l'oxygène et de la lumière ; elles sont donc encore plus accessibles que les bactéries cultivées en grande masse, aux causes d'atténuation ; dans ces conditions les bactéries les plus virulentes, transportées par l'air pendant un certain temps, doivent perdre rapidement leur virulence. On s'explique ainsi les insuccès des recherches destinées à retrouver les bactéries pathogènes dans l'air, ainsi que le fait, depuis longtemps établi, que les maladies transmissibles, telles que le choléra, la fièvre typhoïde, ne devancent jamais les voyageurs atteints de ces affections.

La contagion par l'air n'est pas douteuse cependant et nous en avons cité des exemples nombreux, mais cette contagion ne se manifeste qu'à proximité des foyers d'infection, ou toutes les fois que les poussières, étant emprisonnées dans les vêtements ou les appartements, échappent à l'action destructive exercée par l'influence combinée de l'oxygène, de la lumière et de la chaleur. Si les poussières transportées par l'air, dans les villes, les campagnes, sont rarement dangereuses, par contre, celles qui séjournent dans les espaces confinés et que l'on soulève à chaque instant dans les appartements peuvent être très dangereuses (tuberculose, diphtérie, choléra, etc.).

Après avoir indiqué les éléments essentiels de l'atmosphère et les substances qui s'y rencontrent accidentellement, nous allons examiner les actions modificatrices qu'elle exerce soit dans les espaces confinés, soit au grand air; nous verrons que ces modifications sont essentiellement déterminées par les changements réguliers ou anormaux survenus dans sa composition.

§ I. — Séjour dans un espace confiné

C'est surtout dans les espaces confinés que l'air éprouve des modifications profondes qui réagissent sur l'organisme, soit pour le débiliter, soit en provoquant des accidents graves, souvent mortels.

Viciation normale de l'air. — Diminution dans la proportion d'oxygène. — La proportion d'oxygène diminue dans les espaces confinés, soit par suite de la respiration des individus ou des animaux qui s'y trouvent renfermés, soit par suite des combustions ou des oxydations.

Dans les appartements ou dans les chambres, la

quantité normale ne s'abaisse pas à plus de 20,80; mais dans les caves, dans les puits de mine, elle peut s'abaisser jusqu'à 15 ou à 18 pour 100; c'est à 10 pour 100 environ que l'atmosphère est asphyxiante et, au bout de quelques minutes, surviennent des défaillances, déjà à 18 pour 100, on observe des symptômes asphyxiques, vertiges, nausées, anxiété, etc.

Augmentation de l'acide carbonique. — En même temps que l'air s'appauvrit en oxygène, l'acide carbonique augmente en quantité notable et les accidents deviennent plus redoutables. On a beaucoup discuté l'action de l'acide carbonique sur l'organisme ; considéré longtemps comme un gaz inerte, cet acide est envisagé aujourd'hui comme un véritable poison, agissant sur les centres nerveux comme un narcotique. Quand l'atmosphère renferme une proportion croissante d'acide carbonique, l'exhalation de ce gaz est d'abord affaiblie, puis devient nulle et enfin, à la dose de 10 pour 100, non seulement l'acide carbonique n'est plus exhalé, mais il est absorbé par les poumons et s'accumule dans les tissus où il commence à provoquer des accidents toxiques; on les a constatés fréquemment dans les caves, les puits abandonnés, dans les celliers renfermant des liquides en fermentation. On admet ordinairement que si l'air renferme 10 pour 100 d'acide carbonique, il devient insalubre.

Viciation de l'air par la respiration. — Lorsque, dans un espace confiné, un grand nombre d'individus sont réunis, les accidents toxiques se manifestent bien avant les limites d'altération qui viennent d'être données; c'est que, dans ces conditions, une nouvelle cause de viciation s'ajoute à la déperdition d'oxygène et à l'accumulation d'acide carbonique : la présence de matières organiques exhalées par les poumons, le corps, les vêtements, qui communiquent à l'air des lieux habités une odeur très désagréable.

La nature de ces substances n'est pas connue, mais leur action nocive n'est pas douteuse. Les nombreux exemples d'asphyxie produite dans les locaux où furent emprisonnés un grand nombre de prisonniers de guerre sont connus; signalons notamment les accidents observés sur le transport anglais *Maria Somes* en 1846, sur le steamer *Londonderry*, en 1848. On sait d'ailleurs, qu'après un séjour de quelques heures dans un local étroit renfermant un grand nombre d'individus (casernes, écoles, etc.), on a souvent observé des accidents qui sont de véritables empoisonnements. Lorsque le séjour prolongé dans l'air confiné paraît sans action vers l'organisme, il produit cependant des perturbations lentes qui se traduisent au bout de quelques mois par un état de débilitation extrême. L'anémie produite par l'action de l'air confiné jointe à l'absence d'exercice et à une nutrition insuffisante explique les ravages causés par les épidémies dans les populations ouvrières.

Viciation anormale de l'air. — Gaz toxiques. — Les poisons gazeux le plus fréquemment dégagés dans les espaces confinés sont l'oxyde de carbone et l'hydrogène sulfuré.

Oxyde de carbone. — L'oxyde de carbone est pro-produit par la combustion incomplète du charbon à une température assez élevée, ou bien il est dégagé dans l'air par le gaz d'éclairage qui en contient toujours 6 à 12 pour 100. C'est un poison redoutable; il a la propriété de se combiner avec l'hémoglobine des globules sanguins et de former avec elle une combinaison plus stable que celle qu'elle forme avec l'oxygène. Si donc ce gaz est mélangé à l'air, *même en faibles proportions*, il se combine aux globules et empêche ceux-ci de distribuer l'oxygène aux tissus; à la dose 1/799 il immobilise la moitié des globules sanguins en une demi-heure et le quart à la dose de 1/1449. C'est entre $\frac{2 \text{ ou } 5}{10\,000}$ qu'il est toxique.

Les empoisonnements produits par le gaz d'éclairage sont rares parce que les fuites sont rapidement décelées par l'odeur caractéristique.

C'est surtout par les appareils de chauffage défectueux ou par la mauvaise installation des cheminées que l'oxyde de carbone se répand dans les chambres. On ne compte plus aujourd'hui les accidents mortels causés par ce gaz, depuis la funeste vulgarisation des poêles mobiles ou économiques; ces appareils réalisent en effet un chauffage suffisant avec un minimum de dépense; or la combustion lente qui s'y opère, à cause du tirage réduit, réalise les conditions les plus favorables à la production de l'oxyde de carbone et, comme le tirage est *toujours faible*, les moindres variations atmosphériques font refluer les gaz dans l'appartement et provoquent des accidents. On a même signalé, trop souvent, des cas d'empoisonnement dans les chambres voisines de celles où ces poêles sont installés, par suite de la mauvaise installation des cheminées. Aussi ce mode de chauffage économique est-il proscrit par tous les hygiénistes.

Hydrogène sulfuré. — Ce gaz existe dans les eaux sulfureuses, il peut être introduit sans danger par les voies digestives, mais il est très toxique quand il est introduit par les voies respiratoires. C'est dans les fosses d'aisance qu'il se produit en grande quantité ; associé aux vapeurs ammoniacales et au sulfhydrate d'ammoniaque, il cause souvent les accidents connus sous le nom de *plomb des vidangeurs*. Quand par suite de la mauvaise installation des cabinets d'aisance, les gaz des fosses se répandent dans les appartements, ils ne s'y trouvent pas en quantité assez considérable pour provoquer des accidents ; ces émanations très désagréables sont dangereuses cependant, non par elles-mêmes, mais parce qu'elles indiquent une contamination possible de l'air par les organismes pathogènes. Nous avons cité (voy. p. 44) des exemples de propagation de la fièvre typhoïde par les reflux des gaz des fosses d'aisance dans les appartements.

Parfums, fleurs. — Les huiles essentielles que dégagent les fleurs et les organes verts d'un certain nombre de plantes causent trop souvent des accidents toxiques quand ces plantes sont conservées dans les pièces où l'on séjourne ; il faut donc éviter de conserver des fleurs ou des plantes vertes odorantes dans les chambres à coucher. Par contre, les plantes vertes, dépourvues d'huiles essentielles, n'offrent aucun danger, car l'acide carbonique qu'elles dégagent est en faible quantité; les appareils d'éclairage sont des sources de viciation bien autrement importantes.

Poussières. — Les poussières inertes et vivantes sont très abondantes dans l'atmosphère des appartements, ainsi que nous l'avons vu plus haut; elles sont inoffensives ordinairement, c'est seulement dans le cas de maladies transmissibles : *fièvre typhoïde, diphtérie, tuberculose, variole,* etc., qu'elles peuvent renfermer les germes de ces maladies et les conserver souvent pendant très longtemps avec leur virulence. En effet les poussières et les germes se fixent dans les anfractuosités des chambres, moulures, sculptures, dans les fentes et sous les lames des parquets, sur les papiers ou les étoffes de tentures, sur les tapis, etc.

Nous avons indiqué les mesures prophylactiques qui doivent être employées lorsque ces diverses maladies éclatent dans une famille. Le danger le plus grave, parce qu'il est ignoré et que l'on n'a pris jusqu'ici aucune mesure pour le conjurer, se produit quand une famille prend possession d'un nouvel appartement ou d'une maison. Les nouveaux arrivants ignorent presque toujours les conditions sanitaires des personnes qui les ont précédées, de sorte que les germes des maladies transmissibles : *fièvre typhoïde, tuberculose, diphtérie, variole,* etc., peuvent exister dans les chambres qu'ils viennent occuper. Nous avons signalé, à propos de la tuberculose, des exemples certains de contamination par les locaux habités. Des exemples analogues pourraient être cités pour les autres affections.

Le remède à cette situation fâcheuse serait la mise à neuf, ou au moins la désinfection des appartements, chaque fois qu'ils deviennent vacants à la suite de maladies transmissibles; mais jusqu'à présent, la désinfection est facultative, puisque la déclaration des maladies transmissibles, obligatoire pour les animaux, ne l'est pas pour l'homme.

MOYENS DE REMÉDIER AUX CAUSES NORMALES DE VICIATION DE L'AIR

La viciation de l'air est due, non seulement à la respiration, mais encore aux combustions (appareils d'éclairage) et elle est variable suivant les locaux. Ordinairement faible dans les appartements, elle devient importante dans les salles qui renferment un grand nombre d'individus : salles de classe, de réunion, dortoirs, théâtres, etc.

C'est l'acide carbonique qui sert ordinairement de mesure à la viciation normale de l'air. Le tableau suivant donne une idée des variations que présente la proportion de ce gaz dans les locaux habités :

	CO_2 pour 10 000 litres.
Tunnel du Métropolitain Railway (Londres).	14,32
Écoles publiques à Philadelphie.	13,15
— à Boston.	14,50
— de Michigan.	24,00
Hôpital militaire de Portsmouth.	9,76
Brasserie à Paris.	25,80

	CO^2 pour 10 000 litres.
Salle de bal (après 4 h. 30)	29, »
Amphithéâtre de cours (à la fin d'un cours).	80,60
Petite chambre à coucher (8 h. 30 de séjour).	46,2
Chambres habitées à Londres	12 à 33

On remédie aux altérations de l'air dans les locaux fermés 1° par la dimension des chambres et 2° par la ventilation.

Dimension des locaux. — La dimension des pièces habitées peut être établie quand on connaît la consommation d'oxygène et la production d'acide carbonique par chaque individu.

Un homme adulte consomme en moyenne, en vingt-quatre heures, 520 litres d'oxygène et dégage 443 litres d'acide carbonique, ce qui correspond à une production, par heure, de 18 lit. 50 d'acide carbonique. Cette production peut être doublée pendant l'état de travail et affaiblie pendant le sommeil; elle varie aussi avec l'âge, comme le montrent les chiffres suivants :

	CO^2 PRODUIT EN LITRES par heure.
Enfant	9 lit. 7 à 10 lit. 3
Adolescent.	12 — 9 à 17 — 4
Adulte..	17 — » à 18 — 6

Si nous admettons que les locaux occupés sont rigoureusement clos, on peut calculer aisément, d'après les données qui précèdent, la capacité qu'ils devraient avoir pour que la proportion d'acide carbonique ne dépassât pas $\frac{7}{10\,000}$. Cette capacité devrait être, pour une heure et pour un seul individu, d'environ 50 mètres cubes et pour huit heures, durée du repos pendant la nuit, de 400 mètres cubes, c'est-à-dire qu'un seul individu exigerait, dans ces conditions, une chambre de 10 mètres de longueur, de 8 mètres de largeur et de 5 mètres de hauteur. Ces dimensions ne sont pas nécessaires, puisque les chambres ou les appartements ne sont jamais clos et laissent à chaque instant pénétrer de l'air pur qui remplace une partie de l'air souillé, soit par les parois poreuses des murs ou des cloisons, soit par les fentes des ouvertures naturelles (portes, fenêtres), soit enfin par des orifices spéciaux. Le renouvellement de l'air, qui constitue la *ventilation*, permet de réduire considérablement le cubage de la pièce habitée; mais cette réduction ne doit pas être trop grande, car la ventilation est fonction de la masse d'air emprisonnée. L'expérience a établi empiriquement les volumes d'air suivants, nécessaires par heure et par tête :

Hôpitaux.	60 à 70 mètres cubes.
Prisons	50 —
Ateliers.	60
Casernes pendant le jour.	50
Casernes pendant la nuit.	40 à 50
Théâtres.	40 à 50 —
Lieux de réunion	50 à 60 —
Écoles d'adultes.	25 à 50
Écoles d'enfants.	12 à 15 —

Ces nombres sont rarement obtenus, et dans un grand nombre d'hôpitaux, le cubage par tête n'est que de

40 à 50 mètres cubes. Dans les logements insalubres le cubage descend même au-dessous de 10 mètres cubes.

Ventilation. Ventilation naturelle. — La ventilation, c'est-à-dire le renouvellement de l'air emprisonné dans les chambres habitées, s'effectue de plusieurs manières : 1° par la porosité des matériaux de construction ; 2° par les joints des portes et fenêtres ; 3° par des orifices pratiqués dans le plancher ou les parois.

La porosité des matériaux de construction est très variable, comme elle est souvent atténuée ou même annulée par les revêtements imperméables, il convient de n'en pas tenir compte dans les calculs destinés à fixer le volume d'air pur indispensable à la respiration.

La ventilation par les joints des portes et fenêtres, favorisée par l'existence des cheminées, est la plus importante, on peut même dire que c'est la plus efficace dans les appartements où l'on séjourne un certain nombre d'heures.

La ventilation par des orifices spéciaux pratiqués dans les parois est indispensable dans les locaux destinés à abriter un grand nombre d'individus : salles de classe, dortoirs, casernes, théâtres, etc.

Dans tous les cas, d'ailleurs, le renouvellement de l'air est dû à une différence de température entre l'air extérieur et l'air confiné ; celui-ci, plus chaud, tend à s'élever et à sortir par les orifices supérieurs, tandis que l'air plus froid du dehors pénètre par les orifices inférieurs. Les courants s'établissent aisément en hiver, en automne et au printemps, mais en été ils sont bien plus faibles et souvent renversés; pendant cette dernière saison la douceur de la température permet de renouveler l'air largement et sans danger par l'ouverture des portes et des fenêtres.

Ventilation artificielle. — Lorsque la ventilation naturelle ne s'effectue pas avec une régularité et une intensité suffisantes, il faut déterminer la sortie de l'air vicié par des moyens artificiels. On réalise la ventilation artificielle de deux manières : 1° par appel; 2° par refoulement.

Dans la ventilation par appel, on installe au voisinage des bâtiments une cheminée d'appel dans laquelle un foyer, constamment allumé, détermine un appel d'air régulier; on relie les salles que l'on veut ventiler à cette cheminée, et le tirage qu'on y maintient pendant un certain temps détermine le renouvellement de l'air.

Dans la ventilation par refoulement, on dispose les conduits d'aération sur un branchement unique, à l'orifice duquel on refoule, au moyen de machines suffisantes, l'air pur, soit à la température de 12 degrés, soit préalablement chauffé.

On a cherché à évaluer la quantité d'air qu'il faut introduire, par la ventilation, dans les lieux habités. A cet égard il n'y a pas lieu de fixer de limites, ni de discuter les méthodes de calcul, souvent ingénieuses, proposées par les hygiénistes ou les architectes. La seule règle à suivre, est de fournir la masse la plus grande d'air pur, et toutes les dispositions destinées à obtenir ce résultat seront bonnes pourvu qu'elles ne créent pas de courants sensibles (la vitesse de 0 m. 50 est la meilleure), ou que l'air introduit ne soit pas trop froid. En outre, il faudra autant que possible, introduire l'air pur le plus près possible des individus et évacuer les gaz viciés par des orifices assez éloignés d'eux, c'est-à-dire situés au voisinage du plafond.

Chauffage. — L'examen sommaire des modes de chauffage est nécessaire ici comme complément de la ventilation. Le chauffage des lieux habités, secondaire dans le midi de la France, acquiert une importance d'autant plus grande qu'on se rapproche le plus du pôle. On sait que dans le midi de l'Europe les procédés de chauffage sont très primitifs et laissent toujours à désirer, aussi souffre-t-on beaucoup plus du froid dans ces régions que dans les pays du nord.

Le procédé le plus rationnel de chauffage des appartements, consiste à empêcher les parois de se refroidir au-dessous d'une certaine limite ; ce sont donc celles-ci qu'il faudrait échauffer directement pour maintenir la température de 15 degrés environ dans les chambres habitées. Ce mode rationnel n'est pas encore entré dans la pratique, sauf dans les pays froids, en Russie, par exemple, et l'on se borne ordinairement à échauffer l'air.

Chauffage local. — Dans les appartements on dispose un foyer destiné à chauffer par rayonnement ou par conductibilité les pièces habitées.

Cheminées. — Dans les cheminées, le foyer, adossé à l'une des parois de la chambre, rayonne dans toute l'étendue qui lui fait face. L'air destiné à la combustion est emprunté à la chambre et se rend dans la cheminée, mélangé en grand excès aux produits de la combustion ; la chaleur élevée de ces produits est perdue pour le chauffage, mais une ventilation énergique se produit, de sorte que si les parties du corps exposées au foyer s'échauffent, les autres, placées sur le trajet du courant d'air froid, produit par l'appel d'air de la cheminée, se refroidissent. On n'emploie donc que la chaleur rayonnée par le foyer, c'est-à-dire une fraction très petite de celle qui est produite.

On a essayé d'utiliser une partie de la chaleur perdue en échauffant l'air avant son entrée dans la pièce ; la plupart des dispositions adoptées dans ce but se ramènent toutes à la cheminée de Rumford (*fig.* 25). Dans cette cheminée, le foyer, en terre réfractaire, est entouré d'une chambre à air qui se continue au-dessus, tout autour d'un tuyau en poterie ou en fonte qui

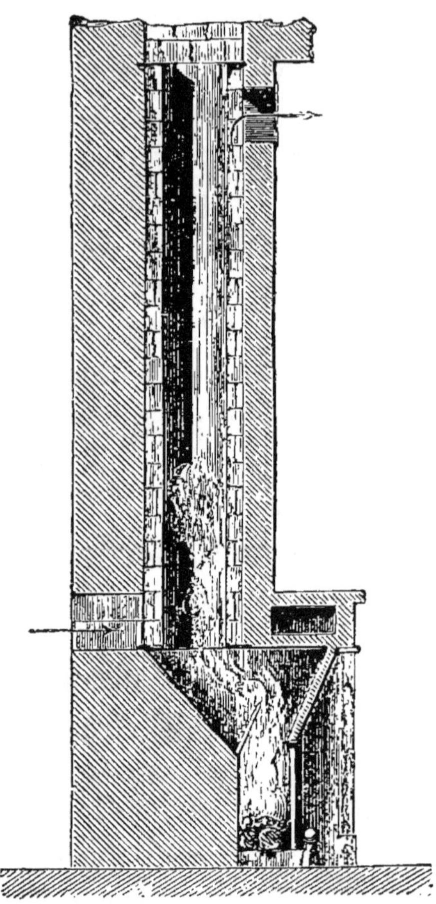

Fig. 25. — Cheminée à la Rumford. Les flèches indiquent la direction du courant d'air venant de l'extérieur et pénétrant dans la chambre après avoir été échauffé.

emmène les produits de la combustion. La chambre à air communique avec l'extérieur tout à fait à sa base et présente, au voisinage du plafond, un certain nombre d'orifices débouchant dans la chambre occupée; dès que la cheminée est allumée, il s'établit un courant d'air venu de l'extérieur qui s'échauffe au contact du foyer et du tuyau de dégagement, avant de pénétrer dans la pièce que l'on veut chauffer.

En même temps on a renoncé aux vastes cheminées qui avaient l'inconvénient de fournir un tirage insuffisant, et le foyer, réduit, est muni de trappes mobiles ou tabliers, destinés à obtenir un tirage énergique.

Malgré ces perfectionnements, la cheminée constitue un appareil de chauffage coûteux; elle est, en revanche, très agréable et très saine.

Poêles. — Dans les poêles, le foyer, placé au milieu de la pièce à échauffer, est complètement entouré d'un revêtement en métal ou en briques; le rayonnement a lieu de tous côtés, non seulement par le foyer mais aussi par les tuyaux qui entraînent les produits de la combustion. Le chauffage est mieux assuré que par les cheminées, mais la ventilation est moins énergique; en outre, l'air, en s'échauffant, devient relativement plus sec et on est obligé de vaporiser un peu d'eau, pour maintenir l'état hygrométique à un degré convenable.

Les poêles à revêtement métallique ont l'inconvénient de s'échauffer beaucoup et de griller les poussières en dégageant une mauvaise odeur; en outre, lorsque les parois sont rouges, elles laissent facilement filtrer l'oxyde de carbone, qui peut provoquer les accidents que nous avons fait connaître.

Les poêles à revêtement en faïence sont meilleurs, mais ils ont l'inconvénient de s'échauffer lentement.

On a réalisé pour ces appareils, les modifications que Rumford a introduites pour la construction des cheminées, ce sont les poêles à double enveloppe ou les *poêles calorifères* qui ne laissent pénétrer que l'air préalablement échauffé au contact du foyer.

Poêles mobiles, poêles économiques. — Les nombreux poêles économiques sont, au point de vue du chauffage, de bons appareils, mais, ainsi que nous l'avons fait remarquer, leur faible tirage rend trop souvent possible le reflux des gaz produits de la combustion, notamment l'oxyde de carbone, dans la pièce que l'on veut chauffer. Ils constituent un danger très grave et doivent être prohibés.

Chauffage général. — Les cheminées ou les poêles sont insuffisants lorsqu'il s'agit de chauffer un certain nombre de pièces ou les grandes salles réunissant beaucoup d'individus.

On emploie alors les calorifères à air chaud, à eau chaude ou à vapeur d'eau. Ces appareils comportent : 1° un foyer destiné à chauffer l'air, l'eau ou à produire la vapeur; il est ordinairement placé dans les caves ou le sous-sol; 2° une canalisation destinée à distribuer le fluide échauffé dans les diverses chambres.

Le chauffage à l'air chaud a l'inconvénient de surchauffer et par suite de dessécher l'air; en outre, les poussières organiques sont souvent entraînées et communiquent à l'air une odeur désagréable. C'est le moins

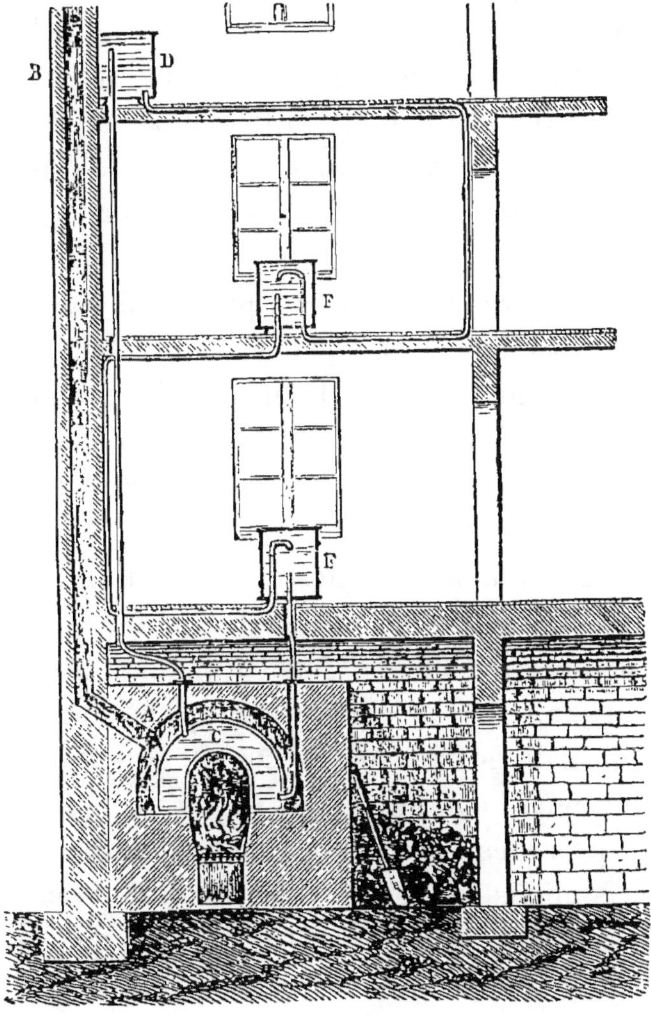

Fig. 24. — Calorifère à eau chaude. A, foyer et B cheminée ; C, chaudière ;
F, F, D, poêles à eau chaude échauffée par l'eau provenant de la chaudière C.

bon des modes de chauffage, malgré les perfectionnements apportés à l'installation des appareils.

Le chauffage à circulation d'eau chaude (*fig.* 24) est excellent à tous égards : il ne chauffe ni ne dessèche l'air, il n'introduit pas de poussières, mais son installation est coûteuse. Ce procédé de chauffage, où l'eau est portée à 120 ou à 150 degrés, est employé au Luxembourg, aux Arts et Métiers, à la Préfecture de Police, etc.

Le chauffage à la vapeur d'eau consiste à utiliser la grande quantité de chaleur que celle-ci abandonne en se condensant ; c'est le système qui paraît aujourd'hui le plus en faveur, car il se prête mieux que tout autre au chauffage rapide de grandes étendues. C'est celui qu'on emploie dans la plupart des grandes administrations, lycées, hôpitaux, etc. Il est très avantageux au point de vue hygiénique, parce qu'il permet d'établir, tout le long des murs, les *rubans de chaleur* qui échauffent rapidement celles-ci et réalisent, dans une certaine mesure, le chauffage des parois qui, comme nous l'avons vu, est le seul mode rationnel de chauffage.

Éclairage. — Nous n'avons à parler ici que des modes d'éclairage considérés comme des modifications de l'atmosphère confinée.

Deux procédés sont maintenant en usage dans les espaces confinés : 1° la combustion des huiles ou des carbures d'hydrogène (pétrole, gaz d'éclairage) ; 2° l'éclairage électrique.

Tous les procédés d'éclairage par combustion ont l'inconvénient d'ajouter une cause nouvelle de viciation de l'air à celles que nous avons déjà signalées. L'emploi des huiles végétales tend à se restreindre de plus en plus : l'éclairage au pétrole et surtout au gaz prennent une importance chaque jour plus grande. L'éclairage au gaz est préféré surtout dans les établissements publics ; à l'inconvénient de la viciation de l'air par les produits de la combustion, il joint celui d'élever beaucoup la température : cet effet a été surtout constaté dans les études, dans les salles de réunion et les théâtres. Si l'on ajoute à ces désavantages les dangers d'explosion et d'incendie, on comprendra que la substitution de l'éclairage électrique ait réalisé, malgré son prix élevé, un grand progrès au point de vue hygiénique.

Parmi les divers procédés d'éclairage électrique, les lampes à incandescence doivent être préférées, elles fournissent une lumière uniforme sans échauffer ni vicier l'air. Cet éclairage, obligatoire maintenant dans les théâtres, est employé dans quelques établissements d'instruction, notamment au lycée Louis-le-Grand, où les résultats obtenus dans les études et dans les classes sont excellents.

§ II. — Séjour a l'air libre

Dans le séjour à l'air libre, toutes les causes d'altération que nous avons mentionnées, disparaissent en raison de la rapidité avec laquelle la diffusion gazeuse a lieu ; mais les propriétés physiques de l'air : température, humidité, pression, etc., réagissent plus ou moins favorablement sur l'organisme et font de l'atmosphère un modificateur d'autant plus puissant que son action s'exerce d'une manière continue.

Température. — Si le sol était uniforme et les

eaux également réparties à sa surface, la température décroîtrait graduellement de l'équateur aux pôles, de sorte que sur un même parallèle, celle-ci serait constante. Deux causes importantes modifient cette distribution de la température, ce sont : 1° l'éloignement ou le rapprochement de grandes masses d'eau ; 2° les variations d'altitude.

Voisinage des mers. — Au bord de la mer, les eaux, à cause de leur grande chaleur spécifique, régularisent la température, de sorte que l'écart entre celle de l'hiver et celle de l'été est faible et que la température est uniforme. Dans les contrées baignées par un courant chaud, comme les Iles Britanniques et la Bretagne, la température moyenne est assez élevée ; au contraire quand les côtes sont baignées par un courant froid, comme on l'observe sur le littoral occidental de l'Amérique du Nord, elle devient plus basse. Dans les villes situées loin des mers, le rayonnement produit à la surface du sol est faible pendant les courtes nuits d'été et très important pendant les longues nuits d'hiver, il en résulte un écart considérable entre la moyenne thermométrique de l'été et celle de l'hiver.

On peut juger de l'influence exercée par la proximité des mers sur la température, par le tableau suivant :

VILLES CONTINENTALES	Hiver.	Été.	VILLES MARITIMES.	Hiver.	Été.
Moscou	—9°,75	18°.37	Édimbourg. .	5°,56	15°,94
Berlin.	—1°,19	17°,43	Londres . . .	5°,46	18°,55
Vienne	0°,18	20°,36	Dieppe. . .	5°,13	18°,25
Nancy	5°,7	17°,14	Brest	5°, »	15°,63
Lyon.	2°,1	20°,30	Lorient. . . .	7°,2	18°,7
Montréal (Canada)	—8°.22	21°,56	Alger	12°,39	22°,55

Influence de l'altitude. — A mesure que l'on s'élève, la température décroît plus ou moins rapidement, de sorte qu'à latitude égale et à la même distance des mers, la température moyenne d'un lieu est d'autant plus basse que ce lieu est plus élevé, comme on le voit par les chiffres suivants :

	TEMPÉRATURE MOYENNE.
Lyon.	11°,87
Genève, 378 mètres.	9°,23
Zurich, 407 mètres.	8°,9
Saint-Bernard, 2 478 mètres.. . . .	— 1°,26

L'homme est donc exposé à des variations de température plus ou moins grandes suivant les régions qu'il habite ; en général, la température moyenne est plus basse que celle du corps et ce dernier se refroidit sans cesse dans l'air qui l'environne.

Quand les écarts thermométriques ne sont pas très grands, l'homme peut lutter facilement contre ces variations, et empêcher le corps de s'échauffer ou de se refroidir par divers moyens : 1° par l'alimentation ; 2° par l'exercice ; 3° à l'aide du vêtement. Mais quand l'abaissement ou l'élévation de la température deviennent trop considérables, il se produit des accidents plus ou moins graves.

Influence de la chaleur sur l'organisme. — La température élevée qui règne dans certaines contrées, notamment sous les tropiques, produit chez l'homme un ralentissement de la nutrition ; la digestion est affaiblie, l'appétit devient faible ou nul, les sécrétions de la peau sont exagérées, mais, par contre, la sécrétion urinaire est affaiblie, enfin le système nerveux est déprimé.

Quand l'action de la chaleur est brusque et passagère, ces effets ne durent pas longtemps, mais si l'élévation de la température demeure constante, l'amaigrissement ne tarde pas à se produire par suite de l'insuffisance des restitutions journalières.

Accidents produits par la chaleur. — Outre le ralentissement général dans la réparation des pertes, la chaleur peut produire des accidents plus ou moins graves. Tantôt cette influence est locale et bénigne; elle se traduit par une irritation et une rougeur de la peau provoquée par les rayons solaires et désignée sous le nom d'*érythème solaire* ou vulgairement coup de soleil. Le plus souvent des accidents très graves, souvent mortels, se produisent, soit par l'exposition au soleil, soit par une marche forcée dans un milieu à température élevée; les lésions les plus ordinaires sont une congestion des méninges du cerveau, des poumons et même des muscles. Ces accidents, connus sous le nom d'*insolation* ou de *coup d'échauffement*, s'observent fréquemment dans les troupes en marche, pendant la forte chaleur des jours d'été, dans les régions tempérées, ou pendant les marches de jour sous les tropiques.

On prévient ces accidents en supprimant les marches ou les manœuvres de dix à quatre heures, en *entraînant* les troupes et en supprimant les boissons alcooliques qui, prises à forte dose, prédisposent beaucoup aux insolations.

Ajoutons enfin qu'une élévation de la température

favorise l'éclosion d'un certain nombre de maladies transmissibles : la *fièvre jaune*, le *choléra asiatique*, le *choléra nostras*, etc., les *fièvres telluriques*, la *dysenterie* et la *diarrhée chronique* des pays chauds, etc.

Action physiologique du froid. — Les abaissements de la température, même lorsqu'ils sont considérables, sont beaucoup mieux supportés par l'organisme que l'élévation de quelques degrés au-dessus de la température du corps. Nous disposons en effet de nombreux moyens d'empêcher le refroidissement du corps : des moyens physiques comme la protection à l'aide des vêtements; des moyens physiologiques, tels que l'augmentation des oxydations internes par une nourriture plus abondante et un exercice prolongé.

Quand ces moyens sont insuffisants, le froid manifeste son action par une diminution dans l'activité de la peau, compensée insuffisamment par l'activité du rein, car la proportion des substances solides diminue dans l'urine; en outre, la circulation périphérique est affaiblie et le sang reflue dans les parties profondes qui sont congestionnées. Bientôt des douleurs se produisent dans les membres, la tête, etc., les extrémités se raidissent et se congèlent, l'individu tombe dans un engourdissement, puis dans un sommeil profond et la mort survient bientôt.

Accidents produits par le froid. — Comme on peut le prévoir d'après ce qui précède, ces accidents sont locaux ou généraux.

Les accidents locaux, connus sous le nom de *congélations*, s'observent dans les organes périphériques :

membres, nez, oreilles, etc., ils présentent une série d'états de plus en plus graves, qui commencent à l'engelure et finissent à la gangrène des parties congelées.

Les accidents généraux sont beaucoup plus graves et l'on doit mettre tous ses soins à empêcher les individus dont l'activité est déprimée par le froid, de succomber à l'engourdissement précurseur de la mort.

Quand les accidents locaux ou généraux ont commencé à se produire, *le plus grand danger* à craindre est la transition brusque du froid au chaud. Combien de soldats en Russie sont morts subitement frappés d'apoplexie foudroyante, ou ont eu les membres gelés, pour s'être approchés du feu ou pour avoir pénétré dans une atmosphère tiède! Dans les régions froides, où la congélation des membres se produit fréquemment, les frictions avec la neige ou les bains d'eau glacée, sont les meilleurs remèdes à employer pour rétablir la circulation.

Les accidents produits par le froid seront toujours atténués par une bonne alimentation, des vêtements mauvais conducteurs de la chaleur et un exercice régulier et constant.

Humidité. — La quantité d'eau renfermée dans l'air est variable, suivant l'abondance ou la fréquence des pluies.

La quantité d'eau qui tombe annuellement varie beaucoup en France, puisque certaines régions (Meaux, Troyes, Melun, etc.), ne reçoivent que 40 à 50 centimètres d'eau par an, tandis que d'autres, les Pyrénées aux environs de Gavarnie, les Alpes au nord de Gap, reçoivent plus de 2 mètres d'eau. La quantité d'eau tombée ne suffit pas seule à caractériser le climat sec ou humide d'un pays et la répartition des pluies possède, à ce point de vue, la plus grande importance. En effet, Londres avec 630 millimètres de pluie annuelle, Paris avec 570 millimètres, ont des climats humides, tandis que Cannes, où les précipitations atmosphériques atteignant 898 millimètres, a un climat sec.

En général, dans les régions littorales, les pluies sont plus abondantes et plus uniformément réparties que dans les régions continentales ; c'est surtout dans les régions littérales ou dans les plaines basses, au voisinage des cours d'eau, que les brouillards sont fréquents.

Action de l'humidité sur l'organisme. — L'action exercée par l'humidité est peu connue, car il est difficile de la séparer de celle de la chaleur ; on ne peut donc pas fournir de données précises sur cette influence. Cependant il paraît bien établi que l'excès d'humidité de l'air, coïncidant avec une température élevée, est beaucoup plus meurtrier que la chaleur sèche ; cela tient à ce que dans l'air humide, la sudorification, qui est le plus puissant moyen de lutter contre l'élévation de la température, est entravée ; d'autre part, l'humidité dans l'air froid est plus difficilement supportée qu'une température plus basse de l'air sec ; c'est ce qu'on observe dans les pays brumeux pendant l'hiver ; la mortalité y est plus considérable que dans les régions où le froid est plus vif, mais l'air relativement sec.

Si l'action nocive de l'humidité est mal connue,

l'influence exercée par les pluies sur la salubrité est plus facile à établir. L'air est purifié des poussières et des germes qu'il renferme et ceux-ci, déposés sur le sol, peuvent y périr rapidement ou y trouver un terrain de culture favorable. Ainsi la mortalité à Paris et à Berlin est plus faible pendant les mois secs; par contre les fièvres palustres en Algérie, le typhus exanthématique en Pologne, en Silésie et dans l'Inde, présentent une recrudescence après les pluies.

Vents. — Les vents jouent un rôle important dans la répartition des pluies et dans l'établissement de la température d'un lieu, ils ont aussi une influence considérable dans la purification de l'air des grandes agglomérations; leur rôle dans la propagation de certaines maladies transmissibles, considéré autrefois comme très important, est presque négligeable, maintenant que l'on connaît mieux l'étiologie de ces maladies.

Pression atmosphérique. — La colonne de mercure qui, dans les baromètres, sert à mesurer la pression de l'air, montre des oscillations régulières et accidentelles. Les premières se succèdent régulièrement, soit pendant le jour, soit dans le cours d'une année; elles mesurent les variations *diurnes* et *annuelles* de la pression atmosphérique; les variations accidentelles s'observent au moment des orages, pendant les perturbations des courants atmosphériques. Pour un lieu donné, ces variations sont assez faibles, de 2 millimètres à 57 mm. 9, et ne paraissent pas exercer d'influence appréciable sur l'organisme.

Variations de pression avec l'altitude. — Si l'on passe d'un lieu à un autre, la valeur absolue de la pression varie et décroît plus ou moins régulièrement avec l'altitude; cette décroissance de la pression est assez rapide, comme le montrent les chiffres suivants, dus à Paul Bert.

ALTITUDE.	PRESSION.	OXYGÈNE ramené à la pression de 760 millim.
0 mètres.	760 millimètres.	20,9 pour 100.
2 500 —	560 —	15,4 —
4 000 —	450 —	12,4 —
6 000 —	340 —	9,5 —
8 000 —	250 —	6,9 —

La diminution graduelle de la pression et la diminution consécutive de la proportion d'oxygène dans un volume d'air constant, exercent sur l'organisme une influence plus ou moins heureuse.

Altitudes moyennes. — Le séjour dans les altitudes moyennes, qui ne dépassent pas 1 800 ou 2 000 mètres, et où la dépression est de 15 à 20 centimètres, produit une réaction favorable sur l'organisme. La diminution dans le taux de l'oxygène absorbé est compensée, d'après les observations des docteurs Jaccoud et Vacher, par l'accélération de la respiration et de la circulation; on a même constaté, chez les individus séjournant à Barèges, à une altitude de 1270 mètres, une augmentation de la circonférence thoracique.

Si l'on remarque que certaines maladies, comme la phtisie, sont inconnues au delà de 1 300 mètres en Europe, on comprendra l'engouement du public pour certaines stations alpestres (Davos dans les Grisons, Saint-Moritz dans l'Engadine). Il convient d'ajouter, en outre, que l'air des régions élevées est très pauvre en germes et renferme relativement peu d'humidité.

Altitudes élevées. — Mal des montagnes. — Lorsque l'on gravit des montagnes très élevées, dépassant 2 000 mètres, ou que l'on s'élève en ballon à une hauteur assez considérable, on observe, à partir d'une hauteur variable suivant les individus, des troubles désignés sous le nom de *mal des montagnes*. D'après Paul Bert, les phénomènes morbides provoqués par le séjour à une altitude élevée se succèdent ainsi : au début, sensation de fatigue inexplicable, respiration courte, battements de cœur violents et précipités, dégoût pour la nourriture ; puis bourdonnements d'oreilles, céphalalgie, angoisse respiratoire, éblouissements, vertiges, faiblesse croissante, nausées, vomissements, somnolence ; enfin affaissement, obscurcissement de la vue, hémorrhagies diverses, diarrhée, perte de connaissance.

Ces divers symptômes sont aggravés par le mouvement, la course, le vent même faible ; le repos les atténue.

La cause de ces troubles, établie nettement par Jourdanet et Paul Bert, réside exclusivement dans la raréfaction de l'air, c'est-à-dire dans la diminution de tension de l'oxygène ; l'oxygénation incomplète des globules amène l'affaiblissement de la nutrition et plus tard l'asphyxie.

D'après Paul Bert, les quantités d'oxygène renfermées

dans le sang et correspondant aux diverses altitudes sont :

ALTITUDE.	OXYGÈNE dans le sang.
2 500 mètres	17,40 pour 100.
4 000 —	15,9 —
6 000 —	12,0 —
8 000 —	9,9 —

Les moyens employés pour faire disparaître ces malaises ont été longtemps des palliatifs qui retardent seulement le moment où les premiers symptômes se manifestent : c'est ainsi qu'on devra s'entraîner avant de tenter les grandes ascensions, se nourrir convenablement, se protéger contre le froid ; on ne devra point se hâter sur les pentes rapides et couper l'ascension par des haltes fréquentes ; on mangera peu et souvent. Mais le véritable remède est celui qu'a préconisé Paul Bert : c'est l'*inhalation d'oxygène*, destinée à compenser le déficit de l'air des hautes altitudes.

Dans l'ascension où Crocé Spinelli et Sivel périrent, ces aéronautes avaient emporté, sur les indications de Paul Bert, des ballons d'oxygène, mais, surpris par des symptômes de défaillance, en raison de la rapidité de leur ascension, ils ne purent s'en servir ; seul M. Tissandier, qui les accompagnait, en fit usage et fut sauvé.

CHAPITRE VII

LE SOL. — LES CLIMATS

Le sol a une grande importance dans la répartition des eaux et, par suite, il influe beaucoup sur les variations météorologiques de l'air.

On distingue deux parties dans le sol : la couche superficielle, généralement ameublie par les divers travaux de culture et que l'on nomme le *sol arable* ; la couche profonde ou sous-sol, dont la nature variable résulte de l'affleurement des divers terrains formés pendant la série des périodes géologiques. En certains endroits seulement, sur les pentes dépouillées d'arbres, la terre arable disparaît et le sous-sol est à nu ; ce n'est qu'une exception.

Constitution et propriétés du sol. — La constitution chimique de la terre est extrèmement variable puisqu'elle dépend de la nature géologique du sous-sol, mais au point de vue qui nous occupe, nous n'avons pas à étudier les nombreuses espèces minérales qu'on y rencontre. Il nous suffit de savoir que la couche superficielle est ordinairement composée de sable ou de gravier, de calcaires, d'argile et de matières organiques formées par les détritus d'êtres vivants qui peuplent la terre. Ces diverses substances se présentent à l'état de fragments plus ou moins divisés et laissent entre eux des espaces vides dans lesquels l'eau ou l'air peuvent circuler ; le volume de ces espaces varie, suivant la grosseur des fragments de gravier ou de sable, de 40 à 25 pour 100. La terre est donc poreuse et peut emprisonner un volume d'eau ou un volume d'air considérables ; en raison de sa porosité, le sol est perméable, c'est-à-dire peut se laisser traverser par l'eau ou par l'air plus ou moins facilement. Lorsque les sables et les graviers ou les calcaires dominent dans la terre arable, elle est très perméable ; si elle renferme de l'argile en grande quantité, l'eau des pluies reste stagnante et l'air ne se renouvelle pas dans les diverses parties du sol.

La nature du sous-sol est beaucoup moins complexe que celle de la couche superficielle, les matières organiques y font presque toujours défaut ; on y trouve des sables ou des grès, des calcaires, des argiles ou des marnes, ou enfin des roches cristallines, granits, porphyres, etc.

Matières organiques. — La présence constante des matières organiques dans la couche superficielle de la terre est de la plus haute importance. Ces matières sont inertes ou vivantes : les premières constituent les détritus des plantes ou des animaux ; les secondes sont des organismes microscopiques, bactéries, champignons, infusoires, etc., qui vivent aux dépens des matières minérales ou organiques renfermées dans le sol. Depuis quelques années, on s'est occupé de rechercher la nature de ces êtres et d'en fixer approximativement le nombre.

Parmi les organismes qui peuplent la couche superficielle, les bactéries dominent, mais elles sont inégalement réparties : en nombre considérable à la surface du sol et jusqu'à 40 à 50 centimètres de profondeur, elles diminuent rapidement à mesure que l'on descend plus ou moins profondément, et à 2 ou 3 mètres on n'en rencontre plus ou seulement en faible quantité.

Comme nous l'avons déjà fait remarquer à propos de l'eau et de l'air, ce n'est pas le nombre des bactéries qu'il importe de connaître, mais leur nature. Le sol renferme-t-il des bactéries pathogènes? Et dans quelles conditions apparaissent-elles? Il n'est pas douteux que le sol contienne les organismes de certaines maladies transmissibles; le *bacillus septicus* de la septicémie est très commun déjà, ce qui explique, comme nous l'avons vu, les graves complications observées dans les plaies souillées par la terre; la *bactéridie charbonneuse* a été aussi retrouvée dans la terre; dans certains départements, celui d'Eure-et-Loir par exemple, c'est à la présence de cette bactéridie qu'on a pu légitimement attribuer l'endémicité de la maladie charbonneuse; plus rarement on a retrouvé le *bacille typhique*, etc. Mais la plupart de ces organismes ne paraissent pas trouver dans le sol les conditions favorables à leur végétation et, d'après les expériences entreprises, ils ne tardent pas à périr lorsqu'ils y pénètrent en état de vie active; si certaines espèces s'y conservent néanmoins pendant longtemps, comme le fait a été constaté par M. Pasteur pour la bactéridie charbonneuse, c'est parce qu'elles passent à l'état de spores.

On ne les rencontre pas d'ailleurs à partir d'une profondeur de 2 ou 3 mètres, sauf les cas particuliers de fissures ou de crevasses permettant leur introduction mécanique avec l'eau.

Le plus grand nombre des bactéries rencontrées à la surface du sol, est donc constitué par des bactéries inoffensives, des *saprophytes*. Ces organismes sont les agents les plus actifs de la purification du sol : en présence de l'air, ils transforment les matières organiques en substances minérales, sels ammoniacaux, nitrates, carbonates, sulfates, qui sont absorbés par les plantes et rentrent dans la circulation générale. C'est dans les couches superficielles où l'air circule aisément que ce travail de destruction a lieu ; dans les couches profondes l'air est rare, la végétation des bactéries se ralentit et devient nulle, les formes que l'on y rencontre sont en état de vie ralentie ; mais dès que l'on ameublit ou que l'on retourne la terre en ramenant à la surface le sol profond, les spores qui y sont renfermées ne tardent pas à végéter activement et bientôt ces couches présentent une grande richesse en bactéries.

Sols perméables. — Assainissement par la culture. — Terrains cultivés. — Les sols perméables, dans les campagnes, sont rapidement assainis à la fois par la végétation des bactéries de la couche superficielle et par celle des plantes qu'on y cultive. Les exemples les plus frappants à cet égard sont tirés des terrains d'irrigation qui, à Berlin, à Breslau, à Dantzig et dans certaines villes d'Angleterre, sont arrosés avec l'eau des égouts, souillée par les eaux ménagères et les matières fécales. Ces terrains reçoivent donc les souillures les plus nombreuses et, au point de vue hygiénique, les plus dangereuses, puisque nous avons vu que les matières fécales sont les véhicules des germes de la fièvre typhoïde, du choléra, etc.

Cependant la salubrité de ces terrains ne le cède pas à celle des régions les plus saines. C'est ainsi que dans les terrains d'irrigation de Berlin, de nombreuses maisons de campagne se sont élevées, on y a établi des asiles d'enfants, des casernes, l'école des cadets. A Gennevilliers où, depuis quelques années, le sol est irrigué avec les eaux d'égout de Paris, la mortalité a diminué, la fièvre typhoïde, le choléra, le charbon, y sont rares.

Sol des villes. — Dans les villes, au contraire, les souillures sont nombreuses, et en raison du revêtement imperméable formé par les maisons, les chaussées ou les routes, l'air ne circule pas dans les couches superficielles ; si les matières organiques et les bactéries sont abondantes, l'épuration qui se produit dans les terrains aérés et cultivés ne peut avoir lieu. Aussi ce sol saturé d'impuretés est-il une cause d'insalubrité ; les eaux qui le traversent et qui alimentent la nappe souterraine, sont de mauvaise qualité, presque toujours nuisibles. Lui-même peut provoquer des accidents graves ; s'il est exposé à l'air et à la dessiccation, la surface devient pulvérulente et les poussières entraînées par l'air transportent avec elles les bactéries qui les souillent ;

on a signalé en effet de nombreux exemples d'épidémies coïncidant avec le bouleversement des terres, nécessité par des travaux de terrassement (Nancy).

Sols imperméables. — Marais. — Les sols imperméables, ou ceux dans lesquels la couche imperméable est à une faible distance de la surface, à pentes faibles ou nulles, ne laissent pas écouler l'eau qu'ils reçoivent ; celle-ci séjourne dans toute la surface, l'air ne circule pas et les matières organiques se putréfient, transformant les étendues d'eau stagnante en vastes marais, dont la présence donne à une contrée une insalubrité d'autant plus grande que la température moyenne est plus élevée.

Malaria ou fièvres paludéennes. — Les affections observées chez les habitants des régions marécageuses sont connues sous le nom de *malaria* (mauvais air), de *fièvres paludéennes* ou de *fièvres telluriques*. On les désigne aujourd'hui sous le nom de *paludisme*. Les régions marécageuses existent dans tous les pays du globe, mais c'est surtout dans les contrées chaudes et tempérées qu'elles provoquent des accidents graves. L'Écosse, l'Allemagne, la Hollande, présentent de grandes étendues marécageuses où les accidents sont rares et toujours bénins.

En France, les marais sont répandus surtout sur le littoral aux embouchures des fleuves, le long des côtes basses et sablonneuses. A l'intérieur des terres, la Bresse et la Sologne ont acquis depuis longtemps une triste réputation ; mais c'est en Italie que la malaria sévit avec intensité ; les rizières l'entretiennent dans la Lombardie et le Piémont; on l'observe aussi dans les Marais Pontins, la Campagne romaine, les Pouilles, la Calabre, etc. En Algérie, aux débuts de la colonisation, certaines régions ont acquis une réputation d'insalubrité heureusement disparue aujourd'hui.

Organismes spécifiques du paludisme. — Hématozoaires. — L'influence des marais sur le développement des fièvres paludéennes est établie depuis longtemps, et, pour l'expliquer, on supposait que l'air chargé de *miasmes* les transportait à une distance variable; mais on n'avait jamais isolé ni vu ces miasmes paludéens. La révolution apportée dans l'étiologie des maladies transmissibles par les découvertes de M. Pasteur, a provoqué un grand nombre d'observations sur l'origine des fièvres paludéennes. Grâce aux recherches de M. Laveran, confirmées par d'autres médecins, le parasite du paludisme est bien connu aujourd'hui.

Si l'on examine en effet le sang d'un individu atteint de paludisme, on y trouve des corpuscules de forme variée, animés de mouvements amiboïdes et vivant aux dépens des globules du sang qu'ils décolorent et finalement détruisent (fig. 25). Ces corpuscules renferment des granules bruns de pigment, qui donnent au sang et aux organes congestionnés, une teinte brun chocolat caractéristique. On distingue les *corpuscules sphériques* (c) les plus communs, tantôt plus petits ou un peu plus grands que les hématies, nageant dans le plasma ou inclus en nombre variable dans les globules; les *corpuscules flagellés* (d), corps sphériques munis de minces prolongements, 2, 3 ou 4, très difficiles à voir quand ils sont au repos ; les *corps en croissant*, libres ou accolés aux globules (*n*), les *corps en rosace ou segmentés* (*p*). Ces formes paraissent appartenir à un seul organisme que M. Laveran nomme *hématozoaire* et que l'on rapporte au groupe des *sporozoaires* ; ce serait une des nombreuses espèces de *coccidies*, animaux parasites appartenant aux *grégarines*.

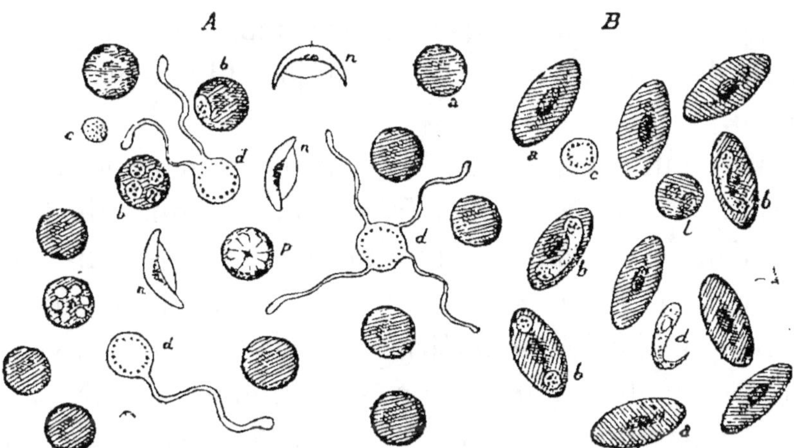

Fig. 25. — Hématozoaires du paludisme. A. dans le sang de l'homme : *a*, globule rouge normal ; *b*, globules rouges renfermant des corps pigmentés ; *c*, corps pigmenté isolé ; *d*, corps pigmentés avec flagella ; *p*, corps segmentés ; *n*, corps en croissant. B, dans le sang des oiseaux : *a*, globules normaux ; *b*, globules avec corps pigmentés ; *c*, corps pigmenté libre ; *l*, leucocyte ; *d*, corps en massue, libre.

L'hématozoaire a été retrouvé dans le sang de presque tous les individus atteints de paludisme, il manque dans celui des individus sains. On l'a retrouvé dans le sang des animaux (oiseaux, tortues, etc.) vivant dans les régions de fièvres paludéennes. Enfin ce parasite, injecté dans le sang d'individus sains, s'y développe rapidement en provoquant les accidents fébriles caractéristiques du paludisme.

Voie d'introduction des hématozoaires. — On n'a pas retrouvé les parasites dans l'eau ou dans le sol des marais, et l'on suppose qu'ils vivent dans le corps d'autres animaux, comme nous l'avons vu pour certaines affections parasitaires dues aux nématodes ou aux vers plats ; il règne donc encore beaucoup d'incertitude sur les voies de transmission de ces parasites.

Le transport par l'air et l'introduction par les voies respiratoires, considéré autrefois comme la cause essentielle de l'infection, paraît être aujourd'hui sans importance.

Au contraire l'eau de boisson serait, d'après M. Láveran, la cause la plus fréquente de contamination, car dans les contrées insalubres, les individus qui boivent de l'eau bouillie ou de l'eau provenant de sources éloignées sont épargnés, tandis que ceux qui consomment l'eau des marais sont atteints ; d'autre part, dans des contrées salubres, si l'eau consommée provient de localités insalubres, les habitants contractent la malaria, et les individus les plus exposés au paludisme sont ceux qui consomment le plus d'eau.

Prophylaxie. — On peut préserver les individus de ces affections de deux manières : 1° par l'assainissement des régions insalubres ; 2° par des précautions hygiéniques individuelles.

Assainissement des marais. — La mise en culture des terrains marécageux est le procédé le plus efficace pour faire disparaître les fièvres palustres ; elle exige deux opérations : l'*assèchement* des marais par un drainage convenable, destiné à favoriser rapidement l'écou-

lement des eaux, et le *défrichement*. Ces opérations ne
sont pas sans danger, car elles multiplient les surfaces
et augmentent les chances de contamination; mais dès
que la culture est prospère, les fièvres disparaissent.
Certaines essences à croissance rapide comme les
Eucalyptus jouissent, au point de vue de l'assainissement des marais, d'une réputation méritée. On a de
nombreux exemples des services rendus par la mise en
culture des marécages au point de vue de la salubrité
d'une région; en Algérie, en France, dans les Dombes,
la Sologne, beaucoup de villes ou de villages ont
perdu leur triste réputation. On peut se rendre compte
de l'influence heureuse du défrichement par les chiffres
suivants, empruntés à M. Arnould, et relatifs à quelques
localités d'Algérie.

DÉCÈS POUR 1 000 HABITANTS.

	PENDANT le défrichement.	APRÈS le défrichement.
Douera	106	67
Ibrahim.	118	15
Le Fondouk	80	29
Boufarik.	48	56

Précautions hygiéniques individuelles. — Quand
l'assainissement n'a pas eu lieu ou ne peut pas être
opéré, il est possible de protéger, d'une manière efficace, les individus contre les acidents du paludisme

On sait qu'en Algérie, en Italie, les accidents ne se
produisent pas pendant toute l'année: durant l'hiver et
le printemps. de décembre à mai, on peut parcourir

sans danger les régions les plus insalubres ; en outre une faible altitude, quelques mètres parfois, atténuent ou suppriment les inconvénients du séjour dans ces régions ; c'est pourquoi les Arabes, les Italiens, se réfugient pendant l'été sur les hauteurs en abandonnant les plaines dangereuses.

Si l'on est obligé de séjourner dans des régions exposées au paludisme, on devra habiter les régions les plus élevées, en évitant toujours les plaines humides ou les bas-fonds. On ne passera jamais la nuit dans les foyers de l'infection et on ne consommera que de l'eau de sources provenant de contrées saines ; dans le cas où l'eau ferait défaut, on ne boira que de l'eau bouillie.

La débilitation de l'organisme étant, comme pour toutes les maladies transmissibles, une des causes les plus favorables au développement des parasites, on évitera les fatigues et on fournira aux individus, colons, troupes, ouvriers, une alimentation suffisante et des boissons toniques : thé, café. Enfin on pourra, à titre préventif et toujours avec succès, administrer les vins de quinquina ou le sulfate de quinine.

CLIMATS

Les développements qui précèdent nous ont montré que l'atmosphère est sans cesse modifiée dans ses propriétés physiques par la température, l'humidité, les vents, la pression, le sol, etc.

Si certaines variations, considérées isolément, paraissent être sans influence sensible sur l'organisme, leur ensemble réagit sur nous d'une manière tellement intime, qu'un changement de résidence dans des pays souvent peu éloignés amène des perturbations plus ou moins graves dans l'économie. On donne à l'ensemble des variations atmosphériques qui réagissent sur l'homme et les animaux le nom de *climat*. Quand les fonctions s'accomplissent de manière à rendre *minima* l'influence nocive des variations atmosphériques, l'individu est *adapté au climat* ou, comme l'on dit, *acclimaté*. Dans le cas contraire, des troubles locaux ou généraux surviennent plus ou moins rapidement chez les individus nouvellement arrivés dans une région; lors même que le changement de pays n'amène pas de troubles graves, la débilitation de l'organisme livre l'homme sans défense aux maladies endémiques. On sait, en effet, qu'en temps d'épidémie les nouveaux arrivants sont toujours plus durement frappés que les habitants; que, dans les pays chauds, la fièvre jaune, la dysenterie, frappent surtout les Européens et épargnent les indigènes.

On a proposé de nombreuses classifications des climats, et, comme il est difficile d'enfermer dans une formule simple et concrète l'ensemble des variations du milieu dans lequel nous vivons, on a souvent créé des divisions climatériques artificielles, en prenant pour base l'un des facteurs les plus importants, tels que la température, l'humidité, la pression barométrique, etc.

La classification la plus rationnelle paraît être celle de Weber, dans laquelle on distingue deux grandes classes : les climats maritimes et les climats continentaux. Les

climats maritimes se divisent en plusieurs groupes :
1° climats maritimes humides et à température très
élevée (les îles Canaries, Madère) ; 2° climats maritimes
humides à température modérée (les Hébrides) ; 3° climats maritimes de moyenne humidité (île de Wight,
Alger, Ajaccio) ; 4° climats maritimes chauds et secs (la
rivière de Gênes, depuis Hyères jusqu'à San Remo).

Les climats continentaux se divisent en climats de
plaine (Pise, Pau, Amélie-les-Bains, etc.) ; climats de
montagne (l'Engadine).

La connaissance des climats a pris depuis quelques
années, et avec raison, une grande importance dans la
thérapeutique. Un grand nombre d'affections sont en
effet déterminées ou aggravées par le climat de certaines
régions ; ainsi, les climats humides des plaines sont très
défavorables aux rhumatisants qui doivent préférer les
climats secs ; au contraire, les asthmatiques trouvent
souvent la guérison dans les régions fatales aux rhumatisants.

Ce sont surtout les affections du poumon qui se trouvent dans une étroite dépendance avec le climat, soit
que ce dernier précipite ou retarde la marche de la maladie, comme dans le cas de la phtisie, soit qu'il aggrave
ou guérisse complètement les bronchites chroniques,
l'asthme, le catarrhe pulmonaire.

En ce qui concerne la phtisie, l'influence bienfaisante du climat a pris une grande vogue, et suivant les
formes si nombreuses que revêt la tuberculose, tel ou
tel climat convient mieux. C'est ainsi qu'on a constaté
depuis longtemps les excellents effets du séjour au bord

de la mer chez les scrofuleux ; d'autre part, les stations d'altitude à climat froid et sec, comme l'Engadine, conviennent aux personnes prédisposées à la tuberculose ou aux tempéraments lymphatiques chez lesquels la tuberculose se développe lentement ; on sait, en effet, qu'au-dessus de 1 300 mètres la tuberculose est inconnue.

Enfin, chez les phtisiques, le séjour dans les climats chauds et humides, comme Madère, les Canaries, provoque des améliorations notables, car, d'après M. Williams, on compte 52 pour 100 malades améliorés, 14,7 pour 100 stationnaires et 35,5 pour 100 aggravés, et dans les climats chauds et secs, comme les villes de la rivière de Gênes, d'Hyères à San Remo, la Corse, Alger, on compte 58,5 pour 100 malades améliorés, 20,7 pour 100 stationnaires et 19,6 pour 100 aggravés. C'est surtout dans les climats très secs de l'Égypte, de la Syrie, du Cap, que l'amélioration est grande, car elle s'élève à 61,8 pour 100. Malheureusement les conditions d'installation sont trop souvent défectueuses dans ces dernières contrées.

On conçoit combien il est difficile de formuler des règles précises au sujet des avantages ou des inconvénients du climat, puisque chaque individu apporte, avec des habitudes propres, un tempérament particulier inégalement influencé par les variations atmosphériques.

CHAPITRE VIII

LA PEAU. — LES SÉCRÉTIONS

L'activité des tissus détruit sans cesse la matière vivante qui les compose et, par une série de modifications chimiques où les oxydations dominent, elle transforme les principes immédiats du corps en composés d'autant plus simples que l'oxydation est plus complète ; tous ces corps constituent les déchets de l'organisme, leur production est en raison directe de l'activité et peut lui servir de mesure.

Les substances qui forment les déchets, telles que les alcaloïdes (leucomaïnes), l'acide urique, l'urée, l'acide carbonique, constituent des poisons pour les cellules vivantes ; leur accumulation dans les tissus produit des désordres plus ou moins graves qui ont le caractère de véritables intoxications. Il est donc indispensable d'évacuer à l'extérieur ces produits toxiques au fur et à mesure de leur formation ; c'est le rôle dévolu aux appareils d'élimination : poumons, foie, reins, peau.

Nous avons vu, à propos de l'atmosphère, les moyens d'assurer l'exhalation régulière des déchets gazeux ; il nous reste à étudier l'hygiène de la peau, dont la nécessité est encore si peu appréciée, surtout dans les campagnes.

L'intégrité des fonctions de la peau est nécessaire au bon équilibre des fonctions de la nutrition, tant à cause de son rôle comme revêtement protecteur, que des sécrétions dont elle est le siège.

Par sa situation, la peau est exposée à un grand nombre de causes d'altération : déchirures, action du froid ou de la chaleur, action des poussières, envahissement par les parasites. Au moyen du vêtement, nous la protégeons contre les accidents mécaniques ou physiques ; par des soins appropriés, nous pouvons la protéger contre les parasites et maintenir dans toute son activité la fonction d'élimination.

§ I. — Affections parasitaires de la peau

Ces affections sont nombreuses et causées par des organismes variés : les unes, comme la *gale* causée par un acarien du groupe des arachnides, sont faciles à guérir et n'apparaissent que chez les individus auxquels les soins de propreté sont inconnus : d'autres, sans être graves, sont des affections rebelles et très contagieuses : ce sont les diverses espèces de *teigne*.

La plupart des teignes sont dues au développement de champignons ou de bactéries : si on les observe surtout dans les parties couvertes de poils, sur la tête notamment, elles peuvent cependant envahir la peau dénudée ; elles offrent un caractère commun, celui de former des taches circulaires qui s'agrandissent peu à peu, en délimitant des auréoles caractéristiques à mesure que les parties centrales guérissent.

Teigne faveuse ou favus. — Elle est causée par le développement d'un champignon ascomycète, l'*Achorion Schœnleinii*, dont les spores, introduites dans les tuniques de la racine d'un poil, germent en donnant des filaments qui se développent d'abord dans le poil et causent sa mort, puis s'étendent peu à peu en gagnant les poils voisins. Cette affection s'observe ordinairement sur la tête ; la partie malade présente de petites concrétions saillantes d'un jaune clair ou soufré, disposées en forme de godet[1] à la base des poils ; les concrétions se réunissent souvent en formant des taches sèches, friables, à odeur de souris ; dans les parties atteintes, les cheveux tombent et ne repoussent plus.

La teigne faveuse est bien plus fréquente à la campagne qu'à la ville ; elle est extrêmement contagieuse et se transmet non seulement d'individu à individu, mais encore par certains animaux commensaux (souris, rats) ou domestiques (chiens, chats).

Teigne tonsurante. — Cette maladie est causée par le développement du *Trichophyton tonsurans*, dont les filaments pénètrent et enveloppent les cheveux ou les poils de barbe et les rendent très friables. Les taches qu'il détermine sont rondes, grises, recouvertes de pellicules sèches, blanches et ressemblent aux tonsures.

Lorsque le parasite est localisé dans le cuir chevelu,

---

1. C'est cette forme en godet qui a valu à l'affection le nom de *avus*, ce terme désignant la cellule des abeilles.

la maladie prend le nom de *teigne tonsurante proprement dite ;* elle est surtout fréquente dans les villes,
au milieu des grandes agglomérations. C'est chez les
enfants qu'elle sévit jusqu'à 12 ou 13 ans ; on ne l'observe plus après 21 ans.

Parfois le parasite est localisé sur la face, au maxil-
laire inférieur : on nomme l'affection qu'il provoque
mentagre ou *sycosis ;* cette forme a été observée souvent dans les villages ou dans les régiments à l'état de
véritables épidémies propagées par les barbiers.

Enfin, le *Trichophyton* peut se développer sur la
peau nue, le tronc, le cou, les membres ; il détermine
alors la formation de taches rouges ou d'anneaux qui
ont fait donner à cette forme de l'affection le nom
d'*herpès circiné.*

La teigne tonsurante, sous ses diverses formes, est
une maladie très longue et d'une guérison difficile, elle
est éminemment contagieuse ; l'homme peut la gagner
aussi de certains animaux domestiques (bœuf, cheval,
chien, chat).

Pelade ou teigne décalvante. — Cette maladie,
qui se montre sur toutes les parties velues du corps :
cils, sourcils, barbe, cheveux, se présente sous l'aspect
de plaques arrondies entièrement dépourvues de poils
et dans lesquelles la peau, lisse, conserve sa couleur normale comme dans la calvitie qui survient avec l'âge.

Il paraît démontré que l'on désigne sous le nom de
pelade des affections dues à des causes diverses ; l'une
d'elles, qui provoque la chute complète des cheveux,
des cils et des sourcils, est probablement d'origine ner-

veuse et, par suite, non contagieuse ; mais les autres, d'origine parasitaire, seraient dues, d'après des observations récentes, à certaines espèces de microcoques. Cela paraît être le cas dans la pelade localisée qui est contagieuse.

Modes de transmission, prophylaxie. — Les diverses formes de la teigne qui peuvent être transmises à l'homme par certains animaux se propagent, surtout dans les agglomérations, d'un individu à un autre par les coiffures, les taies d'oreiller, l'usage commun des peignes et des brosses, des rasoirs, des ciseaux et des tondeuses. Dans les écoles, c'est surtout par la mauvaise habitude qu'ont les enfants de changer de coiffure, que la teigne tonsurante se transmet. Chez les adultes, c'est par la négligence des barbiers ou des coiffeurs, que la maladie est propagée et affecte le caractère de véritables épidémies.

Les moyens de préservation sont, dans les écoles, l'isolement des enfants malades, l'interdiction de l'usage commun des brosses ou des peignes. Les coiffeurs devront stériliser leurs outils au moyen de solutions antiseptiques, ou par l'immersion dans l'eau bouillante. Les linges ou les vêtements seront passés à l'étuve, car les spores des parasites conservent leur activité pendant plusieurs mois et même pendant un an.

A côté des diverses formes de parasites de la teigne, la peau peut nourrir d'autres champignons, le *microsporon furfur* qui cause l'affection désignée sous le nom de *pityriasis versicolor* (nommée aussi d'un mot grec, qui signifie *son*, pour rappeler l'apparence des lambeaux épidermiques formant les pellicules détachées de la peau). Cette affection se montre sur les parties du corps recouvertes par les vêtements ; elle ne se rencontre ni chez les enfants ni chez les vieillards.

Le *pityriasis du cuir chevelu* est une affection très bénigne causée aussi par un parasite ; signalons encore le *psoriasis* (de *psoros*, gale) ; l'*impetigo*, etc.

Muguet. — Tandis que les affections précédentes ont leur siège dans l'épiderme ou dans ses productions, le *muguet* est une affection des muqueuses, notamment de la muqueuse buccale, due au développement de l'*oïdium albicans*. Ce parasite détermine la formation de taches blanches toutes les fois que le liquide buccal est acide ; on l'observe fréquemment chez les enfants encore à l'allaitement, parce que le lait qui reste dans la bouche fermente en donnant de l'acide lactique qui favorise le développement de l'oïdium. Le muguet s'observe aussi chez les adultes, principalement au début ou à la fin des maladies graves.

§ II. — PROTECTION DE LA PEAU. — VÊTEMENTS

Les vêtements sont destinés à protéger la peau contre les chocs ou les frottements des corps solides et à la soustraire aux variations brusques de la température ; mais, tout en réalisant cette double protection, le vêtement doit assurer la libre circulation de l'air et l'intégrité des sécrétions dont la peau est le siège.

Du vêtement considéré comme isolant ther-

mique. — D'abord constitué à l'origine par la peau des animaux, le vêtement fut ensuite formé par des poils ou des filaments enchevêtrés. Aujourd'hui, les étoffes sont formées par des fibres textiles d'origines différentes : chanvre, lin, laine, soie, tissées de manière à obtenir des lames plus ou moins épaisses, emprisonnant une quantité d'air variable.

La conductibilité des fibres textiles est inégale, quoiqu'elle offre des différences assez faibles ; les fibres du lin sont plus conductrices que celles du coton et celles-ci plus que celles de la soie ; mais lorsque ces fibres sont tissées, leur mode d'arrangement modifie beaucoup la conductibilité. Dans les étoffes, les petites masses d'air sont emprisonnées dans des espaces trop étroits pour que les courants de convection puissent se produire, l'air étant le corps le plus mauvais conducteur, la conductibilité des textiles devient alors négligeable, et c'est ce gaz qui joue le principal rôle dans la propriété en vertu de laquelle une étoffe donnée se laisse traverser plus ou moins facilement par la chaleur.

On a cherché à apprécier les qualités isolantes des étoffes par deux procédés. Le premier consiste à recouvrir d'étoffes diverses des cylindres métalliques semblables renfermant de l'eau à la même température et à mesurer le temps nécessaire pour que l'eau contenue dans ces vases se refroidisse d'un certain nombre de degrés, cette durée étant comparée à celle du refroidissement d'un cylindre métallique à surface nue.

Voici les résultats des expériences de Coulier et de Hammond :

DURÉE DU REFROIDISSEMENT DE MASSES ÉGALES D'EAU.

		DE + 40 A + 35 (Coulier).	DE + 65°5 A + 60° (Hammond).
Récipient en cuivre nu.		18'12"	15'11"
Récipient en cuivre recouvert de	Toile de coton pour chemises	11'39"	9'42"
	Toile de coton pour doublures.	11'15"	»
	Toile de chanvre.	11'25"	7'14"
	Flanelle blanche.	»	12'35"
	Drap bleu foncé.	14'35"	14'5"
	Drap garance.	14'50"	»
	Drap bleu clair	15'50"	13'50"

On voit que les étoffes de coton et de chanvre sont moins isolantes que les étoffes de laine.

Le second procédé consiste à mesurer l'élévation de la température provoquée par les rayons solaires, dans des récipients semblables et recouverts d'étoffes différentes. Les expériences de Coulier montrent que, dans ces conditions, la température des espaces recouverts d'étoffes de laine (draps de couleurs diverses) s'élève notablement et dépasse de 6 ou 7 degrés celle des récipients protégés par des étoffes de coton, cette dernière se maintenant un peu plus basse que la température des récipients métalliques à surface nue.

Si ces diverses expériences laissent à désirer au point de vue physique[1], elles nous donnent cependant au

---

1. On peut remarquer, en effet, que dans ces expériences deux propriétés interviennent à la fois pour modifier la durée du refroidissement ou du réchauffement : la conductibilité, d'une part, le pouvoir émissif, ou absorbant de l'autre.

En ce qui concerne la conductibilité, les résultats ne sont pas comparables au point de vue de la spécificité des substances textiles, car celles-ci sont tissées de manières différentes et emprisonnent dans leurs mailles une masse d'air variable. La toile de lin à fibres lisses, s'appli-

point de vue hygiénique des renseignements suffisants.

Lorsque l'on séjourne dans un milieu à température constante où le rayonnement solaire est intense, les meilleurs vêtements sont ceux de lin ou de chanvre pendant toute la durée du rayonnement ; mais si l'on est exposé à des variations de température assez grandes ou à un rayonnement intermittent, on doit préférer les étoffes de laine blanche et légère aux étoffes de coton ou de chanvre, car le refroidissement du corps est très rapide lorsqu'il est protégé par ces dernières.

Dans les pays où l'air est vif ou froid, les vêtements de laine plus ou moins épais sont indispensables ; on emploie souvent des teintes noires ou foncées, parce qu'elles sont moins salissantes, mais la teinte blanche serait préférable. Lorsque le froid est très vif, la peau des animaux couverte de poils, désignée sous le nom de fourrure, est un excellent isolant, quand on la place sur les vêtements, le poil en dedans.

Absorption de l'eau par les vêtements. — La peau est le siège de sécrétions que le vêtement doit favo-

quant sur la peau, est plus conductrice que celle de coton et paraît plus froide, cette dernière l'est plus que l'étoffe désignée sous le nom de *molleton de coton* dont une des faces, pelucheuse, emprisonne entre les fibres enchevêtrées une masse d'air considérable, enfin les étoffes de laine sont plus ou moins conductrices suivant l'arrangement des fibres.

Quant au pouvoir émissif qui égale, comme on sait, le pouvoir absorbant, il dépend de la nature des fibres textiles et de leur teinte ; les teintes foncées (noir, bleu) possédant un pouvoir émissif plus considérable que les teintes claires (jaune, rouge). Ce sont les étoffes blanches qui possèdent les pouvoirs émissif et absorbant le plus faibles.

Or, dans les expériences rapportées plus haut, on a employé des étoffes de couleurs différentes et, par suite, non comparables entre elles au point de vue de la nature de l'étoffe.

riser en les absorbant, sans cesser d'être le meilleur isolant thermique.

Toules les étoffes jouissent de la propriété d'absorber l'eau et les produits de sécrétion en plus ou moins grande quantité; à ce point de vue, les étoffes de laine sont supérieures aux étoffes de coton ou de toile, non seulement par leur plus grande capacité d'absorption, mais par la lenteur avec laquelle elles se saturent d'humidité. En outre, lorsque les vêtements sont saturés d'eau, les toiles de lin ou de coton perdent rapidement celle-ci par évaporation en produisant un refroidissement considérable; au contraire, les étoffes de laine se dépouillent lentement de l'eau d'imbibition et comme d'ailleurs elles ne s'appliquent pas sur la peau aussi étroitement que les précédentes, elles ne provoquent pas ces refroidissements brusques et souvent dangereux qui succèdent à une transpiration active.

Les étoffes de laine sont donc encore préférables aux étoffes de coton, malheureusement leur prix est assez élevé et le nettoyage en est difficile; aussi a-t-on l'habitude d'employer les étoffes de coton, de lin ou de chanvre comme linge de corps, qui peut être renouvelé fréquemment et purifié aisément.

Dans les circonstances ordinaires, lorsque la transpiration est peu active et que l'on peut changer fréquemment le linge de corps, les étoffes de lin ou de coton n'offrent pas d'inconvénients. Si la transpiration est active et que l'individu soit exposé à des périodes de repos succédant à des périodes d'activité, il y a des inconvénients très graves à conserver sur la peau, sans en changer, les étoffes humides de coton ou de lin ; un vêtement de flanelle est alors indispensable, surtout en été et dans les régions chaudes, chez les soldats, les ouvriers, les touristes, etc.

Perméabilité des vêtements. — La perméabilité des vêtements est indispensable non seulement pour que les échanges gazeux dont la peau est le siège puissent se produire, mais encore pour que l'air puisse circuler lentement jusqu'à la peau et entraîner la vapeur d'eau et les produits gazeux de déchet. Les étoffes tissées jouissent toutes de cette propriété, mais tandis que le lin et le chanvre perdent, par l'imbibition, une partie de leur perméabilité, les étoffes de laine la conservent encore lorsqu'elles ont absorbé une grande quantité d'eau.

Dans certains cas, pendant la pluie, la perméabilité des vêtements devient un inconvénient parce qu'en laissant pénétrer l'eau, elle peut provoquer des accidents (bronchites, rhumatismes, etc.). On a cherché à remédier à ces inconvénients à l'aide d'étoffes imperméables constituées par des lames de caoutchouc appliquées sur la laine ; ces vêtements, surtout lorsqu'ils enveloppent le corps, suppriment la circulation de l'air, atténuent la vaporisation qui se produit à la surface de la peau et, pendant la marche, deviennent plutôt nuisibles qu'utiles par la transpiration abondante qu'ils déterminent. Il est préférable de renoncer aux étoffes imperméables en conservant seulement une petite pèlerine destinée à protéger les épaules et la partie supérieure du corps.

Depuis longtemps aussi on emploie des étoffes de laine dont la perméabilité pour l'eau est notablement diminuée par l'immersion dans l'acétate d'alumine à 1 pour 100, tout en conservant une grande perméabilité pour l'air ; ces étoffes sont bien préférables aux vêtements dits *imperméables*. Il est bien entendu que les étoffes ainsi préparées ne doivent être employées que momentanément et à titre de manteaux ou pèlerines, pendant la pluie ; elles ne sauraient convenir pour constituer le linge de corps ou les vêtements habituels, puisqu'elles ne pourraient absorber la sueur et les autres produits sécrétés par la peau.

Mode de fixation des vêtements. — Les dispositions adoptées pour fixer les vêtements au corps sont très variées et trop souvent défectueuses, parce qu'elles compriment la peau ou les viscères et constituent un obstacle au libre jeu des organes ou même à leur croissance.

Le vêtement idéal pour les enfants et les adolescents est un vêtement en laine légère et souple, désigné sous le nom de jersey, qui se moule exactement sur le corps, en exerçant une pression très faible mais suffisante pour le maintenir ; par son élasticité, il se prête à tous les mouvements des membres, de la cage thoracique et des viscères ; c'est le vêtement adopté par les gymnastes et les coureurs. Si les variations de climat, les exigences trop souvent impérieuses de la mode, ne permettent pas de l'employer, les vêtements qui le remplacent devront toujours être fixés par de larges surfaces, à l'aide d'une pression modérée, et, autant que possible, retenus par des brides passant sur les épaules, de manière à n'apporter aucune gêne dans les mouvements.

L'emploi des ceintures étroites ou des cuirasses qui étranglent la base de la poitrine doit être proscrit, surtout chez les adolescents, à cause des entraves qu'elles apportent aux mouvements respiratoires. On a condamné avec raison le maillot pour les jeunes enfants, pourquoi conserver, chez les adolescents, des appareils de constriction aussi nuisibles?

Protection de la peau contre les chocs. — Les étoffes ordinaires servent à protéger suffisamment la peau contre les frottements ou les chocs accidentels ; seules, les extrémités des membres inférieurs en contact avec le sol exigent une protection plus efficace réalisée par les chaussures.

Tandis qu'une simple semelle suffit dans les régions chaudes pour protéger la face plantaire, il est nécessaire, dans les climats tempérés et froids, de protéger le pied par un revêtement plus complet. C'est ordinairement le cuir que l'on emploie pour confectionner les chaussures, mais malheureusement, au lieu de mouler la chaussure sur le pied, on fabrique trop souvent des chaussures difformes dans lesquelles le pied se loge tant bien que mal au prix de déformations souvent douloureuses et incurables.

§ III. — Des soins a donner a la peau

Nous venons de voir que le vêtement, tout en assurant la protection de la peau, permet à celle-ci d'accomplir régulièrement ses fonctions; il se charge par imbibition des matériaux de déchet et, par les frottements, provoque la desquamation régulière de l'épiderme; si le linge de corps est fréquemment renouvelé, il en résulte de grands avantages. Malgré ces précautions, au bout d'un temps variable suivant les saisons ou le genre d'occupation, les sécrétions s'accumulent à la surface du corps, fixent les poussières, obstruant ainsi les orifices excréteurs et ralentissant les fonctions de la peau; il faut alors rendre à celle-ci sa souplesse et sa perméabilité premières. On obtient ce résultat de plusieurs manières.

1° **Purification de la peau. — Bains de propreté. —** Le véritable bain de propreté est le bain chaud, dont la température est comprise entre 30 et 37 degrés. Dans ces conditions, il ne se produit aucun échange entre l'eau et le corps et l'on peut y séjourner pendant longtemps sans être incommodé. On prend les bains chauds dans une baignoire ou dans une piscine et, après 15 ou 20 minutes de séjour, la peau ramollie se dépouille de toutes les impuretés qui la souillaient; ajoutons que le séjour dans un bain chaud est excellent pour reposer des fatigues d'une longue course.

Lorsqu'il s'agit de grandes agglomérations, la dépense d'eau et de chaleur indispensables pour réaliser ces bains de propreté les rend onéreux pour les classes pauvres ; si l'on n'a en vue que la purification du corps, on peut obtenir à moins de frais le même résultat au moyen du *bain-douche de propreté*, préconisé depuis longtemps par les médecins militaires.

Dans ce bain, l'immersion dans une baignoire est remplacée par plusieurs douches d'eau à 34 ou 35 degrés, qui tombe en pluie sur le corps des individus placés dans des bassins étanches. En France et en Allemagne, on a installé, dans les casernes, des bains-douches qui permettent, avec 5 à 6 litres d'eau par tête, de soumettre tous les soldats à un lavage complet, deux ou trois fois par mois.

2° **Moyens d'activer les fonctions de la peau. — Action de l'eau fraîche.** — L'eau froide seule est souvent insuffisante à purifier la peau sans l'emploi de savon, mais elle exerce à l'état de douches, de lotions ou de bains et, en raison de sa température, une action physiologique remarquable.

Quand le contact de l'eau froide et de la peau est de courte durée, la première et la plus importante modification porte sur la circulation capillaire périphérique : les nerfs vaso-constricteurs, mis en activité, provoquent le rétrécissement des artérioles et, par suite, une diminution de l'afflux du sang dans la peau. Après l'action du froid, survient une période de réaction, pendant laquelle les vaso-dilatateurs interviennent pour dilater les artérioles et produire une exagération de la circulation périphérique.

En outre, dès que l'eau froide touche le corps, le cœur est fortement excité et ses battements sont irréguliers et précipités, puis, pendant la période de réaction, le rythme augmente. Le nombre des globules paraît accru, ainsi que l'activité physiologique de chacun d'eux. Enfin la respiration est aussi modifiée : après un arrêt suivi de grandes inspirations, on constate que, pendant la période de réaction, les mouvements respiratoires s'accroissent en nombre et en intensité.

Les actions multiples de l'eau froide sur la circulation et la respiration provoquent un abaissement de la température du corps, abaissement qui peut atteindre 1 degré et qui persiste plusieurs heures après la douche, même lorsque l'individu prend de l'exercice. Les phénomènes réflexes qui entrent en jeu dans les modifications subies par la respiration et la circulation augmentent aussi l'activité des centres nerveux et excitent la moelle épinière. Il résulte de ces diverses actions une influence très marquée de l'eau froide sur la nutrition générale et, par suite, sur la circulation et la respiration cutanées.

L'eau froide peut être appliquée sur le corps de diverses manières, par immersion dans l'eau des rivières ou de la mer ou à l'état de douches et de lotions.

Bains de rivière. — Lorsque l'eau est trop froide (température inférieure ou égale à 10 degrés), il y a du danger à prendre un bain de rivière ou d'eau douce parce que sa durée ne peut pas être assez courte ; à cette température, l'eau est administrée en douches et seulement chez les personnes habituées à son action ;

à 15 ou 20 degrés, il ne faut pas prolonger le bain au delà de 10 minutes, et à une température de 20 à 25 ou 30 degrés, on peut y séjourner plus longtemps, mais toujours à la condition de se donner du mouvement. En tout cas, on ne doit jamais y séjourner après l'apparition des premiers frissons qui succèdent à la période de réaction.

On ne doit se baigner que trois heures au moins après un repas copieux et ne pas se jeter à l'eau après une course ou un travail musculaire qui ont mis le corps en sueur ; cependant, si le contact de l'eau froide ne dure que quelques secondes, on peut la supporter à cet état, plutôt que d'attendre, en se refroidissant, que le corps soit sec.

Bains de mer. — Dans les bains de mer, le choc des vagues, les sels renfermés dans l'eau, ajoutent leur action à celle de l'eau froide et font de ces bains des toniques et des excitants. Comme pour les bains de rivière, la durée du séjour doit être d'autant plus faible que la température est plus basse ; il est toujours imprudent de se baigner dans l'eau dont la température est inférieure à 15 degrés. La durée du bain de mer, pour les personnes non habituées, ne doit pas dépasser 2 ou 3 minutes au début, et 10 minutes pour les personnes accoutumées et à la condition d'exécuter des mouvements pendant toute la durée du bain ; après le bain, on favorisera la réaction par des frictions, par la marche. Les bains de mer, si favorables aux tempéraments lymphatiques, aux scrofuleux, doivent être interdits aux personnes nerveuses.

Douches, lotions, draps mouillés. — L'application de l'eau froide à la surface du corps au moyen de douches, de lotions, ou par l'application de draps mouillés, est entrée depuis longtemps dans la thérapeutique sous le nom d'*hydrothérapie*; mais, en raison des troubles qu'elle détermine dans la circulation et la respiration, on ne doit l'employer qu'avec les conseils et sous la direction d'un médecin.

Inconvénients et avantages des bains ou douches d'eau froide. — Les troubles déterminés par les douches ou les bains froids dans l'activité du cœur peuvent produire des accidents graves chez les personnes atteintes de maladies de cœur; on doit les leur interdire aussi bien qu'aux individus sujets aux congestions pulmonaires, cérébrales, etc. Par contre, les douches sont d'une grande efficacité dans certaines affections, principalement chez les anémiques.

Au point de vue hygiénique, l'hydrothérapie peut jouer un rôle important dans le développement de l'homme : en activant la nutrition générale et les fonctions de la peau, en régularisant la circulation et l'action du système nerveux, l'action de l'eau froide devient un auxiliaire précieux des divers exercices de gymnastique, et l'on ne saurait trop encourager la pratique des bains froids ou des douches dans nos établissements scolaires qui, à ce point de vue, laissent beaucoup à désirer.

Étuves. — Bains de vapeur. — L'activité des fonctions de la peau est stimulée par d'autres procédés, tels que le séjour dans une atmosphère chauffée, sèche ou humide, qui provoque une sudorification abondante. Le séjour dans une atmosphère humide est moins bien supporté que dans une atmosphère sèche, et, dans ce dernier cas, la température peut être élevée jusqu'à 50 degrés sans inconvénients. Lorsque le corps est couvert de sueur, on se plonge dans l'eau froide, ou l'on fait des affusions d'eau tiède. On désigne sous le nom de *bains russes* les bains dans lesquels on emploie l'étuve humide suivie d'une application d'eau froide, et sous le nom de *bains turcs* ou de *bains maures*, ceux dans lesquels on emploie l'étuve sèche.

Massage. — Signalons encore le *massage* comme un moyen de dépouiller la peau des débris d'épiderme qui la recouvrent et de nettoyer les orifices des glandes sudoripares ou sébacées, de manière à rétablir la circulation et la respiration cutanées.

Soins particuliers de la peau. — Outre l'action exercée par les applications générales d'eau froide ou chaude, certaines parties du corps réclament des soins spéciaux.

Parties découvertes. — Le visage et les mains sont plus exposés, en raison de l'absence de revêtement, aux causes de souillures ; ils réclament des soins journaliers, consistant en lavages fréquents, soit à l'eau pure, soit à l'eau mélangée de savon, auxquels on ajoute des frictions à l'alcool aromatisé qui donnent du ton et de la fermeté à la peau. Ces soins de propreté sont indispensables dans les parties découvertes surtout chez les enfants, parce que les déchirures de la peau, sans danger lorsqu'elle est propre, deviennent plus graves quand les matières étrangères qui la souillent s'introduisent dans la plaie.

Chevelure. — En raison de la facilité avec laquelle les cheveux retiennent les produits de sécrétion ou de desquamation, ainsi que les poussières, la chevelure réclame des soins spéciaux. Chez les enfants et les adolescents, on doit éviter de garder les cheveux longs; les cheveux ras ou courts croissent plus régulièrement et permettent d'obtenir à l'âge adulte une chevelure plus abondante; en outre, ils se prêtent mieux aux soins de propreté. La tête doit être peignée ou brossée tous les jours et de temps à autre savonnée à l'eau tiède pour enlever les pellicules, les poussières et les produits de sécrétion.

On doit veiller, surtout dans les établissements scolaires, à la propreté excessive des brosses ou des peignes et *éviter* que ces ustensiles servent à plusieurs personnes à la fois; cette habitude, tolérée dans les familles, est mauvaise à cause des chances nombreuses de contamination. La barbe nécessite les mêmes soins que les cheveux et nous avons cité plus haut les dangers des ciseaux ou des rasoirs malpropres, dans la propagation des maladies du cuir chevelu.

Autant que possible, il est préférable de conserver la tête nue, mais, lorsqu'on est obligé de la couvrir, la coiffure doit favoriser la circulation de l'air; celles qui sont imperméables seront proscrites, car, en supprimant les fonctions de la peau, elles favorisent la chute des cheveux.

Il n'est pas nécessaire d'insister sur le danger des teintures dont on fait trop souvent usage, ou des pommades et cosmétiques destinés à conserver les cheveux ou à les faire repousser. Un peu d'huile ou de pommade suffisent pour donner aux cheveux la souplesse et le brillant lorsqu'ils se dessèchent et deviennent fragiles.

Soins à donner à la bouche. — La tête présente un certain nombre d'orifices dans lesquels les poussières s'accumulent ou qui sont plus exposés aux souillures, tels que la bouche, les fosses nasales, les conduits auriculaires; le lavage de ces cavités doit être aussi fréquent que celui du visage.

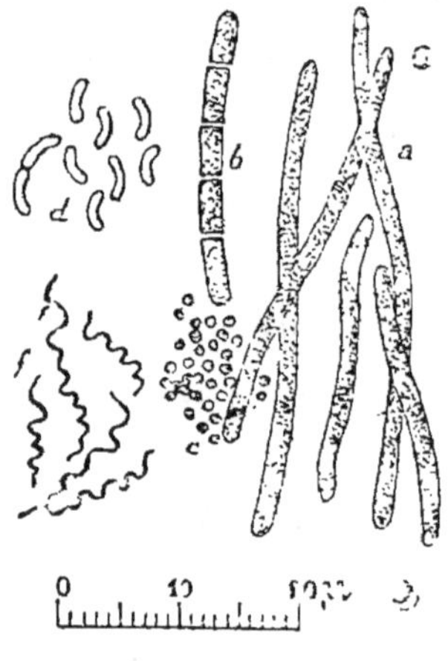

La cavité buccale réclame des soins particuliers trop souvent négligés. En effet, après chaque repas, les particules alimentaires retenues entre les dents et qui apportent avec elles un grand nombre d'organismes microscopiques, se putréfient sous l'influence de ces derniers et constituent un foyer d'infection. Il suffit d'enlever avec une aiguille un peu de tartre dentaire, de l'écraser sur une lamelle de verre pour y voir au microscope (fig. 26) un grand nombre d'organismes, principalement des bactéries. Si beaucoup de ces bactéries sont inoffensives, il en existe de nuisibles : les unes constituent les parasites qui provoquent la carie dentaire et

Fig. 26. — Organismes contenus dans la cavité buccale. *a*, *b*, *Leptothrix buccalis*; *c*, microcoques; *d*, bacille en virgule; *f*, *Spirochæte* (Spirillum) *buccalis*.

amènent plus ou moins rapidement la perte des dents;
d'autres, telles que le bacille de la pneumonie, de la diphtérie, etc., peuvent provoquer des maladies graves si
elles pénètrent dans les voies digestives ou respiratoires.

Les nettoyages et les désinfections de la bouche s'im-
posent donc et l'on ne saurait en faire prendre trop
tôt l'habitude aux enfants.

Les soins à donner à la bouche consistent en lavages
et en frictions avec des brosses. Parmi les eaux den-
tifrices dont le nombre est considérable, je signalerai
la formule suivante, recommandée par M. Dujardin-
Beaumetz.

Acide phénique	1 gr. »
Acide borique	25 gr. »
Thymol.	0 gr. 50
Essence de menthe.	XX gouttes.
Teinture d'anis.	10 gr. »
Eau	1 litre.

On emploiera cette solution étendue de son volume
d'eau pour les lavages de la bouche.

Les lavages ne doivent pas seulement être effectués
le matin, comme on le fait d'habitude, mais *après
chaque repas*, car les débris d'aliments s'enlèvent plus
aisément et n'ont pas le temps de subir la putréfaction.
On devra prohiber l'emploi des acides ou des poudres
siliceuses, qui dissolvent ou entament l'émail des dents
et favorisent l'introduction des parasites de la carie en
mettant l'ivoire à nu.

En ordonnant les lavages de la bouche après chaque
repas, on pourrait facilement en surveiller l'exécution
dans les établissements scolaires et dans l'armée.

CHAPITRE IX

DE L'EXERCICE MUSCULAIRE

L'exercice est pour l'organisme une nécessité aussi impérieuse que la nutrition. Soustraire les enfants à son influence, écarter d'eux toutes les causes de fatigue dans la crainte des accidents inséparables de tout exercice, c'est méconnaître le principe si fécond en physiologie « *la fonction fait l'organe* ».

On sait en effet que le squelette et les muscles ne se développent que par l'exercice et dans la mesure où ils sont exercés. Le corps est-il privé de mouvements, les articulations perdent leur souplesse, les membres s'ankylosent, les muscles subissent la dégénérescence; en un mot, l'appareil du mouvement s'atrophie et, comme conséquence, la respiration devient moins active, la circulation est ralentie et la nutrition générale est affaiblie. Il suffit, pour se rendre compte des effets pernicieux de l'inaction, de comparer les individus condamnés à une vie sédentaire à ceux qui sont obligés, par métier, d'entretenir le jeu des muscles et des articulations. En dehors des différences que présentent la musculature et le développement de l'appareil respiratoire, les statistiques démontrent que la maladie et la mort font bien plus de victimes chez les premiers que chez les derniers.

Effets physiologiques de l'exercice. — Avant de signaler les divers modes de l'exercice, nous devons indiquer les modifications qu'il apporte dans l'organisme; ces modifications, très nombreuses, intéressent non seulement le système musculaire, mais encore la respiration, la circulation, le système nerveux et, par suite, la nutrition générale.

Pendant l'exercice, les mouvements respiratoires augmentent en nombre et en amplitude; tandis qu'un homme au repos présente 14 respirations et 85 pulsations par minute, après un pas gymnastique sur place de 10 minutes, le nombre des respirations s'élève à 22 et celui des pulsations à 120. L'augmentation de l'amplitude des mouvements respiratoires permet de faire varier la quantité d'air introduit de 1 litre 55 à 7 litres ; quand les exercices gymnastiques sont continus, la circonférence de la cage thoracique augmente d'une façon appréciable et, par suite, la ventilation pulmonaire s'accroît.

En même temps, la circulation est activée par suite de la contraction musculaire et de l'amplitude de la cage thoracique, de sorte que les battements du cœur augmentent en nombre et en intensité. Parfois même, cette augmentation provoque des accidents graves, dans le *cœur surmené*, dont le mécanisme est encore mal connu.

Les combustions respiratoires sont exagérées, comme le démontrent les expériences de Claude Bernard et de M. Chauveau, il en résulte que la température du corps s'élève, et que l'équilibre entre la température des parties profondes et des parties superficielles est rapidement établi : nous avons vu plus haut l'importance de ce fait dans la résistance offerte par l'homme à l'action du froid.

Par l'exercice, les muscles s'accroissent et augmentent leur puissance en raison de l'énergie des phénomènes de synthèse organique. Le système nerveux, qui coordonne les mouvements et préside aux contractions musculaires, participe aussi à cette activité nouvelle de l'organisme, mais, tandis que dans le travail intellectuel, c'est le cerveau qui fonctionne, la gymnastique exige le concours du bulbe rachidien et de la moelle épinière ; elle rétablit ainsi l'équilibre entre les fonctions des diverses parties des centres nerveux.

Là ne s'arrêtent pas les effets de l'exercice. L'activité de la circulation étant augmentée, les cellules sont soumises à une irrigation plus grande ; recevant plus d'oxygène, leurs fonctions s'exagèrent, les déchets, produits en plus grande quantité, s'éliminent aisément par suite de l'activité des sécrétions et notamment de la sueur. La nutrition générale est donc activée et l'appétit augmente ; c'est ce qui a permis à Chomel de dire que *l'on digère plus avec les jambes qu'avec son estomac.*

En résumé, un individu soumis à des exercices de gymnastique réguliers augmente de poids (sauf le cas particulier des obèses, qui maigrissent par suite de la combustion des graisses), la poitrine s'élargit, les muscles se développent et augmentent de puissance, la résistance de l'organisme aux modifications externes est augmentée.

On voit que si l'exercice est utile aux adultes, il est indispensable chez les enfants et les adolescents, car il favorise le développement physique du corps et constitue un dérivatif excellent aux fatigues résultant du travail intellectuel que l'on exige de ceux-ci, dans la période critique pendant laquelle s'achève la croissance. L'éducation véritablement digne de ce nom est donc l'ensemble des méthodes par lesquelles on développe progressivement et d'une manière harmonique les divers organes de l'enfant, ne demandant à chacun que le travail qu'il peut fournir, sans nuire au développement des autres, de manière à maintenir entre l'esprit et le corps l'équilibre si nécessaire à la santé.

Modes de l'exercice. — On donne le nom de gymnastique à l'ensemble des méthodes destinées à mettre en activité le système musculaire; elles présentent deux grandes divisions : les unes réalisent les exercices, soit dans les espaces confinés, soit au grand air, sans aucun appareil; les autres nécessitent des appareils plus ou moins compliqués qu'on nomme *agrès*.

Gymnastique sans appareils. — Gymnastique d'assouplissement. — Exercices naturels. — On distingue d'abord la *gymnastique d'assouplissement*, nommée aussi gymnastique de chambre. Elle consiste en une série d'exercices très variés dans lesquels les différentes parties du corps et des membres exécutent des mouvements qui peuvent mettre en activité tous les muscles du corps. Ces exercices, dont on trouvera la description dans les manuels de gymnastique, ont une grande importance, parce qu'ils permettent, en tous lieux et dans toutes les conditions, d'assouplir et d'exercer les muscles, même sans le secours d'un maître. Ils constituent avec raison les fondements de l'enseignement de la gymnastique.

Exercices naturels. — Les différentes attitudes exigent, pour être maintenues pendant un certain temps, un effort musculaire et, par suite, elles déterminent une sensation de fatigue au bout d'une durée plus ou moins longue ; seules, la position assise ou couchée, correspondant au minimum d'activité musculaire, constituent les véritables situations de repos et peuvent être conservées pendant longtemps.

Tous les exercices naturels que l'homme accomplit pendant son existence sont excellents au point de vue de l'activité musculaire. Ce sont : la marche, la course, le saut, la danse, l'escrime, la natation, le canotage, l'équitation.

La *marche* est l'un des plus utiles, parce qu'elle peut être réalisée en tous temps et dans toutes les conditions : elle exerce admirablement les muscles des membres inférieurs et du tronc, mais ne développe pas ceux des bras. Quand on veut se livrer à cet exercice, on doit apporter une attention toute spéciale aux chaussures, qui seront à talons larges, à semelles assez épaisses pour amortir les chocs et assez souples pour ne pas gêner les mouvements du pied. Les chaussures graissées en cuir sont toujours préférables aux chaussures imperméables en caoutchouc.

En moyenne, le rythme de la marche est de 60 à 80 pas par minute et correspond à 5 kilomètres 1/2 à l'heure, à une allure qui peut être maintenue sans difficulté et après un entraînement préalable, pendant 6 heures. Le rythme et la vitesse sont modifiées par la nature du terrain ; dans les terres labourées ou sablonneuses, le travail musculaire augmente et la vitesse diminue.

La *course* et le *saut* participent des avantages de la marche, mais ils exigent un travail musculaire plus considérable ; aussi ces allures ne peuvent-elles être maintenues longtemps. Pour éviter la fatigue dans les longues étapes, on doit varier l'allure et de temps en temps, toutes les heures par exemple, prendre un repos de quelques minutes.

La *danse* est une gymnastique excellente ; elle met en jeu un plus grand nombre de muscles, elle développe la souplesse des membres et donne plus de grâce au maintien.

La *natation* est un des meilleurs exercices pour l'homme, car tous les muscles du corps entrent en jeu dans les divers mouvements que le nageur accomplit pour se maintenir à la surface de l'eau ; au bénéfice de l'exercice musculaire se joint l'effet tonique et excitant de l'eau froide, ainsi que nous l'avons vu plus haut.

Malheureusement, cet exercice, si salutaire et en même temps si utile, est très négligé en France à cause de la rareté et de la mauvaise organisation des bains. Chaque établissement secondaire devrait avoir une piscine, et l'on sait qu'il est loin d'en être ainsi.

Le *canotage*, comme la natation, exige l'activité d'un grand nombre de muscles, car, dans les mouvements du rameur, non seulement les muscles des membres entrent en jeu, mais encore les muscles du tronc : abdominaux, pectoraux, dorso-lombaires, etc.; l'activité imprimée à la respiration et à la circulation est aussi très grande. Le canotage devient souvent une passion pour ceux qui s'y adonnent et dès lors, comme la natation, il présente de graves dangers.

Ils ne conviennent d'ailleurs ni l'un ni l'autre aux sujets prédisposés aux affections cardiaques et pulmonaires.

L'*escrime* est aussi un excellent exercice ; non seulement il exige la mise en jeu de nombreux muscles et fortifie par conséquent le système musculaire, mais il donne au coup d'œil de la rapidité et de la sûreté. Il est indispensable d'exercer les jeunes gens à tirer alternativement de la main droite et de la main gauche, pour assouplir et fortifier également les deux moitiés du corps.

L'*équitation* est un exercice de luxe qui met en jeu un nombre de muscles moins considérable que les exercices précédents ; l'effort à dépenser chez un cavalier étant faible, on peut supporter l'exercice du cheval beaucoup plus longtemps que les exercices précédents, sans éprouver une grande fatigue.

Les jeux en plein air constituent aussi une bonne gymnastique que l'on ne saurait trop encourager dans les établissements d'instruction. Il existe un grand nombre de jeux nationaux aussi attrayants et aussi « éducatifs » que les jeux anglais, si à la mode aujourd'hui.

Les travaux manuels, le travail de la terre, celui du bois, etc., sont d'excellents dérivatifs des fatigues intellectuelles, et nous pourrions donner une liste assez longue d'hommes célèbres, parvenus à une vieillesse avancée dans un excellent état de santé, en associant dans une juste proportion le travail intellectuel et les exercices du corps.

Massage. — Pour terminer ces brèves indications sur les modes de l'exercice, nous dirons quelques mots du *massage*, c'est-à-dire des pressions plus ou moins fortes exercées sur la peau, sur les muscles et sur les organes, soit avec la main, soit avec des appareils spéciaux.

Les frictions, pétrissages, clapotements effectués sur le corps, produisent des effets physiologiques variés. Nous avons déjà signalé leur influence heureuse sur la régularisation des fonctions de la peau ; ajoutons qu'elles augmentent l'activité musculaire et la circulation générale et locale. Mais les deux actions les plus importantes du massage, au point de vue hygiénique et thérapeutique, consistent, d'une part, dans l'augmentation de la formation d'urée, indiquant une assimilation considérable des substances azotées ; d'autre part, le massage facilite la résorption des épanchements sanguins ou séreux.

Gymnastique avec appareils. — Nous n'avons pas à décrire ici les appareils employés pour donner du jeu aux articulations et pour assouplir ou fortifier les muscles ; les méthodes sont secondaires au point de vue hygiénique ; l'essentiel est d'atteindre le but que l'on se propose.

Cependant il est bon de signaler, à côté des appareils variés que l'on rencontre dans la plupart des gymnases, l'emploi de chaînes élastiques formées par des ressorts, ces chaînes opposent à la traction une résistance que l'on peut graduer à volonté. On les emploie dans la gymnastique dite de l'opposant, très avantageuse dans certains cas, parce que l'on peut installer les appareils qu'elle nécessite, dans la chambre et même autour du lit d'un malade.

Gymnastique spéciale. — Parmi les exercices de gymnastique qui développent et fortifient les muscles, nous devons signaler ceux qui augmentent l'activité de certains organes, tels que la *gymnastique respiratoire* et la *gymnastique abdominale.*

La gymnastique respiratoire est destinée à accroître la capacité des poumons et à diminuer ou à faire disparaître l'essoufflement, soit pendant les exercices du corps, soit pendant le chant. Il faut d'abord habituer les enfants à respirer par le nez, car les fosses nasales sont, chez l'homme et les animaux, les véritables voies respiratoires.

L'importance de la régularité du mécanisme respiratoire est si grande que les professeurs de gymnastique font chanter leurs élèves pendant les mouvements.

M. Dally a proposé un certain nombre d'exercices qui consistent à effectuer des déplacements déterminés avec les bras ou la poitrine pendant que l'on réalise les inspirations et les expirations. On peut encore s'exercer à compter à haute voix, le plus longtemps·possible, sans reprendre haleine.

La gymnastique abdominale consiste en une série de mouvements, accompagnés de massages qui augmentent l'activité des muscles intestinaux et régularisent la digestion. L'*exercice du mur* est excellent à ce point de vue ; il consiste à placer l'individu contre une paroi verticale et à lui faire élever les deux bras, restant rigides, au-dessus de la tête, jusqu'à ce qu'ils viennent toucher la paroi contre laquelle le corps est adossé.

Ces exercices ont une grande importance dans le développement des viscères et des organes respiratoires et doivent toujours être associés aux exercices musculaires proprement dits.

Entraînement. — Quelle que soit d'ailleurs la méthode employée pour l'exercice, elle nécessite, au point de vue hygiénique, une série de prescriptions destinées à en augmenter les bénéfices pour l'organisme. Nous avons rappelé plus haut que l'exercice augmente, dans une proportion considérable, les combustions internes et les produits de déchets : urée, acide urique, leucomaïnes, acide carbonique, etc. ; il est donc indispensable de favoriser l'évacuation rapide de ces produits, dont l'accumulation pourrait occasionner des troubles ; de là la nécessité des purgatifs, qui augmentent l'activité de l'intestin et des reins, ainsi que l'utilité des soins destinés à entretenir les fonctions de la peau, soit par des frictions, soit par l'action de l'eau froide étudiée plus haut. Les avantages de l'hydrothérapie associée aux exercices du corps sont reconnus partout et tous les gymnases possèdent des appareils d'hydrothérapie.

En même temps que l'on augmente l'activité des voies éliminatoires, on doit prescrire une alimentation spéciale. Les viscères abdominaux constituant un poids inutile, il faut en diminuer la masse au moyen d'aliments qui, sous un petit volume, possèdent une grande valeur nutritive, telles que les viandes noires : le bœuf, le mouton, le gibier ; par contre, les viandes blanches, les féculents, les graisses, la charcuterie, seront proscrits. Il faut toujours prendre le repas substantiel après les exercices physiques. En outre, on ne doit pas boire pendant les exercices et ne consommer que la quantité d'eau strictement nécessaire pour la réparation des pertes.

La vie au grand air, une extrême sobriété, sont également indispensables à tous ceux qui se livrent aux exercices du corps.

Réalisation pratique des exercices physiques. — Depuis quelques années, les exercices physiques ont repris, dans l'enseignement primaire et secondaire, la place qu'ils n'auraient jamais dû perdre. A la suite des réclamations des médecins et des hygiénistes, on a diminué notablement la durée des classes et des études et fixé un temps suffisant pour les récréations et les exercices du corps.

Dans les établissements secondaires l'éducation physique est réalisée : 1° par un cours de gymnastique ; 2° par les récréations ; 3° par les promenades au grand air.

Les cours de gymnastique sont insuffisants, car ils sont peu nombreux et, dans chacun, comprennent beaucoup trop d'élèves ; quel résultat peut-on attendre de deux classes de trois quarts d'heure par semaine?

Les récréations, telles qu'elles sont organisées, ne profitent en aucune façon au développement physique ; les élèves prennent l'air, il est vrai, mais ils ne jouent pas et les muscles ne sont pas exercés. On a proposé très justement de placer dans les cours de récréation quelques agrès de gymnastique et d'obliger les élèves à employer une partie de la récréation aux exercices du corps; en confiant la surveillance de ces exercices à un professeur de gymnastique, on obtiendrait peut-être quelques résultats.

Les promenades enfin, qui ont lieu deux fois par semaine, le jeudi et le dimanche, sont trop courtes ; dans les grandes villes, les élèves ont à peine le temps de sortir des murs. Pourquoi fixer l'heure et la durée de ces promenades et ne pas employer soit la matinée, soit l'après-midi ? En outre, il serait facile de faire une promenade de plus par semaine, le mardi par exemple, en déplaçant quelques classes ; cela a été essayé et fonctionne à merveille dans quelques lycées de province. Cette mesure devrait être étendue à tous les établissements secondaires.

CHAPITRE X

LES SENS

Les organes des sens, malgré leur importance, sont trop souvent négligés, aussi bien au point de vue de l'hygiène, qu'au point de vue de l'éducation; on s'en remet à la nature du soin de leur développement, sans songer que bien des imperfections, des infirmités même, observées chez l'adulte, ont pour cause les conditions défectueuses dans lesquelles il a eu lieu.

On a commencé, il est vrai, à réglementer l'hygiène de la vue dans les écoles, depuis les travaux de MM. Javal, Lagneau, Perrin, etc., mais l'hygiène de l'ouïe et celle des autres sens sont rudimentaires. On ne s'étonnera donc pas que ce chapitre paraisse incomplet.

HYGIÈNE DE LA VUE

La vision, le sens le plus important, est réalisée au moyen d'appareils très délicats, les yeux qui, malgré de nombreux organes de protection, sont exposés néanmoins à des altérations sous l'influence des conditions

extérieures ; ils présentent en outre des vices de confor-
mation congénitaux ou accidentels, que l'hygiène peut
supprimer ou atténuer.

Action des variations atmosphériques. — Le froid
et l'humidité déterminent sur la conjonctive une inflammation, désignée sous le nom de *catarrhe de la conjonctive*, surtout fréquente au printemps et en automne.
On l'observe, causée aussi par le froid, chez les personnes
qui couchent sous la tente, dans une chambre dont les
fenêtres restent ouvertes pendant la nuit et, en général,
toutes les fois qu'on s'expose au refroidissement noc-
turne. On peut remédier à ces accidents en empêchant
l'arrivée de l'air froid sur les yeux ; la recommandation
faite aux soldats de se couvrir le visage quand ils couchent sous la tente est destinée à conjurer les effets
pernicieux de l'air froid pendant la nuit.

Le froid très vif exerce un effet nuisible sur la
cornée et sur la branche ophthalmique du nerf triju-
meau, en provoquant de vives douleurs dans les orbites
et une grande fatigue des yeux ; les personnes qui ont
les yeux sensibles à l'action du froid et de l'humidité,
devront se garantir contre ces variations atmosphériques.

L'action de la chaleur est faible quand elle agit seule ;
tout au plus observe-t-on une légère congestion ; ordinairement, l'influence de la dessiccation de l'air et de la
lumière intense se joignent à son action, et l'on constate
une inflammation de la paupière et de la conjonctive.

Les poussières entraînées par le vent dans les régions
sablonneuses peuvent provoquer des ophthalmies, aussi

faut-il se garantir, quand le vent est violent, par des lunettes en forme de coquilles.

La lumière trop vive fatigue la rétine et diminue l'acuité de la vue; quand cette action se produit pendant quelque temps, on observe des troubles visuels plus ou moins graves, accompagnés d'inflammation; ces accidents sont fréquents dans les pays chauds, où pendant l'été, le sol, les murs blanchis à la chaux, renvoient la lumière solaire. On les a observés aussi dans les régions froides, où ils sont causés par la réverbération de la neige; ils sont parfois assez graves pour amener la cécité.

Quand l'intensité lumineuse n'est pas trop forte, la transition brusque de l'obscurité à la lumière produit des éblouissements ou une cécité partielle de la rétine.

Conserves. — On peut soustraire les yeux à ces diverses causes d'altération, en portant des conserves à verres colorés, qui absorbent une partie des radiations ou garantissent du vent et des poussières. Pour défendre les yeux contre l'intensité lumineuse trop vive et la réverbération des murs ou des champs de neige, on prend des verres bleus à l'oxyde de cobalt, qui absorbent les radiations les plus intenses, ou des verres enfumés, à condition qu'ils soient d'une teinte absolument neutre. Les conserves à verre d'urane, qui ont la propriété d'absorber les radiations calorifiques, sont utiles dans les régions chaudes, ou dans les professions qui exposent les individus à un rayonnement intense (chauffeurs, puddleurs, etc.). Si l'on veut en même temps soustraire l'œil à l'action des poussières, on entourera les verres d'une garniture d'étoffe s'appliquant exactement sur le pourtour des orbites.

Influence du tabac, de la morphine, de l'alcool sur la vision. — L'abus du tabac, de la morphine ou de l'alcool, produit des troubles visuels de nature presque identique. Les objets paraissent d'abord à travers un brouillard, l'acuité visuelle se réduit ensuite à cause de la cécité partielle de la rétine, puis on observe des vertiges et des hallucinations; ces troubles aboutissent enfin à la cécité complète. Ils cessent aussitôt que l'on supprime la cause qui les occasionnait, c'est-à-dire dès que l'on cesse de fumer, de boire ou de consommer de la morphine.

Affections contagieuses. — Ophthalmies contagieuses. — On désigne sous ce nom des affections parasitaires dues au développement d'une bactérie, le *gonocoque de Neisser*, dans la muqueuse qui forme les replis des paupières; elles sont la cause d'un très grand nombre de cas de cécité. On distingue : *l'ophthalmie des nouveau-nés*, qui intervient, d'après M. Galezowski, dans la proportion de 30 pour 100 sur le chiffre total des aveugles; c'est la forme aiguë, éminemment contagieuse, de l'affection qu'on observe chez les adultes et principalement chez les soldats, sous le nom d'*ophthalmie granuleuse*. L'ophthalmie granuleuse est rare en France, endémique en Prusse, en Belgique ainsi que dans l'Algérie et la Tunisie; on la nomme encore *ophthalmie d'Égypte*, parce que c'est de l'Égypte que les armées françaises et anglaises l'importèrent en Europe.

L'ophthalmie des nouveau-nés qui cause de si grands ravages se déclare deux ou trois jours après la naissance, son traitement est justiciable du médecin, qui devrait toujours être appelé par la famille pour examiner l'état des yeux et prescrire les mesures indispensables. En tout cas, on devra pratiquer le lavage des yeux avec des solutions antiseptiques tièdes : acide phénique à 1/2 pour 100 ; acide borique à 2,5 pour 100 ; sublimé corrosif à 1/2 pour 10 000.

L'ophthalmie granuleuse qui sévit chez les adultes est tout aussi contagieuse ; elle est transmise par le pus qui s'écoule des yeux et qui souille les linges, les vêtements ou les mains ; l'air n'intervient pas comme véhicule. Cette affection est d'autant plus redoutable, qu'elle est longue, très rebelle et que des individus qui paraissent guéris peuvent contaminer des personnes saines.

Dès que cette maladie est constatée dans une collection d'individus, on doit *isoler les malades* et les soumettre à un traitement spécial jusqu'à guérison complète. En même temps, on prescrira des mesures de propreté telles que des lavages antiseptiques avec des linges qui ne devront jamais servir à deux individus à la fois ; on évitera aussi d'essuyer les yeux avec les doigts, car ils peuvent être souillés et introduire le parasite.

Soins de propreté. — On doit veiller avec soin à la propreté des mains, ainsi qu'à celle du linge, des éponges avec lesquelles on lave le visage et les yeux. Une excellente habitude consiste à faire des lavages à l'eau très chaude avec une éponge appliquée pendant quelques minutes et à plusieurs reprises, sur les paupières fermées. On ne devra pas employer l'eau froide, ni s'essuyer les yeux avec les doigts, à moins d'employer seulement pour cet usage le petit doigt. La surveillance des jeunes enfants est importante à ce point de vue, parce qu'ils touchent à tout et portent les objets ou les mains à leur visage, risquant ainsi de se blesser ou de souiller leurs yeux.

Anomalies de la vision. — On sait que le diamètre antéro-postérieur de l'œil, qui est d'environ 24 millimètres dans l'œil normal et pour lequel le plan focal des milieux de l'œil est situé sur la couche des cônes et des bâtonnets, peut s'allonger ou se raccourcir ; s'il s'allonge, le plan focal est situé en avant de la rétine et l'œil est myope ; s'il se raccourcit, le plan focal est en arrière de la rétine et l'œil est hypermétrope.

Myopie. — La myopie, qu'on a appelée avec quelque raison « *une maladie scolaire* », est l'anomalie la plus répandue, car, d'après les statistiques, on la rencontre douze fois plus que l'hypermétropie. Deux causes contribuent, d'après MM. Galezowski et Kopff, au développement de la myopie : 1° une *prédisposition héréditaire*, c'est la cause originelle ; 2° la *vision binoculaire d'objets trop rapprochés*, c'est la cause déterminante, qui se manifeste à partir de 4 ou 5 ans.

L'origine congénitale la plus fréquente de la myopie réside dans l'amincissement des membranes oculaires qui les rend plus extensibles ; l'œil est cependant normal, et aucun caractère extérieur ne trahit cette prédisposition. Lorsque la vision s'exerce, chez l'enfant, sur des objets suffisamment éloignés, le travail de l'accommodation, assez faible, est insuffisant pour déformer les membranes ; celles-ci acquièrent peu à peu une plus grande résistance tout en conservant leur courbure primitive : la myopie n'apparaît pas. Mais si l'enfant commence à lire et à écrire de très bonne heure, au moyen de caractères qui l'obligent à regarder de trop près, en se couchant presque sur la table, les efforts considérables de l'accommodation, réagissant sur des membranes dont la résistance est faible, exercent une traction continue sur celles-ci et provoquent sa déformation ; le diamètre antéro-postérieur s'accroît alors progressivement, sa valeur passe de 24 millimètres à 25, 26, 30, et atteint même 33 millimètres : la myopie est développée.

L'influence de l'hérédité sur la myopie, à titre de cause originelle, résulte encore des observations de M. Lagneau sur la répartition suivant les races ; ainsi, elle est plus répandue chez les populations issues des Ligures et des Aquitains, que chez les descendants des Celtes et des Gaulois, où elle est relativement rare.

Prophylaxie. — Puisque c'est la vision binoculaire rapprochée qui détermine les déformations caractéristiques de la myopie, on peut en empêcher le développement, ou enrayer ses progrès, par une hygiène sévère, réglant, dans les écoles ou dans les familles, le travail des enfants.

On exigera que, dans les écoles, la lecture et l'écriture s'accomplissent à une *distance de 30 centimètres* environ et, exceptionnellement, pour la myopie commençante, à 25 centimètres au moins. Le travail aura seulement lieu à la lumière naturelle, au moyen d'un éclairage unilatéral à gauche, autant que possible, et avec des caractères typographiques assez gros. Le travail après le repas du soir devra être interdit aux jeunes enfants.

Quand la myopie sera assez avancée pour que la lecture devienne impossible à 25 centimètres, on la corrigera par des lentilles divergentes, qui seront portées surtout pour la vision à courte distance; c'est une erreur assez accréditée et funeste de croire que les lentilles de correction ne servent aux myopes que pour la vision éloignée.

Dans les établissements où ces prescriptions sont rigoureusement suivies, comme à l'École polytechnique par exemple, la myopie reste stationnaire.

Hypermétropie. — Cette anomalie est caractérisée par le raccourcissement du diamètre antéro-postérieur de l'œil, par suite d'un arrêt de développement; à l'inverse de la myopie, l'hygiène est impuissante à prévenir le développement de cette affection et l'on doit se borner à corriger ses effets par l'emploi de lentilles convergentes.

Astigmatisme. — L'astigmatisme, dû à l'inégalité des rayons de courbure des surfaces de l'œil suivant les différents méridiens, peut être congénital ou accidentel (dans ce dernier cas il résulte des lésions de la surface de la cornée ou du cristallin). Les seuls moyens hygiéniques consistent à corriger les irrégularités de courbure par l'emploi de lentilles cylindriques.

Presbytie. — La diminution progressive de la puissance d'accommodation, qui caractérise la presbytie, ne commence à se manifester qu'à 45 ou 50 ans. C'est à ce moment que l'on doit corriger l'insuffisance de l'accommodation par des lentilles convergentes, malgré le préjugé si répandu, qui empêche bon nombre de personnes de porter des lunettes par la crainte de s'y habituer.

Strabisme. — Le strabisme est une infirmité caractérisée par la suppression de la vision binoculaire causée par une déviation des axes optiques. Dans l'œil normal, la ligne de vision fait, avec l'axe de la cornée, un angle de dix degrés environ pour la vision éloignée ; si cet angle augmente, tout en conservant sa valeur positive, le strabisme est convergent ; s'il devient plus petit, nul, ou prend une valeur négative, le strabisme est divergent. Le strabisme *vrai* est dû à l'insuffisance de l'un des muscles moteurs de l'œil ; le strabisme *paralytique* est dû à la paralysie d'un de ces muscles. Dans le strabisme vrai, le strabisme divergent est souvent dû à la myopie ; le strabisme convergent, bien plus fréquent, est dû à l'hypermétropie. Dépendant des vices de réfraction de l'œil et provoqué par eux, cette infirmité ne se manifeste qu'à l'âge de 4 ou 5 ans, lorsque le travail de l'accommodation nécessité par la vision binoculaire commence à s'effectuer. La guérison du strabisme nécessite parfois une opération chirurgicale ou l'emploi de verres appropriés ; le médecin seul peut indiquer le traitement à suivre.

Du choix des lentilles. — Si la nécessité des lentilles pour corriger les anomalies de la vision est depuis longtemps justifiée par l'expérience, les avantages qui résultent de leur emploi sont souvent illusoires, par suite de la légèreté qui préside à leur choix ; on refuse de prendre les conseils d'un médecin et l'on s'adresse à des opticiens souvent ignorants, qui délivrent des lentilles rarement appropriées à l'anomalie que le malade même ignore ; il en résulte presque toujours une aggravation de l'infirmité que l'on voulait corriger. On ne saurait donc trop prendre de précautions pour un organe aussi délicat que l'œil, et l'on devrait toujours consulter un spécialiste sur la nature des lentilles à employer.

Parmi les divers systèmes utilisés, les lunettes sont toujours préférables aux pince-nez et, en tout cas, les monocles doivent être prohibés ; cette mode, qui n'a pas même l'excuse de l'élégance, est condamnable au point de vue de l'hygiène.

Daltonisme. — Nous signalerons seulement l'importance de la cécité partielle des couleurs dans certaines administrations (marine, chemins de fer), où les manœuvres de jour et de nuit sont réglées par des signaux colorés, et la nécessité d'écarter de ces administrations les individus atteints de cette infirmité. Leur proportion s'élève en moyenne à 8 ou 9 pour 100.

Hygiène générale. — Comme tous les organes l'œil doit être sans cesse exercé, mais avec beaucoup de mesure, suivant l'âge.

Chez les jeunes enfants, l'œil, très impressionnable, se fatigue vite sous l'influence de la lumière ; on doit donc veiller à ce que celle-ci ne soit jamais trop vive et permettre à l'enfant de se soustraire facilement à son influence. Les berceaux devront être tournés à contre-jour, entourés de rideaux de couleur sombre; pendant les promenades, on protégera les yeux par des voilettes bleues ou vertes et non pas blanches, comme on le fait ordinairement.

Quand la vision binoculaire commence à se produire, on doit, autant que possible, soustraire l'enfant à la vision rapprochée et tenir son attention sans cesse en éveil à des distances supérieures à 35 centimètres. C'est une erreur de croire que l'on gagne du temps en apprenant à lire et à écrire trop tôt aux enfants; l'avantage momentané qui résulte de cette éducation précoce n'est trop souvent acquis qu'au prix d'infirmités plus ou moins graves. En effet, lorsque l'œil est trop longtemps sollicité dans la vision des objets rapprochés, comme dans les occupations sédentaires, la fatigue qui résulte du travail incessant d'accommodation exagère les vices de réfraction les plus légers; l'acuité de la vue et sa portée tendent à se réduire; ces effets pernicieux sont encore aggravés par l'habitude de veiller tard et de travailler à la lumière artificielle.

Il est donc indispensable, même pour les vues normales, chez les adultes comme chez les enfants, de reposer les yeux en s'exerçant à la vision des objets éloignés; la vie au grand air, les promenades à la campagne, réalisent ces conditions. A cet égard, le service militaire, auquel tout le monde est astreint, présente de grands avantages, parce que la vue s'exerce constam-

ment au loin. Les exercices de tir sont aussi excellents
pour l'éducation des yeux dont ils accroissent la portée
et l'acuité. On sait d'ailleurs que sous ce rapport les
habitants des campagnes, les chasseurs, présentent une
grande supériorité sur l'habitant des villes.

HYGIÈNE DE L'OUIE

L'organe de l'ouïe est, bien mieux que l'œil, protégé
contre les variations atmosphériques et les causes de
traumatisme. Les seules parties accessibles sont la
membrane du tympan et la caisse du tympan.

Lorsqu'un mouvement vibratoire capable d'impres-
sionner le nerf acoustique se produit autour de nous,
il est transmis par l'air dans le canal auditif externe
jusqu'à la membrane du tympan ; cette membrane vibre
et transmet les vibrations, par l'intermédiaire de la
chaîne des osselets, jusqu'à la fenêtre ovale, d'où elles
pénètrent dans les liquides de l'oreille interne.

La transmission des sons exige alors l'intégrité du
canal auditif et l'égalité de pression sur les deux faces
de la membrane. Le canal auditif externe sécrète une
matière cireuse jaune qui, en s'accumulant dans sa
cavité, peut intercepter les sons et produire une surdité
observée souvent chez les paysans et chez les personnes
qui négligent les soins de propreté ; on remédie à cet
inconvénient en instillant de l'eau tiède dans le canal
auditif.

L'égalité de pression sur les deux faces de la membrane du tympan est réalisée, comme on le sait, par

l'intermédiaire d'un canal, la trompe d'Eustache, qui débouche à la partie supérieure du pharynx. Ce canal peut être obstrué par les mucosités ou par l'inflammation de la muqueuse ; ainsi, dans les maladies de la gorge et du pharynx, la perception des sons est amoindrie. Quand l'affaiblissement de l'ouïe est dû aux mucosités, on peut rétablir l'équilibre des deux côtés de la membrane tympanique, en fermant la bouche et le nez et en déglutissant à plusieurs reprises, pendant que l'on refoule l'air alternativement dans la cavité buccale ou dans les poumons.

Quand la différence de pression entre l'air extérieur et celui de la caisse du tympan est considérable, il peut se produire des douleurs très vives que quelques déglutitions font cesser ; c'est ce qu'on observe chez les ouvriers qui travaillent dans l'air comprimé au moment où ils passent de l'air normal dans l'air à haute pression.

L'intégrité de la membrane du tympan est nécessaire aussi à la perception des sons ; cette membrane peut être déchirée : 1° par l'introduction de corps durs et pointus dans l'oreille ; 2° par la perception de sons intenses (canonniers, sonneurs, etc.) ; 3° enfin, par la production d'abcès dus aux variations brusques de température (verriers, boulangers, forgerons). On se trouve bien, pour éviter les accidents consécutifs aux brusques variations de température, de disposer dans le canal auditif un peu de coton cardé.

ODORAT, GOÛT ET TOUCHER

Odorat. — Le sens de l'odorat nous renseigne sur les propriétés de certains corps volatils et nous permet, en raison de son excessive sensibilité, de nous défendre à temps contre l'arrivée des gaz ou des vapeurs toxiques ; en outre, les parfums des aliments excitent l'appétit et par là même facilitent la digestion.

La sensibilité du nerf olfactif dépasse, non seulement les autres organes des sens, mais encore les procédés d'analyse les plus délicats, puisque, d'après Valentin, nous pouvons discerner l'odeur de $\frac{2}{1000000}$ de milligramme de musc. La sensibilité de la muqueuse olfactive s'émousse facilement par l'abus des odeurs et des parfums qu'un trop grand nombre de personnes affectionnent ; le tabac à priser abolit aussi la sensibilité de la muqueuse olfactive.

Goût. — Le goût concourt, avec l'olfaction, à exciter la sécrétion des glandes salivaires ; il a donc un rôle important à jouer dans l'alimentation ; il est émoussé par l'abus des condiments âcres et irritants ; aussi ne doit-on user de ces derniers que pour réveiller l'appétit capricieux.

Toucher. — Le toucher s'exerce au moyen de la peau et l'on sait que les terminaisons nerveuses des papilles du derme sont soustraites à l'action directe des chocs, par une couche épidermique d'épaisseur variable. Quand l'épiderme est épais, comme cela a lieu chez tous ceux qui se livrent aux travaux manuels, la sensibilité de la peau est faible; à mesure que l'épiderme s'amincit, la sensibilité augmente et elle devient maxima quand l'épiderme vient de se reconstituer à la surface d'une plaie ou d'une brûlure; mais en même temps les chocs et les frottements deviennent très douloureux lorsqu'ils sont un peu violents.

CHAPITRE XI

CONDITIONS DE SALUBRITÉ DE L'HABITATION

Les abris construits par l'homme depuis la plus haute antiquité sont destinés à le soustraire aux modifications de l'atmosphère capables d'exercer une influence nuisible sur la santé. Mais dans le milieu artificiel au sein duquel l'homme s'isole, les déchets organiques tendent à s'accumuler et vicient plus ou moins l'atmosphère, de sorte que le séjour dans ces abris peut devenir plus meurtrier que le séjour à l'air libre.

L'habitation doit donc être telle, qu'en assurant la protection des individus vis-à-vis des modifications de l'atmosphère, ceux-ci soient soustraits à l'influence nocive des détritus et des déchets résultant de leur activité.

Les données fournies dans la première partie de ce livre nous permettent de formuler les conditions nécessaires et suffisantes pour que l'habitation réalise ce double but. Nous allons les passer successivement en revue. Dans cette étude, nous ne séparerons pas l'habitation de l'agglomération, ville ou village, à laquelle elle se rattache étroitement, par ses avantages ou ses inconvénients, au point de vue hygiénique.

§ I. — EMPLACEMENT ET EXPOSITION DE L'HABITATION

Isolement du sol. — Le choix de l'emplacement destiné aux habitations est important, quoique trop rarement discuté. On ne doit pas construire dans les régions marécageuses, afin d'éviter les fièvres telluriques ; les terrains soumis à des inondations périodiques étant insalubres il faut, autant que possible, choisir les pentes où l'écoulement des eaux est facile ou les collines élevées au-dessus des prairies.

Lorsque l'emplacement de l'habitation est déterminé, les bâtiments que l'on construit doivent être édifiés sur des caves ou sur un sous-sol, de manière que le niveau du sol le plus bas soit au moins à 1 mètre au-dessus de la nappe d'eau souterraine. En outre, il est prudent de laisser entre les murs de fondation et le sol, tout autour de l'habitation, un fossé en maçonnerie étroit et un peu plus profond que le sol des caves, de manière à soustraire les fondations à l'action des pluies ou des eaux d'infiltration. Lorsqu'il n'est pas possible de construire sur caves, on doit ménager, entre le sol et le rez-de-chaussée, un espace de quelques décimètres, rempli de matériaux poreux.

En somme, il faut assurer, tout autour de l'habitation et à sa base, la libre circulation de l'air.

Indépendance de l'habitation vis-à-vis de la température ambiante. — La nature des matériaux de construction est très variable et le plus souvent imposée par la composition du sol de chaque contrée. On doit seulement remarquer que les matériaux très hygroscopiques doivent être rejetés, à cause de la facilité avec laquelle ils absorbent l'eau et se détériorent sous l'influence des variations de température. La pierre de taille, les moellons, la brique, sont d'excellents matériaux.

On commence à beaucoup employer les briques creuses dans la construction des murs ; elles ont l'avantage de constituer, dans l'épaisseur des murailles, un matelas d'air très mauvais conducteur, qui permet de réduire leur épaisseur tout en les rendant isolantes.

Disposition des maisons ; étages. — Dans les campagnes et dans certaines villes, comme à Londres, les maisons n'ont qu'un étage ou deux au maximum ; c'est là une disposition bien préférable à la multiplicité des étages qui, dans Paris, provoquent l'encombrement et accumulent les causes de viciation.

Il n'est pas toujours facile de rompre avec les usages établis, et l'hygiène doit souvent se borner à tirer le meilleur parti des dispositions défectueuses. Ainsi, dans les maisons à nombreux étages, on devra éviter d'habiter les caves ou les sous-sols, ainsi que les combles ; les premiers sont toujours humides, obscurs et à ventilation insuffisante ; les seconds sont exposés aux variations brusques de la température : très chauds en été, très froids en hiver. D'après une statistique publiée par le Dr Arnould, on voit que la mortalité à Berlin est en effet bien plus grande dans les caves et dans les combles, que dans les étages intermédiaires.

	DÉCÈS POUR 1000 HAB.
Caves.	25,5
Rez-de-chaussée	22,0
1er étage	21,6
2e étage.	21,8
3e étage.	22,6
4e étage et au-dessus.	28,2

La mortalité si grande pour les étages supérieurs ou les combles, qui semblerait indiquer des conditions hygiéniques plus défectueuses que dans les caves, est due à ce que les habitants de ces étages sont en général pauvres, exposés à la misère et aux privations.

Orientation des maisons. Arrivée de la lumière. — La lumière est indispensable dans les habitations, non seulement parce qu'elle est une condition de propreté, mais parce qu'elle est nécessaire au développement normal de l'homme. Il serait désirable que toutes les maisons fussent ensoleillées pendant une partie du jour ; cette condition, facile à réaliser à la campagne, ne peut pas toujours l'être dans les villes : là, la nécessité de l'orientation est subordonnée à la direction des rues. D'ailleurs l'orientation varie beaucoup suivant la direction des vents dominants ; on peut seulement remarquer que l'exposition au midi est préférable dans les villes du nord, au contraire l'exposition au nord est recherchée dans les villes du midi.

S'il n'est pas possible de laisser arriver le soleil dans

toutes les habitations, on devrait au moins exiger que la lumière diffuse y pût pénétrer. Cette condition n'est même pas réalisée dans un trop grand nombre d'habitations, surtout dans celles des villes. D'après le Dr Proust, il existe en France 219 270 maisons dépourvues de fenêtres, et 1 656 636 maisonnettes qui n'ont que deux ouvertures. Ce sont ces maisons, les plus mal aménagées, qui renferment le plus grand nombre d'habitants. D'après une étude faite par le Dr Marjolin en 1886, après le recensement de la population indigente de Paris, on a constaté que sur 40 644 ménages 26 757 n'avaient pour vivre qu'une seule pièce; parmi ces chambres uniques, 5 422 renfermaient trois lits, 1 170 en contenaient quatre et 142 jusqu'à cinq. Sur ce nombre, 2 462 chambres ne recevaient le jour que par des paliers ou des corridors et, dans 3 777 autres, on ne pouvait faire de feu, faute de poêle. ou de cheminée.

Depuis cette époque, le nombre des indigents a augmenté et comprend à Paris, aujourd'hui, près de 150 000 personnes formant plus de 50 000 ménages. Les conditions hygiéniques n'ont pas été modifiées, elles se sont plutôt aggravées; depuis l'exécution des grands travaux, la population pauvre a émigré dans les quartiers excentriques, s'entassant dans d'immenses casernes ou dans de véritables cloaques.

Dans les grandes villes, qui présentent encore de vieux quartiers et, dans Paris, pour les quartiers commerçants, l'éclairage, malgré la présence des fenêtres, est encore insuffisant; dans les rez-de-chaussée et les étages inférieurs, le gaz doit rester allumé toute la journée pendant l'hiver et même en été, pendant les temps pluvieux ; cela tient à l'étroitesse des rues. Ce n'est que dans les rues nouvelles que l'on a adopté une largeur suffisante, 12 à 20 mètres, pour laisser pénétrer la lumière partout. On peut remarquer en outre que, dans beaucoup de constructions neuves, les chambres qui exigent le plus d'air et de lumière (chambres à coucher, cuisines, etc) sont reléguées sur des cours étroites, véritables puits où le soleil ne pénètre jamais et où la lumière fait toujours défaut dans les étages inférieurs.

Cubage d'air. Ventilation. — Nous avons vu que l'espace nécessaire pour chaque individu est, au minimum, de 20 mètres cubes et que l'air, renouvelé au moins une fois par heure, doit être pur et frais; ces conditions sont rarement réalisées.

Dans les habitations pauvres ou *cités casernes*, dan : les vieilles maisons de Paris, là où les fenêtres sont rares, où la lumière n'arrive pas, l'espace fait toujours défaut et l'on peut citer des réduits où chaque individu dispose à peine de 5 mètres cubes d'air.

L'insuffisance de l'espace est si grande dans la plupart des habitations ouvrières, que la Commission des logements insalubres en a été réduite à proscrire les chambres qui n'offrent pas au moins 10 mètres cubes d'air par individu.

Quant à la ventilation, elle est insuffisante et, quand elle se produit, l'air qui entre est tellement souillé par les émanations des détritus et des déjections, que l'atmosphère reste toujours empestée et vient même empester l'air des rues ou des ruelles sur lesquelles débouchent les corridors. Même dans les constructions neuves, l'aménagement des chambres est réalisé en dépit de l'hygiène ; on construit de belles chambres de réception, rarement habitées, et l'on sacrifie les chambres à coucher, souvent petites, mal éclairées et mal ventilées.

§ II. — Distribution de l'eau

L'eau pure est aussi indispensable que l'air et la lumière. Toutes les habitations devraient avoir de l'eau de source rigoureusement privée des germes des maladies transmissibles. Nous avons vu que les eaux courantes, exposées aux souillures de l'air et du sol superficiel, remplissent rarement cette condition. Aussi est-il à désirer que tous les ménages soient pourvus des filtres décrits plus haut, permettant d'obtenir une eau de boisson toujours saine, sinon agréable.

Le problème de l'alimentation en eau de boisson est à l'ordre du jour depuis quelques années ; bien des progrès ont été réalisés dans cette voie, mais il reste beaucoup à faire.

On estime à environ 150 ou 200 litres la quantité d'eau nécessaire à un individu, par jour, pour satisfaire aux besoins de la maison, de la rue et de l'industrie ; mais ce n'est là qu'un minimum que l'on doit plutôt dépasser ; comme l'a dit Foucher de Careil : « *Il faut trop d'eau pour qu'il y en ait assez* ».

Dans les campagnes, la quantité fait rarement défaut, c'est la qualité qui laisse à désirer ; par ignorance et par insouciance, les habitants des campagnes consomment souvent des eaux médiocres ou même mauvaises, alors qu'il suffirait de quelques travaux pour canaliser des sources excellentes ou pour établir les puits abyssiniens. C'est surtout dans les villages, où les habitations sont fortement groupées, que l'alimentation en eau est défectueuse, les puits ou les fontaines étant souillés par les détritus et les déjections de l'homme et des animaux.

Dans les villes, la quantité est souvent insuffisante, la qualité médiocre ; la plupart n'atteignent pas même la moitié de la ration indispensable.

C'est la ville de Rome qui est le plus riche à cet égard, car elle a hérité des travaux gigantesques accomplis par les Romains ; vingt-deux aqueducs amenaient des torrents d'eau dans l'ancienne Rome, et, aujourd'hui, ceux que le temps a respectés amènent, par jour, 1 100 litres d'eau à chacun de ses 500 000 habitants ; à Marseille, chaque habitant peut disposer de 792 litres par jour. A Paris, actuellement, il n'y a que 220 litres d'eau par jour, dont les deux tiers sont représentés par des eaux de mauvaise qualité : celles de la Seine, de l'Ourcq, de la Marne, qui ne devraient être employées qu'au service des rues ou de l'industrie. Mais bientôt la dérivation des sources de la Vigne et de Verneuil permettra d'assurer à chaque habitant 300 litres d'eau, dont 100 litres d'eau de source. On peut espérer voir disparaître bientôt la distribution estivale d'eau de

Seine, qui sème dans Paris les maladies transmissibles : fièvre typhoïde, dysenterie, etc. Les progrès réalisés à Paris ont été cependant considérables depuis un siècle, car en 1789 la Ville ne disposait que de 7 986 mètres cubes d'eau pour 600 000 habitants, c'est-à-dire 13 litres par tête.

Influence de la pureté de l'eau sur la santé. — L'approvisionnement des habitations en eau de source, dans toutes les agglomérations où il a été réalisé, n'a pas tardé à produire ses effets par un abaissement sensible de la mortalité et du nombre des malades. Nous avons cité (pages 46 et 47) les résultats obtenus à Vienne (Autriche) et à Rennes. Cette influence est démontrée encore par les chiffres du tableau suivant empruntés à la statistique de l'armée, en 1885, et insérés dans les rapports de M. le Dr Brouardel sur les épidémies de fièvre typhoïde en France :

CASERNES DE SAPEURS POMPIERS DE PARIS.	NATURE DE L'EAU DE BOISSON DISTRIBUÉE EN		FIÈVRE TYPHOÏDE Morbidité pour 1000.	
	1882	1885	1882	1885
Rue Blanche. . . .	Seine filtrée.	Seine filtrée.	80	70
Charenton	—	—	30	70
Château-Landon. . .	Marne non filtrée.	Dhuis.	170	30
Ménilmontant. . . .	Marne filtrée.	—	70	30
Trocadéro..	Seine filtrée.	Vanne.	50	20
Poissy.	Ourcq filtrée.	—	70	20
Sévigné	—	—	100	30
Château-d'Eau.. . .	—	—	120	30
Vieux-Colombier. . .	—	—	110	0

§ III. — Éloignement des immondices

Les détritus et les excrétions produits par les hommes et les animaux peuvent rapidement devenir des foyers d'infection ; il est donc indispensable de les faire disparaître au plus vite. Nous examinerons successivement les procédés les meilleurs pour évacuer : 1° les ordures ménagères ; 2° les eaux ménagères ; 3° les matières excrémentitielles.

Ordures ménagères. — Le procédé primitif, trop souvent employé dans les campagnes et même dans certaines villes, comme Marseille et Toulon, est le *jetage au ruisseau* ; un autre procédé, tout aussi défectueux, consiste à creuser des trous dans le sol et à y jeter des pierres volumineuses ; c'est dans ces trous, appelés *éponges*, que toutes les eaux sales et les immondices s'accumulent. Il n'est pas nécessaire d'insister sur le danger de pareilles coutumes, qui devraient depuis longtemps être interdites.

Dans les villes plus soucieuses de la salubrité, les ordures sont déposées sur la chaussée et enlevées dans la matinée ; mais comme ces amoncellements séjournent trop longtemps dans les rues, ils peuvent être dispersés et souiller les ruisseaux et les égouts ; aussi à Paris, depuis quelques années, un arrêté préfectoral a-t-il interdit le déversement des ordures sur la voie publique ; celles-ci doivent être déposées dans des caisses placées sur le trottoir, au moment du passage des tombereaux ;

l'enlèvement est rapidement exécuté et la voie publique reste propre. Ce procédé, très pratique, devrait être employé partout.

Eaux ménagères. — Les eaux ménagères, remplies de matières organiques, se putréfient avec une grande rapidité; elles ne doivent jamais être déversées dans les ruisseaux, comme cela se pratique encore dans un grand nombre de villes. Celles qui sont munies d'un système d'égouts emploient des conduites qui y amènent directement les eaux ménagères. Dans les habitations insalubres, on voit encore les *plombs*, sortes d'entonnoirs métalliques, largement ouverts sur le tuyau de

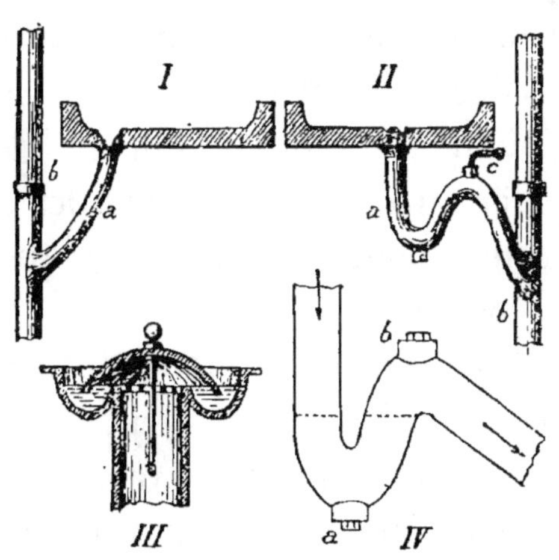

Fig. 27. — I, Évier insalubre; les eaux coulent directement dans le conduit *b* par un tuyau droit *a*.

II, Évier salubre; le tube *a* est fermé par un obturateur (III) et muni d'un siphon qui débouche dans le conduit *b*; *c*, tuyau d'aération du siphon.

III, Obturateur à cloche.

IV, Modèle de siphon; *a*, orifice destiné à nettoyer le siphon; *b*, orifice de ventilation.

décharge sans cesse parcouru par des courants, qui font refouler dans les appartements les gaz putrides résultant de la décomposition des matières organiques; c'est là une disposition très défectueuse que l'on doit prohiber (*fig. 27, I*).

Les éviers doivent être pourvus d'appareils destinés à intercepter toute communication entre les appartements et le tuyau de décharge, de manière à empêcher le refoulement des gaz putrides. Ce sont l'*obturateur à cloche* (*fig.* 27, III), qui ferme l'orifice d'écoulement, et le *siphon*. Le siphon est un tube recourbé en S, placé au-dessous de l'orifice d'écoulement, de manière que l'eau emplissant l'une des courbures intercepte complètement la communication entre l'air du tuyau de décharge et l'air des appartements (*fig.* 27, IV). Ce siphon est muni de tampons que l'on dévisse pour procéder au nettoyage, quand les chasses d'eau sont insuffisantes pour enlever les détritus solides accumulés dans la courbure.

Matières excrémentitielles. — L'urine et les matières fécales représentent les produits les plus dangereux et doivent être évacués aussitôt que possible ; en temps d'épidémie, leur voisinage est un danger public. Au point de vue hygiénique, les cabinets d'aisances doivent être soustraits aux émanations provenant des tuyaux de décharge et maintenus dans un état d'excessive propreté.

Tous ceux qui ont visité de nombreuses villes savent combien l'organisation des cabinets d'aisance est défectueuse, trop souvent même primitive. Dans les campagnes, par exemple, on se contente de creuser un trou dans la terre et l'on dispose au-dessus, des planches ou des pierres percées d'une ouverture. Les matières excrémentitielles accumulées dans ces trous filtrent peu à peu dans le sol et contribuent souvent à souiller la nappe souterraine qui alimente les puits.

Dans les villes, on dispose les latrines à la turque,

formées par une pierre percée d'un trou en son milieu. Par l'orifice béant, il s'établit un tirage qui renvoie dans l'air les gaz putrides et empeste les cours ou les habitations. C'est ordinairement dans les cités ou dans les casernes que ces installations défectueuses se rencontrent ; chaque latrine servant à un grand nombre d'individus et se trouvant dans un état de malpropreté révoltante, ne contribue pas peu à l'insalubrité des habitations ou des casernes.

Pour soustraire les habitants à ces émanations fétides autant que dangereuses, les cabinets devront être d'abord disposés dans un endroit d'aération facile et où la lumière pénètre facilement. On donnera la préférence aux latrines pourvues d'un siège en porcelaine ou en bois ciré, sur celles qui en sont dépourvues, et le tuyau de décharge sera muni d'un siphon semblable à celui que nous avons décrit à propos des éviers, pour intercepter toute communication avec les fosses ou les égouts ; enfin on devra, autant que possible, disposer d'une certaine quantité d'eau pour laver chaque fois les tuyaux de décharge ; cette dernière nécessité n'est compatible d'ailleurs qu'avec le système des tinettes filtrantes ou du tout à l'égout.

Dans le système des fosses fixes ou des tinettes mobiles, les propriétaires, plus préoccupés d'alléger leurs charges que de la santé des locataires, empêchent souvent l'introduction de l'eau et contribuent à augmenter l'insalubrité des habitations.

Évacuation des matières fécales. — Il ne suffit pas d'intercepter la communication des chambres habitées avec les dépôts d'immondices, il faut encore empêcher ces détritus de souiller le sol et, par suite, les nappes d'eau souterraines, ou de former, par leur accumulation, des foyers d'infection dont l'influence pernicieuse se révèle surtout en temps d'épidémie. Il est donc nécessaire de passer en revue les divers systèmes employés ou proposés pour résoudre cette importante question au mieux des intérêts de l'hygiène.

Nous mentionnerons d'abord, pour en signaler les graves inconvénients, les réceptables d'immondices qu'on appelle *puisards* ou *bétoires* dans le nord ou l'ouest, *éponges* dans le midi ; ce sont des trous plus ou moins profonds où se déversent les eaux ménagères et les matières excrémentitielles ; tantôt ils sont creusés à même dans le sol, tantôt maçonnés d'une manière défectueuse. On les vide de temps à autre, mais le plus souvent on ne prend pas cette peine, soit que, par suite de la filtration, les immondices disparaisssent peu à peu, soit que l'on en creuse de nouveaux quand les anciens sont remplis. En tous cas, les substances qu'ils renferment souillent les nappes d'eau souterraines comme cela a lieu à Douai, ou bien, si l'écoulement est lent, l'arrivée d'une grande quantité d'eau de pluie fait déborder ces puisards et dissémine partout les matières organiques et les déchets, propageant souvent la fièvre typhoïde et la dysenterie. Signalons à cet égard, d'après le Dr Arnould, l'épidémie de fièvre typhoïde de la garnison prussienne de Mayence en 1843-1844, attribuée au débordement des fosses d'aisances.

Les inconvénients des puisards sont universellement

reconnus et le Comité consultatif d'hygiène a demandé depuis longtemps leur suppression.

Fosses fixes. — Les fosses d'aisances fixes sont des espaces en maçonnerie, situés dans le sous-sol des habitations et dans lesquels aboutit le tuyau de décharge des cabinets d'aisance ; ces espaces sont hermétiquement clos, ne présentant, avec l'orifice d'arrivée, que le tuyau d'évent, destiné à évacuer l'air et les gaz putrides résultant de la fermentation.

La première condition à remplir pour les fosses fixes est l'*imperméabilité absolue*. Cette condition est facile à réaliser au moment de la construction ; mais au bout d'un certain temps les parois étanches s'altèrent ou se fendillent, des infiltrations se produisent et peuvent souiller le sol et les nappes souterraines. Le cas est extrêmement commun à Paris et la plupart des fosses reçoivent, sans se remplir, un volume de matières double ou triple de leur capacité. On peut s'assurer du fait par l'analyse du sol autour des fosses et l'on doit s'estimer heureux quand l'éclosion d'une épidémie plus ou moins meurtrière ne vient pas compléter la démonstration.

Outre l'inconvénient d'une étanchéité douteuse, les fosses fixes ont encore celui de dégager des gaz putrides (sulfhydrate d'ammoniaque, hydrogène sulfuré, etc.), résultant de la fermentation qui se produit sans cesse. La quantité de ces gaz est parfois si considérable, qu'ils causent des accidents mortels au moment de l'ouverture des fosses (plomb des vidangeurs). On remédie à ce danger par la ventilation des fosses et des tuyaux de décharge qui viennent s'ouvrir au-dessus des maisons; l'hygiène ne gagne pas beaucoup à cela. car l'air extérieur est souillé. On a essayé de supprimer la fermentation par des substances stérilisantes comme le bichlorure de mercure, dangereux et coûteux, ou par des substances désodorisantes comme le sulfate de fer, qui a été très vanté, mais ces moyens sont des palliatifs souvent impraticables et, en tout cas, ne diminuent pas les causes de contamination, puisque les germes des maladies transmises par l'eau résistent à l'action de la plupart des substances proposées.

Un dernier inconvénient des fosses fixes est la nécessité fréquente du nettoyage; si dans quelques grandes villes la vidange s'opère avec des appareils perfectionnés qui réduisent au minimum les causes de souillure, il est trop fréquent de voir cette opération se produire avec des moyens primitifs.

Les fosses fixes sont donc à condamner, et dans beaucoup de villes d'Angleterre elles ont disparu entièrement.

Fosses mobiles. — Les fosses mobiles constituent un progrès considérable lorsqu'elles sont établies dans de bonnes conditions. En effet, l'exiguïté des récipients et leur mobilité, permettent de les enlever souvent et par conséquent de vérifier leur étanchéité. Les seuls inconvénients qu'elles présentent sont d'empêcher l'arrivée de l'eau et, par suite, d'interdire les lavages si importants dans les tuyaux de décharge; les fosses mobiles doivent être l'objet d'une surveillance très sévère pour éviter le débordement des matières et la souillure du sol, car elles participeraient alors des inconvénients des fosses fixes. Dans les villes où les fosses mobiles ont remplacé les fosses fixes, on aurait constaté, d'après Seaton, cité par le Dr Arnould, une notable amélioration de la santé publique.

Ainsi, à Nottingham, Seaton a comparé deux périodes égales, l'une de 1868 à 1872 avant, l'autre de 1873 à 1878 après le remplacement des fosses fixes par les fosses mobiles, et il a obtenu les résultats suivants :

	POPULATION.	CAS DE FIÈVRES.	DÉCÈS.	DÉCÈS PAR 1000 HAB.
1868-1872. . .	85 000	748	595	9,2
1873-1878. . .	95 000	549	256	5,3

Système diviseur. — Le système des fosses mobiles doit ses avantages à la fréquence des nettoyages. Or l'opération de la vidange est toujours malsaine, et l'on a intérêt à la rendre le plus rare possible.

Le *système diviseur*, ainsi nommé parce qu'il sépare les parties fluides des matières solides, pare aux inconvénients de la multiplicité des nettoyages. L'appareil employé se compose d'une caisse métallique, *tinette-filtre*, séparée en deux compartiments par une plaque percée de trous. Les matières fécales tombent dans l'un des compartiments; la plaque perforée laisse échapper les liquides, qui s'écoulent directement dans l'égout, et retient les matières solides; ces dernières représentant la dixième ou la vingtième partie (suivant la proportion d'eau) de la masse liquide. La *tinette-filtre* doit être vidée rarement. En réalité, le système diviseur laisse tout passer, car les fèces, diluées dans l'eau, traversent les ouvertures du filtre (si les ouvertures étaient petites, elles seraient vite obstruées et l'appareil ne laisserait presque rien passer). C'est seulement au bout de plusieurs années, lorsque la plaque filtrante est bouchée, que les tinettes-filtres cessent de fonctionner. Au point de vue de l'évacuation des matières fécales, le système diviseur est un avantage, mais, d'après le Dr Arnould, « c'est un tout à l'égout réel, sauf qu'on ne l'avoue pas, *l'hypocrisie du tout à l'égout*, comme on l'a dit justement, avec cette circonstance fâcheuse qu'on n'a pas pris de dispositions en conséquence ».

Système du tout à l'égout. — L'évacuation des détritus de la vie, sauf les ordures ménagères, par les égouts, a donné lieu en France à des discussions qui depuis trente ans n'ont pas encore abouti. A l'étranger on n'a pas discouru, on a agi : depuis quinze ou vingt ans, un grand nombre de villes anglaises et allemandes ont adopté le tout à l'égout, avec un système de canalisation que Paris pourrait leur envier.

Dans ce système, que la pratique a consacré, comme nous le verrons plus loin, on envoie immédiatement les eaux ménagères et les matières fécales dans les égouts, en les diluant dans une quantité d'eau suffisante pour les entraîner immédiatement et avec une pente convenable dans des collecteurs qui se déversent loin des villes.

On a proposé deux systèmes, fort peu différents d'ailleurs : l'un le système des *égouts unitaires* destinés à recevoir la totalité des liquides, aussi bien les eaux pluviales ou d'arrosage que les immondices des habitants : c'est le système employé à Londres, Berlin, Bruxelles. L'autre procédé consiste à construire deux canalisations.

dont une à petite section reçoit seulement les matières excrémentitielles et les eaux ménagères, comme on le fait à Oxford et en Amérique; ce système a aussi été installé dans quelques rues de Paris. Quoi qu'il en soit, il est indispensable de disposer d'une quantité d'eau considérable pour diluer les matières solides et entraîner *immédiatement* le tout, *sans stagnation*, loin des villes. C'est pourquoi le tout à l'égout ne peut être adopté que dans les villes qui disposent d'une quantité d'eau suffisante pour établir dans les habitations et dans les rues, des réservoirs de chasse automatiques qui lavent sans cesse les égouts.

§ IV. — DESTINATION DES EAUX D'ÉGOUT

L'évacuation des matières excrémentitielles par les égouts soulève la question importante de la destination des eaux souillées. D'après ce que nous venons de voir, le tout à l'égout a de grands avantages, par la rapidité de l'évacuation, pour la ville où il est adopté, mais ces avantages peuvent disparaître si les eaux forment autour de la ville un foyer d'infection, soit pour elle-même, soit pour les localités voisines. Il faut donc faire disparaître ou utiliser les eaux d'égout, sans qu'il en résulte aucun dommage au point de vue de l'hygiène pour les pays environnants. Plusieurs procédés sont employés :

1° Évacuation des eaux d'égout dans les fleuves et les rivières;

2° Évacuation à la mer;

3° Enfin épandage sur les terrains livrés à la culture intensive : c'est-à-dire irrigation.

Déversement des eaux d'égout dans les rivières. — Le déversement des eaux impures dans les cours d'eau est le procédé le plus répandu et le plus ancien; la plupart des villes ne connaissent encore que ce moyen économique de se débarrasser des résidus de l'industrie ou de l'activité humaine. Dans ces conditions, les eaux des rivières ou des fleuves sont souillées sur une étendue plus ou moins longue, au grand dommage des riverains. La souillure dépend de l'importance des villes et de la vitesse des cours d'eau, comme le montre le tableau suivant, exprimant le volume d'eau de rivière, exprimé en litres, dans lequel 1 litre d'eau d'égout est dilué :

	Eau d'égout.	Eau de rivière.
Londres, 3 à 4 000 000 hab. (Tamise).	1 litre.	4 litres 40
Paris, 2 500 000 hab. (Seine). . . .	1 —	15 —
Munich, 200 000 hab. (Isar). . . .	1 —	85 à 144 —
Breslau, 250 000 hab. (Oder). . .	1 —	148 —
Francfort — (Mein). . . .	1 —	1 000 —
Cologne. 150 000 hab. (Rhin) . . .	1 —	5 663 —

On voit que si la souillure est très faible pour le Rhin à Cologne, elle est 300 fois plus forte pour la Seine à Paris, et à Londres 800 fois plus forte pour la Tamise. On conçoit donc que les hygiénistes allemands soient divisés sur cette question, tandis que les hygiénistes français et anglais sont d'accord pour condamner une pratique qui transforme les rivières en un égout aux eaux empestées, comme cela a lieu pour la Seine au-dessous de Paris et pour la Tamise à Londres.

Il est vrai que dans les eaux courantes, sous l'action de l'oxygène, par la concurrence vitale des organismes microscopiques, les matières organiques sont rapidement détruites et que les eaux reprennent, à une certaine distance des villes, leur pureté initiale. Nous avons vu, en effet (p. 197), qu'après la traversée de Paris, la Seine se purifie peu à peu et qu'à Vernon, à 120 kilomètres seulement, elle a repris sa teneur normale en oxygène. L'assainissement naturel des cours d'eau, lorsqu'il s'agit de souillures faibles comme celles du Rhin à Cologne, peut donc être invoqué pour tolérer la pratique du déversement, mais il devient insuffisant dans les grandes agglomérations situées au voisinage de rivières à faible débit.

La purification des eaux d'égout s'impose donc avant le déversement dans les rivières, malheureusement les diverse méthodes proposées, la décantation, le traitement chimique (chaux, sulfate d'alumine, sels de fer, etc.), ne paraissent pas avoir donné de résultats pratiques et coûtent très cher.

Projection des eaux d'égout à la mer. — Ce procédé ne peut être employé à peu de frais que dans les villes du littoral telles que Londres, où l'on a renoncé à souiller la Tamise. Douvres, Naples, Marseille, Cannes, Menton, etc. L'inconvénient le plus grave consiste en ce que les marées amènent les ordures sur les côtes et les étalent le long du rivage, rendant celui-ci inhabitable. Même dans les villes où la marée est faible, comme sur le littoral méditerranéen, le mélange des eaux d'égout et de l'eau de mer se fait lentement; les côtes ou les ports sont infestés (Menton). La projection à la mer est donc peu avantageuse au point de vue hygiénique et elle détruit, sans profit pour l'agriculture, une quantité énorme d'engrais.

Épuration par le sol cultivé. — Irrigation. — L'épandage des matières excrémentitielles dans les champs est un usage ancien que les agriculteurs n'ont cessé de réclamer, car il donne à des terres peu fertiles une valeur très grande au point de vue cultural. S'il y a des réserves formelles à faire sur l'épandage du contenu des fosses mobiles ou des tinettes filtrantes, à cause de l'excès de matières organiques répandues sur les champs, comme l'a démontré M. Brouardel à propos de la récente épidémie de fièvre typhoïde au Havre (1887-1888), il semble que le déversement des eaux très diluées dans les terrains à culture intense ne présente, partout où il a été appliqué, que des avantages.

Les terrains favorables à l'irrigation doivent être nivelés en pentes très douces, creusés de rigoles pour l'amenée des eaux vannes et parfaitement drainés pour favoriser l'écoulement des eaux filtrées et empêcher la stagnation. Le sable, la craie, parfois même les argiles sablonneuses, conviennent parfaitement, pourvu que la nappe souterraine soit à une certaine profondeur (2 mètres au moins).

La quantité d'eau varie suivant la nature des cultures

et le degré de dilution des détritus ; si, dans les fermes anglaises où l'irrigation est adoptée, on déverse 8 à 10 000 mètres cubes, par hectare et par an, on peut, dans certains cas, aller jusqu'à 100 000 mètres cubes. La destruction des matières organiques résulte, comme nous l'avons vu, de l'action simultanée des bactéries et de la végétation, mais elle nécessite une aération parfaite du sol.

On peut cultiver les plantes les plus variées sur les sols irrigués, il est cependant préférable d'employer les espèces qui se prêtent à une culture intensive, puisque, dans ces conditions, l'engrais est toujours abondant : les prairies de ray-grass, les céréales, la betterave, le chanvre, le colza et même les arbres fruitiers (Berlin), les fleurs (Dantzig) et les légumes (Gennevilliers) donnent de belles récoltes sur les champs d'irrigation.

A Rugby, d'après les expériences de Lawes, les céréales se prêtent mal à l'utilisation des eaux d'égout, le ray-grass (ivraie) et les prairies naturelles conviennent mieux ; à Croydon, les coupes de prairies de ray-grass ont lieu quatre fois par an.

A Milan, les eaux d'égout sont employées dans les terrains à végétation continue appelés *marcites*, où l'on récolte les fourrages (ray-grass et trèfle) tous les deux mois, de manière a obtenir 55 900 kilogrammes par hectare ; à Valence, les champs d'irrigation (regados) créés par les Maures ont une valeur dix fois plus grande que les champs non irrigués.

Assainissement des eaux d'égout. — L'assainissement des eaux par ce procédé est indiscutable, comme le montrent les chiffres suivants empruntés aux analyses faites par la ville de Breslau, où le tout à l'égout existe.

Substances dissoutes.	Proportion en centigr. par litre.	
	Eaux vannes.	Eaux des drains.
Oxygène	0,0	29,4
Acide carbonique	0,0	286,5
Azote. Ammoniaque libre	56,6	5,0
Azote. Ammoniaque des subst. albuminoïdes	38,0	0,8
Azote. Acides azotique	0,0	24,8
Azote. Acides azoteux	0,0	1,8
Azote total	94,6	30,5
Acide sulfurique	67,4	80,8
Acide phosphorique	23,1	traces
Chlore	130,7	97,3
Potasse	60,4	15,8
Soude	115,6	95,6
Chaux	77,8	102,7
Magnésie	21,8	19,1
Oxyde de fer	4,53	0,90

On voit que l'eau qui a filtré sur le sol cultivé a perdu presque tout l'azote à l'état d'ammoniaque ou de matières albuminoïdes et s'est enrichie en nitrates et en nitrites, résultant de la nitrification; elle renferme un peu d'oxygène et une proportion considérable d'acide carbonique, qui faisaient défaut dans les eaux vannes.

Dans la ville de Croydon (Angleterre), la comparaison des eaux vannes et de l'eau des drains a donné les résultats suivants :

	Kilogramme de matière par mètre cube.	
	Eaux vannes.	Eaux des drains.
Matières minérales	0.691	0,335
Matières organiques	0,747	0,034
Ammoniaque	0,096	0,003

Ces chiffres montrent que les matières organiques et les sels ammoniacaux ont presque disparu ; la purification est si grande que les truites, qui recherchent comme on le sait, des eaux très pures et oxygénées, vivent dans les fossés où s'écoule l'eau des drains.

Au point de vue bactériologique, la numération comparée des micro-organismes donne, d'après M. Miquel, pour les eaux d'irrigation de Gennevilliers, les résultats suivants :

BACTÉRIES PAR CENT. CUBE.

Eaux d'égout de Paris.		15 800 000
Eaux des drains de la presqu'île de Genne-villiers (après la fil-tration).	Drain d'Asnières.	410
	Drain d'Argenteuil.	6 745
	Drain de la Garenne.	7 945
	Drain d'Épinay.	14 795

Mais si l'épuration est manifeste en ce qui concerne les matières organiques solubles et la plupart des bactéries inoffensives, comment se comportent les bactéries pathogènes? A cet égard, nous manquons de données positives; les seules espèces dont la conservation des spores à la surface du sol est démontrée sont la bactéridie du charbon et le vibrion septique; en ce qui concerne les autres espèces pathogènes, les recherches entreprises jusqu'ici n'ont pas donné de résultats. Nous pouvons cependant répondre à l'objection tirée de la présence des germes des maladies transmissibles, par l'examen de l'état sanitaire des régions irriguées.

État sanitaire des régions irriguées. — Les statistiques ont été établies dans plusieurs pays où l'irrigation par les eaux d'égouts a été adoptée depuis un certain nombre d'années; les résultats publiés dénotent que la mortalité reste stationnaire ou, le plus souvent, diminue.

LOCALITÉS.		MORTALITÉ POUR 1000.
Heubude (Irrigation de Danzig) . . .	Avant les travaux.	48,9
	Après id.	35,2
Norwood Croydon (Angleterre)		12,0
Gennevilliers (Eaux d'égout de Paris)	1865. .	32
	1876. .	25
	1882. .	22
Domaines d'irrigation de Berlin (Vagabonds et libérés de prison)		13 à 15

A Gennevilliers en particulier, la fièvre typhoïde
a disparu depuis longtemps, le choléra ne s'y est pas
développé en 1884, le charbon et la septicémie n'ont pas
été observés; la fièvre intermittente, assez fréquente au
début d'après le Dr Lagneau, était due à l'insuffisance du
drainage et à la stagnation des eaux; elle est devenue
très rare depuis que l'on a assuré la perméabilité du sol.

On peut donc conclure que le système du tout à
l'égout, avec irrigation dans des terrains appropriés, est
actuellement le meilleur moyen d'assainir les villes en
respectant l'hygiène des agglomérations voisines com
promise par la souillure des eaux de rivière. Il faut
seulement exiger que les champs d'irrigation soient
éloignés des nappes souterraines fournissant l'eau d'alimentation, que les villes ou les villages situés au voisinage de ces champs soient approvisionnés en eaux de
source ou, à leur défaut, en eau filtrée.

**Influence des travaux d'assainissement sur la
salubrité.** — Le problème de l'assainissement d'une
ville est double : « elle doit recevoir, en quantité suffisante, une eau potable à l'abri de toute souillure; elle doit

écouler, sans arrêt ni stagnation possible et rejeter au loin, avant toute fermentation, les matières impures et les eaux usées de la vie et de l'industrie[1]. »

C'est en Angleterre, surtout depuis la création du *Local Government Board*, véritable direction de l'assistance et de l'hygiène publiques, que les travaux d'assainissement furent entrepris avec une décision et une persévérance que la France aurait dû imiter. Les résultats ne tardèrent pas à se faire sentir.

		MORTALITÉ GÉNÉRALE POUR 1000.
Washington	Avant les travaux.	30,00
	Après —	21,00
Glasgow	Avant —	30,77
	Après —	25,90
Lincoln	Avant —	23,20
	Après —	15,40
Eastbourne. — Ville construite il y a 20 ans, d'après les données de l'hygiène.	1886.	16,22
	1887.	13,68
	1888.	15,22
Londres	1871 à 1880. . .	22,5
	1881.	21,5
	1884.	20,4
	1886.	19,9
	1887.	19,6
	1888.	18,5

La fièvre typhoïde, que l'on considère avec raison comme la maladie caractéristique des villes insalubres, a été diminuée dans une proportion considérable par

---

1. Rapport sur l'assainissement des villes, par M. le Dr A. Proust. Comité consultatif d'hygiène, 19 août 1889. — C'est à ce Rapport que nous empruntons les chiffres inscrits plus haut.

les travaux effectués, de 1850 à 1860, pour les villes suivantes :

VILLES.	POPULATION EN 1861.	DÉCÈS DUS A LA FIÈVRE TYPHOÏDE POUR 1000 HAB.	
		Avant les travaux.	Après les travaux.
Bristol. . .	160 714	10,00	6,50
Leicester. .	68 056	14,60	7,75
Cardiff. . .	52 954	17,33	10,50
Croydon . .	39 229	15,00	5,50
Carlisle. . .	29 417	10,00	9,75
Newport . .	24 756	16,33	10,33
Dover . . .	23 108	14,00	9,00
Warwick. .	10 570	19,00	9,00

L'impulsion donnée depuis 20 ans à l'hygiène publique et privée en Angleterre, a fait passer la mortalité générale de 22,52 pour 1000 (1861-1870) à 19,08 (1880-1889), réalisant ainsi un gain de 3,44 pour 1000.

Si des mesures analogues étaient prises en France, elles économiseraient à notre pays 130 000 existences chaque année !

Cimetières. — Le choix et l'installation des terrains destinés à renfermer les cadavres intéresse aussi la salubrité des habitations. L'incinération des morts est certainement plus hygiénique que l'inhumation, mais les croyances ou les coutumes conserveront longtemps encore ce dernier mode, qui appelle l'intervention de l'hygiéniste, surtout dans les grandes villes.

Les conditions dans lesquelles l'inhumation a lieu (profondeur minima des fosses, écartement des tombes, etc.) ont été réglées par la loi du 15 novembre 1887, de manière à donner toute satisfaction à la santé publique ; nous n'avons donc pas à insister sur ce point.

Remarquons seulement que le danger des émanations des cimetières, si souvent incriminées, est maintenant chimérique; dans les cas d'épidémies, l'atmosphère des cimetières dans lesquels l'inhumation est réalisée conformément à la loi, n'intervient jamais pour propager la maladie; les organismes microscopiques que M. Miquel a rencontrés et isolés dans l'air du cimetière Montparnasse, par exemple, sont abondants, non parce qu'ils ont été recueillis au-dessus d'un cimetière, mais parce que ce dernier est situé au milieu des habitations.

Si l'atmosphère des cimetières est sans influence sur l'hygiène des habitations voisines, la souillure des nappes souterraines, par la décomposition des matières organiques, est réelle et exige une grande surveillance, car elle peut compromettre la santé des habitants du voisinage. Le rapport de MM. Brouardel et du Mesnil a fixé les conditions suivantes d'installation des cimetières; le terrain devra être meuble et de préférence sablonneux; si le sol est argileux, il sera drainé et les eaux de drainage épurées. Dans tous les cas, le cimetière devra être aussi éloigné que possible de la nappe d'eau souterraine qui alimente les populations voisines et sans communication possible avec elle; les caveaux de famille, qui emprisonnent les produits putrides et toxiques, seront bien ventilés et désinfectés.

§ V. — La maison d'école

La maison d'école, les lycées, les collèges ou les pensionnats doivent être l'objet d'une surveillance très étroite à un double point de vue : 1° les enfants y séjournent plus ou moins longtemps pendant la période critique de la croissance ; 2° ils présentent une grande réceptivité pour les affections contagieuses. Toute installation défectueuse, en modifiant ou en interrompant le développement de l'enfant, laisse une trace indélébile sur son organisation et transforme un enfant vigoureux en un adolescent malingre et anémié, le plus souvent impropre au service militaire.

Nous n'aurons pas à insister longuement sur l'installation matérielle des écoles ou des lycées, car tout ce que nous avons dit à propos de l'habitation, de l'exercice, des soins à donner à la peau, s'applique aussi à ces établissements.

Disposition des salles de classe. — Les salles de classe ou d'études devront être assez grandes pour que chaque élève dispose d'environ 1 mètre carré de surface, la hauteur n'étant pas inférieure à $4^m,50$. Les murs seront lisses, aux angles arrondis d'après le système, aujourd'hui très répandu, de l'ingénieur Tollet, revêtus de peinture à l'huile ou mieux peints à la chaux, sauf sur une hauteur de $1^m,50$. Les salles seront planchéiées, et l'on devrait exiger que le plancher fût huilé et ciré comme dans beaucoup d'écoles étrangères, pour habituer les enfants à la propreté. L'usage d'un parquet bien verni et dont les joints sont bouchés permet d'enlever facilement toutes les poussières avec un linge humide. Dans le plancher brut que l'on lave de temps à autre, les poussières et l'humidité pénètrent sous les lames du parquet, où elles se conservent plus ou moins longtemps en causant, comme on l'a vu parfois, des épidémies graves.

Éclairage. — L'éclairage naturel doit se faire par des baies latérales, jamais en avant ou en arrière des élèves; l'éclairage par en haut au moyen de toits en dents de scie peut avoir des inconvénients au point de vue de la ventilation et il est triste, car les murs des classes sont pleins et ne laissent pas voir le ciel et les arbres. L'éclairage latéral est celui qui convient le mieux, qu'il soit unilatéral et par conséquent à gauche, ou qu'il soit bilatéral. Autant que possible, l'exposition ne doit pas être au midi pour que le soleil ne pénètre pas toute la journée. On ne doit pas craindre d'ailleurs l'abondance de la lumière, elle n'est nuisible qu'avec un éclairage défectueux et avec des surfaces réfléchissantes aux couleurs trop vives; toutes les parties doivent être assez éclairées pour que l'on puisse lire, de chacune d'elles et sans difficulté, de fins caractères, à une distance de $0^m,55$ centimètres.

La commission chargée de rédiger, en 1881, les instructions relatives à l'installation des écoles, a demandé que, de la place la moins éclairée, l'on pût toujours apercevoir une étendue de ciel d'au moins $0^m,30$ à partir de la limite supérieure de la fenêtre.

L'éclairage doit, d'après le règlement français, être réalisé au moyen de fenêtres ayant les deux tiers de la profondeur de la salle ; il serait même préférable, d'après M. Javal, qu'elles en eussent la moitié. Les fenêtres seront disposées de manière que le bord supérieur soit le plus près possible du plafond, et le bord inférieur à une assez grande distance du plancher, 1 mètre à 1^m,50.

Éclairage artificiel. — L'éclairage artificiel n'est indispensable que dans les écoles primaires supérieures, les lycées et les collèges, où le travail du soir est régulier.

Il est ordinairement installé, même dans certains établissements modèles, dans les conditions les plus défavorables.

C'est l'éclairage au gaz qui est le plus employé, l'éclairage électrique avec des lampes à incandescence, qui donne de si bons résultats au lycée Montaigne (ancien Petit Lycée Louis le Grand) est coûteux, mais il a de grands avantages sur l'éclairage au gaz, car il supprime l'élévation de température, si préjudiciable à la santé des élèves.

L'installation des lampes électriques ou des becs de gaz est le plus souvent défectueuse ; ces appareils sont placés à 1 mètre, 1^m,50 et même 2 mètres des tables de travail, de sorte que l'élève est obligé de faire des efforts considérables d'accommodation pour lire ou pour écrire ; ce sont ces efforts qui déterminent l'augmentation du degré de myopie. L'éclairage, pour être convenable, exige que les becs soient à 0^m,40 au plus de la table de travail ; on n'a pas à craindre, avec les lampes électriques, le dégagement de chaleur, et on peut l'éviter avec les becs de gaz à flamme renversée ou munis de ventilateurs. En tous cas, les réflecteurs seront disposés de manière à soustraire les yeux à l'action directe de la source lumineuse.

Matériel scolaire. — Pendant longtemps défectueux, le matériel scolaire est devenu l'objet d'une attention que justifie son importance, car c'est à la mauvaise installation des tables et des bancs qu'il faut attribuer les déformations si nombreuses observées chez les enfants des écoles ainsi que le développement éxagéré de la myopie.

Les tables et les bancs employés aujourd'hui sont mobiles ou inséparables ; dans ce dernier cas, le plus ordinairement adopté, on emploie dans le canton de Zurich, un certain nombre de modèles ; jusqu'à *huit* pour des tailles oscillant entre $1^m,07$ et $1^m,45$, et seulement *cinq* en France pour des tailles oscillant de 1 mètre à $1^m,50$ (arrêté de 1880). La table-banc se compose : 1° d'une table noircie ayant une partie horizontale de 10 centimètres environ et une partie, inclinée de 15 à 20 degrés, d'une longueur de 25 à 55 centimètres ; 2° d'un banc dont le bord antérieur est sur la même ligne verticale que le bord postérieur de la table ; 5° enfin d'un dossier légèrement incliné. Ordinairement les tables-bancs sont à deux places.

Livres et cahiers. — Les livres et les cahiers employés dans les classes doivent être l'objet d'une surveillance très active, surtout dans les classes enfantines, puisque, comme nous l'avons vu, c'est à partir de cinq ans, lorsque la vision binoculaire commence à s'exercer, que la myopie se développe.

Les enfants ne doivent pas lire ou écrire à une distance plus faible que 30 centimètres; cette condition exige non seulement un bon éclairage, mais encore des livres et des cahiers à caractères assez gros, formés sur du papier légèrement teinté en jaune; on devrait refuser tout livre qui, éclairé à la distance de 1 mètre par une bougie, ne peut être lu, avec une vue normale, à une distance de 80 centimètres.

On a beaucoup critiqué l'écriture anglaise et allemande à cause de l'inclinaison des caractères à 45 degrés, parce qu'elle oblige l'enfant à prendre des situations vicieuses (torsion du tronc, inclinaison de la tête à gauche) puisque l'on exige que le bord du cahier soit parallèle au bord de la table. Le seul remède à ces inconvénients a été adopté par la commission française de 1882 : « Pendant le cours élémentaire et le cours moyen, on obligera les enfants à se conformer à la formule de George Sand : « *Écriture droite sur papier droit, corps droit.* »

Durée des classes. — Ventilation. — La dimension des classes est variable, ordinairement on la calcule de manière que chaque élève dispose de 7 à 8 mètres cubes d'air; c'est là un maximum qu'on n'atteint même pas, le cube d'air étant le plus souvent de 4 à 5 mètres cubes.

La durée des exercices ne dépassant pas une heure ou une heure et demie, il n'y a pas d'inconvénients graves à encombrer les classes et à ne laisser que 4 ou

5 mètres cubes d'air, parce que pendant la récréation de dix minutes ou d'un quart d'heure, on peut ventiler largement en ouvrant les portes et les fenêtres; la ventilation ainsi réalisée est la meilleure que l'on puisse adopter.

Dortoirs. — Dans les dortoirs, le cube d'air doit être plus considérable, puisque les enfants ou les jeunes gens y séjournent au moins pendant dix heures, sans que l'on puisse renouveler l'air au moyen des portes et fenêtres. Après le lever des élèves, on ventilera toujours par les fenêtres ouvertes; depuis quelques années, on a disposé, en plus des fenêtres normales, un grand nombre de petites fenêtres, situées au ras du plancher; elles permettent de renouveler l'air tout autour et au-dessous des lits et d'envoyer partout la lumière; il est alors plus facile de veiller à l'entretien et à la propreté des dortoirs.

Soins de propreté. — C'est surtout dans les grandes agglomérations d'enfants ou de jeunes gens que les soins de propreté doivent être l'objet d'une surveillance rigoureuse. Dans beaucoup d'écoles, on dispose des lavabos et un vestiaire à l'entrée des classes, et, dans certains pays, chaque enfant est tenu de se laver le visage et les mains à l'entrée et à la sortie; cette habitude devrait être prise partout. C'est dans ces établissements que l'on pourrait établir les bains-douches dont nous avons parlé, car généralement, dans les villes ou les campagnes, les enfants pauvres qui fréquentent les écoles publiques ne se doutent pas de la nécessité des bains.

On examinera fréquemment la chevelure des enfants pour écarter ceux qui sont atteints de la teigne, de la gale, etc. Dans les établissements renfermant des pensionnaires, on veillera à ce que chaque élève ait, pour son usage rigoureusement personnel, les éponges, les brosses, les peignes et les coiffures, afin d'éviter la propagation des affections contagieuses du cuir chevelu.

Quant aux maladies transmissibles, il suffira de tenir la main à l'exécution stricte des règlements d'administration publique relatifs à ces maladies et publiés par le ministère de l'Instruction publique (Inst. 2).

APPENDICE

LOIS ET RÈGLEMENTS SANITAIRES. — MESURES PROPHYLACTIQUES

Nous avons cherché à résumer, dans les pages précédentes, les principes sur lesquels repose l'hygiène moderne et nous avons fait connaître les moyens efficaces qui permettent de lutter contre l'un des plus grands fléaux de l'humanité : la propagation des maladies transmissibles.

Nécessité des lois et règlements sanitaires. — L'importance des affections contagieuses dans la mortalité générale nous amène à rechercher le rôle de l'autorité dans la préservation de ces maladies.

Parmi les préceptes proposés, les uns, du ressort de l'hygiène privée, échappent entièrement à l'action de l'autorité. Personne ne peut, en effet, contraindre un citoyen à la propreté, à la tempérance, tant qu'il ne nuit qu'à lui- même ; c'est seulement en moralisant et en instruisant les populations que l'on peut espérer réaliser quelques progrès dans l'hygiène privée.

Mais, dans certaines circonstances, l'exercice de la liberté ou du droit de propriété peut compromettre la santé de citoyens impuissants à se défendre. Ainsi, un propriétaire qui amoncelle, sur sa propriété, des substances en décomposition capables de constituer un foyer d'infection, ou qui souille la nappe d'eau souterraine avec les déjections, ne peut être contraint, par ses voisins, à faire cesser cet état de choses, malgré le dommage qu'ils en éprouvent.

Un locataire prend possession d'un local sans pouvoir exiger un certificat constatant que les locataires précédents étaient indemnes de maladies contagieuses (variole, fièvre typhoïde, diphtérie, etc.); il ne peut pas d'ailleurs exiger la désinfection des appartements.

Personne enfin ne peut réclamer, dans une ville, contre la mauvaise qualité des eaux ou l'installation défectueuse des latrines.

Dans ces circonstances, dont on pourrait multiplier les exemples, l'autorité doit intervenir et elle est coupable de ne point le faire, même lorsqu'il peut résulter de son intervention une restriction de la liberté. Comme l'a si bien dit Domat, « l'ordre qui lie les hommes en société ne les oblige pas seulement à ne nuire en rien par eux-mêmes à qui que ce soit, mais il oblige chacun à tenir tout ce qu'il possède en tel état que personne n'en reçoive ni mal ni dommage ».

Il est donc nécessaire que des lois ou des règlements interviennent pour limiter l'exercice de la propriété ou de la liberté, toutes les fois que cet exercice devient préjudiciable à autrui. Cette limitation n'est pas une nouveauté dans la législation, car elle est consacrée déjà par un grand nombre de lois françaises parmi les-

quelles nous citerons la loi du 21 juillet 1881, *sur
les épizooties*, les lois *constituant la législation sanitaire de l'enfance*, etc.

Le vote de la loi *sur les épizooties* est curieux à
signaler, après le rejet de toutes les propositions relatives à la santé publique, et bien fait pour surprendre
les étrangers. Actuellement il est loisible, en France,
à un individu atteint d'une maladie transmissible, sans
que l'on puisse exercer aucune contrainte contre lui ou
ses ayants droits, de semer autour de lui la maladie et
la mort, par l'eau, par l'air, par ses vêtements ou ses
déjections, et il est interdit à un cultivateur, sous
peine d'amende et de prison, de cacher la maladie
d'un animal domestique, lorsque celle-ci est contagieuse !

Si les règlements qu'on a proposés étaient d'une efficacité douteuse, on comprendrait l'hésitation du pouvoir législatif, mais ils ont fait leurs preuves dans
un certain nombre de pays d'Europe et les résultats
obtenus permettent d'affirmer que nous perdons chaque
année des milliers d'existences. En Angleterre, où le
souci de la liberté est aussi grand qu'en France, les
règlements sanitaires sont appliqués depuis vingt ans;
pendant cette période, la mortalité s'est abaissée de
22,50 à 19,00 pour 1000. A Bruxelles, les travaux
d'assainissement datent de 1871, et la création du service d'hygiène de 1874. La mortalité générale, qui
en 1868-1873 était de 29,1, est tombée, en 1888, à
22,9, et la mortalité par les maladies transmissibles a
baissé dans le même temps de 4,60 à 1,30. L'hésita-

tion n'est plus permise devant ces résultats, et la nécessité d'une législation sanitaire efficace s'impose en France, plus que dans les pays voisins, à cause de la faible natalité.

Examinons rapidement les mesures générales réclamées par les hygiénistes et destinées à compléter celles qui ont été indiquées dans le cours de ce livre.

Déclaration obligatoire des maladies transmissibles. —Lorsque, dans une agglomération, les conditions sanitaires sont défectueuses, la population offre un terrain très favorable à l'éclosion des maladies transmissibles; vienne l'étincelle, c'est-à-dire le parasite ou le virus, la maladie éclate avec une grande violence. Pour éteindre ou supprimer ces épidémies meurtrières, il faut empêcher « *l'étincelle d'allumer l'incendie* » et, par suite, soustraire les individus à la contamination d'un malade; ce résultat ne peut être obtenu qu'avec la *déclaration obligatoire des maladies transmissibles.*

Cette obligation, qui nous apparaît comme la première des mesures sanitaires, existe, ainsi que nous le verrons plus loin, pour les maladies transmissibles des animaux (loi du 27 juillet 1881). Pourquoi, suivant un vœu souvent exprimé, la loi « n'offrirait-elle pas à la vie de l'homme la même protection qu'à celle des animaux »?

Mais la déclaration obligatoire des maladies soulève la question délicate du secret médical; c'est, en effet, au nom du secret professionnel, qu'un certain nombre de médecins se sont refusés à la déclaration de la nature des maladies; ils paraissent autorisés et même encouragés dans leur refus par l'article 378 du Code pénal[1].

Cette grave question a été discutée depuis quelques années par les médecins eux-mêmes, désireux de concilier les exigences, souvent respectables, du secret professionnel et les nécessités de la santé publique. Il résulte de ces discussions, si nettement résumées par M. le Dr Brouardel au Comité consultatif d'hygiène, que la connaissance des maladies transmissibles est un ordre de faits qui n'appartient pas nécessairement au secret médical.

M. le Dr Lefort disait il y a quelque temps à l'Académie de médecine : « Je n'admets pas que le secret professionnel aille jusqu'à nous rendre complices d'homicides par imprudence et surtout à nous faire commettre des homicides par discrétion. »

D'ailleurs l'obligation de la déclaration existe dans la loi sanitaire de 1822 pour les maladies pestilentielles (choléra, peste, fièvre jaune), et le gouvernement, en s'appuyant sur cette loi, a pu préserver la France en 1890 de l'invasion du choléra, qui sévissait alors en Espagne.

La déclaration obligatoire pour les maladies contagieuses existe dans un grand nombre de pays d'Europe : en Allemagne par une série d'ordonnances publiées de

---

1. Les médecins, chirurgiens et autres officiers de santé, ainsi que les pharmaciens, les sages-femmes et toutes autres personnes dépositaires par état ou profession des secrets qu'on leur confie, qui, hors des cas où la loi les oblige à se porter dénonciateurs, auront révélé ces secrets, seront punis d'un emprisonnement de 1 mois à 6 mois, et d'une amende de 100 à 500 francs.

1835 à 1880; en Portugal, depuis 1868; aux États-Unis, 1872-1880; en Hollande depuis 1872; en Suède, en Norvège, en Italie, par les lois sanitaires de 1874; en Danemark, depuis 1875; en Hongrie, par la loi sanitaire de 1876; en Serbie, depuis 1881; et enfin, en Angleterre, depuis 1889.

On peut espérer qu'une loi consacrera bientôt[1] les résolutions adoptées par le Comité consultatif d'hygiène sur la proposition de M. le Dr Brouardel.

Ces résolutions ont en même temps fixé la liste suivante des maladies transmissibles dont la déclaration serait obligatoire.

Choléra.	Maladies septicémiques.
Choléra infantile.	Peste.
Coqueluche.	Rougeole.
Diphtérie.	Scarlatine.
Dysenterie.	Suette,
Fièvre jaune·	Typhus exanthématique.
Fièvre typhoïde.	Variole.
Maladies infectieuses puerpérales.	

Statistique des décès. — Empêcher le développement et l'extension d'une épidémie est bien; ce qui vaut mieux encore, c'est assainir les agglomérations par des travaux immédiats, de manière à rendre réfractaires à l'éclosion de ces maladies les localités où elles se montrent de préférence. Quelles sont les villes ou les villages qui exigent ces travaux? Si l'on consulte le rapport de M. le Dr Brouardel sur la répartition de la fièvre

1. Le projet de loi déposé le 3 décembre 1891, et dont nous indiquons le texte plus loin, donne satisfaction à la plupart des vœux émis par les hygiénistes pour la protection de la santé publique.

typhoïde en France, la liste en est déjà trop longue. Mais, pour longue qu'elle soit, cette liste est encore incomplète : combien de villes ou de villages ignorés qui sont tout aussi insalubres !

C'est que la salubrité d'une région ou d'une ville ne peut être établie que par la statistique très exacte des causes de décès, et cette statistique n'existe en France, même incomplète, que pour quelques grandes villes. Un essai de ce genre fonctionne à Paris, d'après le système adopté par l'Académie de médecine et l'Association générale des médecins de France ; ce système donne d'ailleurs toute satisfaction à la crainte, bien légitime, exprimée par les particuliers et les médecins au sujet des indiscrétions.

Il serait désirable que la statistique générale des causes de décès fût dressée en France chaque année et qu'une très grande publicité lui fût donnée ; on aurait ainsi un puissant moyen d'information et même d'émulation. Cette statistique serait une sorte de tableau d'honneur qui révélerait les municipalités soucieuses de la santé de leurs administrés et celles qui, par ignorance ou par négligence, entretiennent les foyers des maladies meurtrières.

Organisation des conseils sanitaires. — Avec la déclaration des maladies transmissibles, l'organisation de conseils d'hygiène destinés à délibérer sur les mesures que comporte l'état sanitaire d'une région est indispensable pour permettre à l'autorité du maire, du préfet ou du ministre de s'exercer dans la mesure strictement nécessaire à la santé publique.

Ces conseils existent. Signalons d'abord le *Comité consultatif d'hygiène publique de France* siégeant à Paris, réorganisé en 1884 (décret du 30 septembre) et rattaché au ministère de l'Intérieur le 5 juin 1889, avec tous les services de l'assistance et de l'hygiène publiques. On a pu voir, dans le cours de ce livre, l'importance des travaux de ce conseil, dont les vœux sont trop souvent stériles.

Dans les départements, un arrêté du 18 décembre 1848 a institué :

1° Au chef-lieu du département un *Conseil d'hygiène et de salubrité du département* ;

2° Dans chaque arrondissement un *Conseil d'hygiène et de salubrité de l'arrondissement* ;

3° Eventuellement, des *Commissions d'hygiène* peuvent, par arrêté du préfet, être constituées dans les chefs-lieux du canton.

Ces divers conseils devaient se réunir d'office au moins une fois tous les trois mois, mais leur activité n'a pas répondu aux espérances du législateur. Ainsi, en 1886, 42 conseils départementaux sur 84 n'ont pas tenu les 4 séances réglementaires et, sur ce nombre, 21 n'ont tenu qu'une séance ou ne se sont pas réunis ; pendant la même année, sur 254 conseils d'arrondissement, 218 n'ont pas eu plus de 3 séances, et plus de la moitié ne se sont pas réunis ou ne l'ont fait qu'une fois.

Nous avons donc les bases d'une organisation sanitaire complète et il suffirait de coordonner, par une loi, les règlements existants pour doter la France d'une législation aussi efficace que celles des nations voisines.

Le projet de loi déposé récemment devant la Chambre des députés réalise, à ce point de vue, les vœux depuis longtemps exprimés par les hygiénistes.

PROJET DE LOI

POUR LA PROTECTION DE LA SANTÉ PUBLIQUE

Annexe au Procès-verbal de la séance du 3 décembre 1891

ARTICLE 1er.

Lorsque le mauvais état sanitaire d'une commune nécessite des travaux d'assainissement, ou lorsqu'une commune n'est pas pourvue d'eau potable de bonne qualité en quantité suffisante pour les besoins de ses habitants, le préfet invite le conseil départemental d'hygiène à délibérer sur l'utilité et la nature des travaux jugés nécessaires.

En cas d'avis contraire à l'exécution de ces travaux, le préfet transmet la délibération du conseil au ministre de l'intérieur, qui, s'il le juge à propos, soumet la question au comité consultatif d'hygiène publique de France.

Sur l'avis conforme du conseil départemental d'hygiène ou du comité consultatif d'hygiène publique, le préfet met la commune en demeure de procéder aux travaux.

Si le conseil municipal n'a pris, dans le délai de trois mois à partir de ladite mise en demeure, aucune mesure en vue de l'exécution des travaux, ou s'il est devenu manifeste qu'il se refuse à leur exécution, ces travaux sont ordonnés par le Gouvernement, et la dépense pourra être mise intégralement à la charge de la commune, dans les conditions de la loi du 16 septembre 1807.

Le Conseil général statue dans les conditions prévues par l'article 46 de la loi du 10 août 1871 sur la participation du département aux dépenses des travaux spécifiés ci-dessus.

ARTICLE 2.

Lorsqu'un immeuble, bâti ou non, attenant ou non à la voie publique, est dangereux pour la santé des occupants ou des voisins, le maire invite la commission sanitaire prévue à l'article 15 de la présente loi, à délibérer sur l'utilité et la nature des travaux jugés nécessaires.

En cas d'avis contraire à l'exécution de ces travaux, le maire transmet la délibération de la commission au préfet, qui, s'il le juge à propos, soumet la question au conseil départemental d'hygiène.

Sur l'avis conforme de la commission sanitaire ou du conseil départemental d'hygiène, le maire, dans un délai de huit jours à partir de la notification qui lui a été faite de cet avis, met le propriétaire ou l'usufruitier en demeure d'exécuter les travaux.

Un délai, qui ne peut être moindre de deux mois, est accordé pour commencer les travaux. Pendant ce délai, un recours est ouvert au propriétaire ou à l'usufruitier devant le juge de paix du canton de la situation de l'immeuble. Ce recours est suspensif.

Le juge de paix statue dans un délai d'un mois à partir du dépôt de la requête au greffe.

S'il prescrit les travaux, il impartit au requérant un délai pour commencer les travaux. A l'expiration de ce délai, s'il n'y a pas eu commencement d'exécution, le contrevenant est poursuivi devant le tribunal correctionnel, qui autorise le maire, à défaut de l'intéressé, à faire exécuter les travaux d'office et aux frais du propriétaire ou de l'usufruitier, sans préjudice des amendes, restitutions, dommages et intérêts auxquels le contrevenant pourra être condamné conformément aux aticles 471, § 15, du Code pénal, et 161 du Code d'instruction criminelle.

La dépense résultant de l'exécution des travaux sera prélevée, par privilège et préférence, sur les revenus de l'immeuble, dans les conditions du paragraphe 5 de l'article 2105 du Code civil.

Le délai de deux mois ci-dessus étant expiré sans qu'il y ait eu commencement d'exécution des travaux, ni recours de la part du propriétaire ou de l'usufruitier, le contrevenant est traduit devant le juge de paix qui, à défaut de l'intéressé, autorise le maire à faire exécuter les travaux d'office aux frais du propriétaire ou de l'usufruitier. En même temps, le juge de paix fait application, s'il y a lieu, au contrevenant, des articles 471 du Code pénal et 161 du Code d'instruction criminelle.

Si l'assainissement d'une maison est déclaré impossible par la commission sanitaire ou le conseil départemental d'hygiène, le maire interdit l'habitation, sauf recours devant le juge de paix, dans les conditions ci-dessus spécifiées.

En cas d'urgence, c'est-à-dire en cas d'épidémie ou d'autre danger imminent pour la santé publique, le préfet peut ordonner l'exécution provisoire de la décision du maire, tous droits réservés.

Article 3.

Lorsque l'insalubrité est le résultat de causes extérieures et permanentes, ou lorsque les causes d'insalubrité ne peuvent être détruites que par des travaux d'ensemble, la commune peut acquérir, suivant les formes et après l'accomplissement des formalités prescrites par la loi du 3 mai 1841, la totalité des propriétés comprises dans le périmètre des travaux.

Les portions de ces propriétés qui, après l'assainissement opéré, resteraient en dehors des alignements arrêtés pour les nouvelles constructions, pourront être revendues aux enchères publiques, sans que, dans ce cas, les anciens propriétaires ou leurs ayants droit puissent demander l'application des articles 60 et 61 de la loi du 3 mai 1841.

Article 4.

Aucune habitation ne peut être construite sans un permis du maire constatant que, dans le projet qui lui a été soumis, les conditions de salubrité, prescrites par le règlement sanitaire prévu à l'article 9, ont été observées.

Aucune habitation nouvellement construite ne peut être occupée qu'après autorisation délivrée par le maire, sur le rapport du service sanitaire et constatant que les prescriptions réglementaires ont été observées.

ARTICLE 5.

Lorsqu'un puits, un puisard, un égout, une fosse à purin non étanche, un réservoir naturel ou artificiel, constitue un danger pour la salubrité publique, il est procédé, pour son assainissement ou sa suppression, comme à l'article 2.

ARTICLE 6.

Quiconque, par négligence ou incurie, dégradera des ouvrages publics communaux destinés à recevoir ou à conduire des eaux d'alimentation ; quiconque, par négligence ou incurie, laissera introduire des matières excrémentitielles ou toute autre matière susceptible de nuire à la salubrité publique, dans l'eau des sources, des fontaines, des puits, des citernes, des conduites, des aqueducs, des réservoirs d'eau servant à l'alimentation publique, sera puni des peines portées aux articles 479 et 480 du Code pénal.

Tout acte volontaire de même nature sera puni des peines de l'article 257 du Code pénal.

ARTICLE 7.

La déclaration à l'autorité publique de tout cas de maladie endémo-épidémique est obligatoire dans un délai de vingt-quatre heures pour tout docteur, officier de santé ou sage-femme qui en a constaté l'existence ou, à défaut, pour le chef de la famille ou les personnes qui soignent les malades.

La liste de ces maladies est dressée par arrêté du ministre de l'intérieur, sur avis conforme de l'Académie de médecine et du comité consultatif d'hygiène publique de France.

ARTICLE 8.

La vaccination antivariolique est obligatoire au cours de la première année de la vie ; la revaccination, au cours de la dixième et de la vingt et unième année.

Les parents ou tuteurs sont tenus personnellement de l'exécution de ladite mesure.

Article 9.

Dans toute commune, le maire est tenu de prendre un arrêté portant règlement sanitaire. Ce règlement comprend les mesures propres à protéger la santé publique, notamment en ce qui concerne la prophylaxie des maladies endémiques et des maladies épidémiques, la salubrité des habitations et des agglomérations.

Ledit règlement est approuvé par le préfet après avis du conseil d'hygiène du département.

Si, dans le délai d'un an à partir de la promulgation de la présente loi, une commune n'a pas de règlement sanitaire, il lui en sera imposé un d'office par un arrêté du préfet, le conseil d'hygiène entendu.

Dans le cas où plusieurs communes auraient fait connaître leur volonté de s'associer, conformément à la loi du 22 mars 1890, pour l'exécution des mesures sanitaires, elles pourront arrêter un même règlement, qui leur sera rendu applicable suivant les formes prévues dans ladite loi.

Article 10.

Lorsqu'une épidémie, quelles que soient sa nature et son origine, menace le territoire de la République ou s'y développe, et que les moyens de défense locaux sont reconnus insuffisants, il est procédé conformément aux paragraphes 2 et 3 de l'article 1er de la loi du 3 mars 1822.

Article 11.

Le comité consultatif d'hygiène publique de France délibère sur toutes les questions intéressant l'hygiène publique, l'exercice de la médecine et de la pharmacie ou les eaux minérales, sur lesquelles il est consulté par le Gouvernement.

Il est nécessairement consulté sur les travaux publics, soit d'amenée d'eau d'alimentation, soit d'assainissement.

ARTICLE 12.

Le conseil d'hygiène de chaque département ou les commissions sanitaires doivent être consultés sur les objets énumérés à l'article 9 du décret du 18 décembre 1848, lorsque ces objets ont un intérêt départemental ou communal, sur l'alimentation en eau potable des agglomérations, sur la statistique démographique et la géographie médicale, sur les règlements sanitaires communaux et généralement sur toutes les questions intéressant la santé publique dans les limites de leurs circonscriptions respectives.

ARTICLE 13.

Dans chaque département, le Conseil général, après avis du conseil d'hygiène départemental, délibère, dans les conditions prévues par l'article 48 de la loi du 10 août 1871, sur l'organisation du service de l'hygiène publique dans le département, notamment sur la subdivision du département en circonscriptions sanitaires pourvues chacune d'une commission sanitaire ; sur la composition, le mode de fonctionnement, la publication des travaux et les dépenses du conseil et des commissions sanitaires ; sur la valeur des jetons de présence et les frais de déplacement.

A défaut de délibération du Conseil général sur les objets prévus au paragraphe précédent, ou en cas de suspension de la délibération en exécution de l'article 49 de la loi du 10 août 1871, il pourra être pourvu à la réglementation du service par un décret rendu dans la forme des règlements d'administration publique.

ARTICLE 14.

Les dépenses résultant de la délibération du Conseil général ou du décret prévus par l'article 13 sont assimilées aux dépenses classées sous les paragraphes 1 à 4 de l'article 60 de la loi du 10 août 1871.

Article 15.

Des règlements d'administration publique rendus après avis du comité consultatif d'hygiène publique de France détermineront :

Le mode de déclaration des maladies épidémiques prescrite par l'article 7 ;

Les mesures nécessitées par l'application de l'article 8 ;

Les modifications qu'il y aurait lieu d'apporter au décret du 8 mars 1887 pour assurer la surveillance et l'exécution des mesures sanitaires.

Les conditions d'exécution des travaux d'assainissement seront déterminées par un décret rendu en Conseil d'État, chaque fois que le Gouvernement aura à faire usage du paragraphe 2 de l'article 1er.

Article 16.

Quiconque aura commis une contravention aux prescriptions de l'article 8 ou de l'article 9, ou aux décisions administratives régulièrement prises en vertu de l'article 2, de l'article 10 ou de l'article 15, sera puni des peines portées aux articles 479 et 480 du Code pénal. En cas de récidive, la peine de l'emprisonnement sera toujours prononcée.

Article 17.

L'article 463 du Code pénal est applicable dans tous les cas prévus par la présente loi. Il est également applicable aux infractions punies de peines correctionnelles par la loi du 3 mars 1822.

Article 18.

La loi du 15 avril 1850 est abrogée.

Sont également abrogées les dispositions des lois antérieures en ce qu'elles auraient de contraire à la présente loi.

LOI DU 27 JUILLET 1881 SUR LES ÉPIZOOTIES

La loi sur les épizooties remplit un double but : elle empêche la propagation des maladies épidémiques parmi les troupeaux et par conséquent atténue les pertes des éleveurs; en outre, elle rend difficile la transmission de certaines de ces maladies à l'homme; c'est en cela que cette loi nous intéresse.

Les articles 1, 2 et 5 déterminent l'obligation de la déclaration des maladies suivantes :

La *peste bovine* dans toutes les espèces de ruminants:

La *péripneumonie contagieuse* dans l'espèce bovine;

La *clavelée* et la *gale* dans les espèces ovine et canine;

La *fièvre aphteuse* dans les espèces bovine, ovine, caprine et porcine ;

La *morve*, le *farcin*, la *dourine* dans les espèces chevaline et ovine;

La *rage* et le *charbon* dans toutes les espèces.

Un décret du 28 décembre 1888, rendu conformément à l'article 2, ajoute à cette nomenclature les maladies suivantes :

Le *charbon symptomatique* et la *tuberculose* pour l'espèce bovine;

Le *rouget* et la *pneumonie infectieuse* dans l'espèce porcine.

Nous avons déjà dit, et il est important d'y revenir, qu'un certain nombre de ces affections peuvent se transmettre à l'homme, ce sont :

La *rage*, la *maladie charbonneuse*, la *morve* et la *tuberculose*.

Dès que la déclaration de la maladie est faite et avant qu'il y soit donné suite, les propriétaires sont tenus d'isoler les animaux malades des animaux sains (art. 3).

Le maire fait procéder aussitôt à la visite de l'animal malade par le vétérinaire (art. 4). A la suite de cet examen celui-ci envoie un rapport au préfet qui statue sur les diverses mesures à prendre (art. 5) qui peuvent être les suivantes : 1° isolement, séquestration, visite, recensement et marque des animaux ou troupeaux dans les localités infectées; 2° interdiction de ces localités; 5° interdiction ou réglementation des foires ou marchés de transports; 4° désinfection des écuries, étables, etc., et en général de tout ce qui a pu être souillé par un animal malade.

La constatation de la *peste bovine*, de la *morve*, du *charbon*, du *farcin*, de la *péripneumonie contagieuse* et de la *rage* détermine l'*abatage* immédiat, qui est exécuté sur l'ordre du maire, et ne peut être différé sous aucun prétexte (art. 6, 8, 9, 10).

Dans le cas où les animaux ont été contaminés par la peste bovine pour les bovidés, par la rage pour tous les animaux, l'*abatage* est aussi obligatoire.

Les animaux suspects de la morve, du charbon, du farcin sont séquestrés et soumis à l'observation (articles 6, 7, 8, 9, 10).

La vente ou la mise en vente des animaux atteints ou soupçonnés d'être atteints de maladies contagieuses est interdite (art. 13).

La chair des animaux morts de maladies contagieuses quelles qu'elles soient, ou abattus comme atteints de la peste bovine, de la morve, du farcin, du charbon et de la rage ne peut être livrée à la consommation (art. 14).

Les autres titres de la loi concernent les indemnités à accorder aux propriétaires et les pénalités encourues pour l'infraction aux divers articles que nous venons de résumer.

Les cadavres d'animaux abattus en vertu des articles 6, 8, 9 et 10 de la loi précédente doivent être enlevés et disposés de manière à ne nuire en rien aux habitants ou aux animaux de la ferme ou des fermes voisines.

L'enfouissement est encore le procédé le plus employé pour faire disparaître les cadavres des animaux atteints de maladies contagieuses; mais, comme nous l'avons vu à propos de la maladie charbonneuse, les bactéridies se conservent pendant plusieurs années à l'état de spores et peuvent contaminer, ainsi que M. Pasteur l'a montré, de nouveaux troupeaux. On doit donc enfouir les animaux morts très profondément et et dans des endroits réservés, parfaitement clos de murs, pour empêcher les bestiaux d'y venir paître ; on ne cultivera pas de légumes ou de fruits destinés à être mangés crus dans ces enclos.

L'incinération serait un excellent moyen de se débarrasser des cadavres d'animaux s'il était pratique ; le transport chez un équarrisseur n'est autorisé, que dans la mesure où l'on pourra prendre les précautions d'usage, contre la souillure de la terre et des plantes pendant le trajet.

INSTRUCTIONS PROPHYLACTIQUES

CONTRE LES MALADIES ÉPIDÉMIQUES ET TRANSMISSIBLES

Par M. le Dr PROUST,

Inspecteur général des Services sanitaires.

(Approuvées par le Comité consultatif d'hygiène publique de France, dans la séance du 17 juin 1889).

INSTRUCTIONS GÉNÉRALES

I. — Les maladies transmissibles contre lesquelles il y a lieu de prendre des mesures pour en empêcher la transmission sont :

Le choléra,
La fièvre typhoïde,
La dysenterie épidémique,
La diphtérie,

La variole et la varioloïde,

La scarlatine,

La rougeole,

La suette miliaire,

La coqueluche,

La tuberculose.

II. — Les moyens de transmission des maladies contagieuses sont :

1° Le malade, ses déjections et ses produits de sécrétion ;

2° L'eau et les aliments ;

3° Les personnes qui sont ou ont été en rapport avec le malade ;

4° Les objets ayant servi au malade (vêtements, linge, meubles, etc.) ;

5° Les pièces occupées par le malade ;

6° Les cadavres.

III. — Toutes les affections contagieuses n'exigent pas l'emploi des mêmes moyens. Une instruction spéciale à chaque maladie indiquera les mesures à prescrire contre la propagation de cette maladie.

Mais dans toutes les maladies contagieuses on cherche à obtenir le même résultat : empêcher le premier malade de transmettre sa maladie ou de devenir ainsi le foyer d'une épidémie, empêcher l'étincelle d'allumer un incendie.

Pour cela, il faut obtenir le plus rapidement possible :

1° L'isolement du malade ;

2° La désinfection de ses déjections, de ses produits de sécrétion, de ses linges, des objets qui l'entourent et de son logement.

IV. — Dès qu'un cas est signalé, le médecin des épidémies, ou un médecin spécial délégué, constate la nature de l'affection.

Si le malade ne peut être isolé et s'il ne peut recevoir chez lui les soins convenables, il doit être, quand il y consent, transporté à l'hôpital et son logement immédiatement désinfecté.

Dans le cas où le malade ne sera pas transporté à l'hôpital, il sera nécessaire de l'isoler complètement dans une chambre spéciale. Les personnes appelées à lui donner des soins pénètrent seules auprès de lui.

Tant que le malade séjournera dans la chambre, les objets qu'elle renferme n'en sortiront pas sans avoir été préalablement désinfectés, surtout s'il s'agit de linge de corps et de literie. Le malade guéri devra avant de sortir prendre un bain savonneux, mettre du linge blanc et se vêtir d'habits désinfectés.

V. Désinfection. — La désinfection a pour but d'empêcher l'extension des maladies contagieuses en détruisant les germes ou en les rendant inoffensifs.

Une instruction spéciale pour chaque maladie indiquera le procédé de désinfection à employer.

Il est nécessaire d'ajouter à la désinfection la propreté rigoureuse du malade, de son entourage et du milieu dans lequel il est placé.

VI. — Les germes morbides seront détruits :

1° Par l'exposition des objets dans une étuve à vapeur sous pression ;

2° Par l'immersion dans l'eau bouillante ;

3° Par l'action des solutions désinfectantes.

Les désinfectants principalement recommandés sont :

Le sulfate de cuivre ;

Le chlorure de chaux fraîchement préparé ;

Le lait de chaux fraîchement préparé [1] ;

Le sublimé.

On fera usage de deux solutions suivant les circonstances indiquées plus bas :

L'une forte :

Sulfate de cuivre, chlorure de chaux, 5 pour 100, c'est-à-dire 50 grammes de cuivre, de chlorure de chaux dans un litre d'eau ; lait de chaux 20 pour 100.

1. Pour avoir du lait de chaux très actif, on prend de la chaux de bonne qualité, on la fait se déliter en l'arrosant petit à petit avec la moitié de son poids d'eau. Quand la délitescence est effectuée, on met la poudre dans un récipient soigneusement bouché et placé dans un endroit sec. Comme 1 kilogramme de chaux qui a absorbé 500 grammes d'eau pour se déliter, a acquis un volume de 2 litres 200, il suffit de la délayer dans le double de son volume d'eau, soit 4 litres 400 pour avoir un lait de chaux qui soit environ à 20 pour 100. Pour désinfecter des selles des malades, on verse dessus une proportion de lait de chaux égale en volume à 2 pour 100.

L'autre faible :

Sulfate de cuivre, chlorure de chaux, 2 pour 100, c'est-à-dire 20 grammes de ces substances dans un litre d'eau ; lait de chaux 7 pour 100. La solution de sublimé sera employée à 1 pour 1000 (forte) et 1/2 pour 1000 (faible) suivant les cas. La solution de sublimé sera colorée avec la fuchsine ou l'éosine et additionnée de 10 grammes d'acide chlorhydrique par litre.

L'emploi de ces divers procédés variera suivant la nature de l'objet à désinfecter.

VII. — Pour le lavage des mains on se sert de la solution faible.

Les déjections ou produits de sécrétion des malades seront désinfectés avec la solution forte.

Dans le choléra :

Matières de vomissements,
Selles,
Urines.

Dans la diphtérie et la scarlatine :

Matières de l'expectoration et de vomissements,
Mucus nasal,
Urine.

Dans la fièvre typhoïde et la dysenterie :
Selles.

VIII. — La maladie terminée, on fera porter à l'établissement de désinfection les vêtements, les lits, oreillers, matelas et couvertures, les tapis, etc., etc.

On s'abstiendra de trop les remuer et on les placera dans un drap imbibé d'une solution désinfectante. S'il n'y a pas d'établissement de désinfection, les habits seront désinfectés à l'acide sulfureux de la façon qui est indiquée ci-dessous (désinfection du logement infecté).

La chambre sera désinfectée par des fumigations de soufre ou des pulvérisations d'une solution de sublimé de la façon suivante :

DÉSINFECTION DES LOGEMENTS INFECTÉS

A. — *Désinfection par l'acide sulfureux.*

On procédera par la combustion de 40 grammes de soufre par mètre cube de l'espace à désinfecter en opérant de la façon suivante :

On colle quelques bandes de papier sur les fissures ou joints qui pourraient laisser échapper des vapeurs sulfureuses.

On fait bouillir sur un réchaud pendant une demi-heure, une certaine quantité d'eau, de manière à remplir la chambre de vapeur.

Du soufre concassé en très petits morceaux est placé dans des vases en terre ou en fer peu profonds, largement ouverts et d'une contenance d'environ un litre.

Les vases en fer sont d'une seule pièce ou rivés sans soudure.

Pour éviter le danger d'incendie, on place les vases contenant le soufre au centre de bassins en fer ou de baquets contenant une couche de 5 à 6 centimètres d'eau.

Pour enflammer le soufre, on l'arrose d'un peu d'alcool, ou on le recouvre d'un peu de coton imbibé de ce liquide auquel on met le feu.

Le soufre étant enflammé, on ferme les portes de la pièce, et l'on colle des bandes de papier sur les joints.

La chambre n'est ouverte qu'au bout de 24 heures.

B. — *Désinfection par le sublimé.*

La désinfection des murs crépis, blanchis à la chaux, couverts de papiers de tenture, sera faite méthodiquement sur toute la surface des parois des chambres, à l'aide de pulvérisations avec la solution forte de sublimé. On commencera à pulvériser cette solution à la partie supérieure de la paroi suivant une ligne horizontale et l'on descendra successivement de telle sorte que toute la surface soit couverte d'une couche de liquide pulvérisé en fines gouttelettes.

Les planchers, carrelages, boiseries ou pisés seront lavés à l'eau bouillante, balayés, essuyés et arrosés avec la même solution.

L'administration municipale veillera à la désinfection, et, au défaut des habitants, y procédera d'office.

Il est de son devoir d'assurer un abri aux habitants du logement, pour procéder à une purification sérieuse.

La chambre n'est réhabitée qu'après avoir subi une ventilation d'au moins vingt-quatre heures.

IX. **Hygiène privée**. — *Eau potable*. — On doit veiller avec un très grand soin à la pureté de l'eau potable.

En cas d'épidémie, boire de l'eau bouillie.

L'eau provenant des puits susceptibles d'être souillés est prohibée.

Les boulangers ne doivent jamais, dans la fabrication du pain, se servir de l'eau de ces puits.

Sont interdits dans les cours d'eau le lavage des linges contaminés, ainsi que la projection de toute matière de déjections.

Déclaration obligatoire. — Tout cas de maladie contagieuse doit être immédiatement déclaré à la mairie.

Voitures. — Les voitures dans lesquelles ont été transportés des malades atteints de maladies contagieuses doivent être désinfectées ; elles seront lavées avec l'une des solutions fortes.

X. **Hygiène publique**. — Toutes les causes d'insalubrité qui préparent le terrain à l'invasion des épidémies, doivent être écartées lorsqu'il s'agit d'une maladie contagieuse.

Aussi les règles d'hygiène générale, applicables en tout temps, seront-elles plus rigoureusement observées en temps d'épidémies, surtout en ce qui concerne :

La pureté de l'eau potable ;

Les agglomérations d'individus, les fêtes, les foires, les pèlerinages ;

La surveillance et l'approvisionnement des marchés ;

La propreté du sol ;

Le contrôle minutieux des puits et la recherche des causes possibles d'infection ;

L'enlèvement régulier des immondices[1] ;

1. **Ordures ménagères**. — Les ordures ménagères, placées dans

La propreté des habitations ;

La surveillance particulière des locaux, ateliers, chantiers, etc., destinés à la population ouvrière et industrielle ;

La propreté et la désinfection régulière des cabinets d'aisances publics et privés ;

La surveillance et la désinfection des fosses d'aisances ;

L'entretien et le lavage des égouts[1], etc.

La sollicitude de l'administration doit surtout porter sur la salubrité des quartiers et des habitations qui, lors des épidémies antérieures, ont été frappés.

CHOLÉRA

Les instructions spéciales au choléra sont à peu de chose près celles qu'on peut appliquer aux autres affections contagieuses, avec des variantes relatives à la durée de l'isolement et au mode de localisation des germes qui ont été suffisamment indiquées dans la première partie de ce livre.

I. Prophylaxie personnelle. — Suivre une hygiène sévère.

Éviter toutes les causes de fatigue ; les refroidissements, surtout lorsque le corps est en sueur ; les excès de toute nature, de vin, de liqueurs alcooliques ; l'usage exagéré de l'eau glacée.

S'abstenir de fruits verts, de crudités.

une caisse bien fermée, sont arrosées deux fois par jour avec l'une des solutions forte en quantité suffisante. Quand la caisse a été vidée, on verse à l'intérieur un verre d'une solution désinfectante forte.

Fumiers, amas d'immondices. — Les fumiers, amas d'immondices, ne sont enlevés qu'après avoir été arrosés largement avec une des solutions désinfectantes fortes.

1. Si l'on craint l'invasion d'une épidémie, pendant la période qui peut précéder cette épidémie, les égouts, les canaux, etc., sont complètement curés, les fosses d'aisances vidées, de façon qu'il y ait le moins de mouvement de matières en putréfaction pendant l'épidémie.

L'eau potable doit être l'objet d'une attention toute particulière ; elle devra être bouillie si son origine inspire des doutes.

Les eaux minérales naturelles, dites eaux de table, sont recommandées.

II. Isolement du malade. — Le malade atteint du choléra doit être isolé.

Le malade est tenu dans un état constant de propreté.

Les personnes appelées à lui donner des soins pénètrent seules près de lui.

Elles s'astreignent aux règles suivantes :

Ne prendre aucune boisson ni aucune nourriture dans la chambre du malade ;

Ne jamais manger sans s'être lavé les mains avec du savon et une solution désinfectante ;

Se laver fréquemment la figure avec une solution désinfectante ;

Se rincer la bouche de temps en temps et avant de manger avec une solution désinfectante.

III. Chambre du malade. — La chambre est aérée plusieurs fois par jour.

Les rideaux, tentures, tapis et tous les autres meubles qui ne sont pas indispensables sont enlevés.

Le lit est placé au milieu de la chambre.

IV. Désinfection. — *Rinçage de la bouche.* — Pour se rincer la bouche employer une solution d'acide chlorhydrique au 4/1000 (4 grammes d'acide chlorhydrique pour un litre d'eau).

Déjections. — Toutes les déjections des malades (matières de vomissements et matières fécales) sont immédiatement désinfectées avec l'une des solutions fortes. Le lait de chaux est particulièrement recommandé.

Un verre de l'une de ces solutions est versé préalablement dans le vase destiné à recevoir les déjections.

Ces déjections sont immédiatement jetées dans les cabinets, qui sont également désinfectés deux fois par jour avec l'une des solutions fortes.

Cabinets d'aisances. Éviers. — Comme les cabinets d'aisances, les éviers sont lavés deux fois par jour avec l'une des solutions fortes.

Linges de corps. — Les linges de corps souillés sont trempés

24

immédiatement et restent, pendant deux heures, dans l'une des solutions fortes. Ils sont ensuite remis au blanchisseur qui les maintient dans l'eau réellement bouillante, pendant une demi-heure avant de les soumettre à la lessive.

Les linges non souillés sont plongés dans une solution désinfectante faible. Les mêmes précautions sont prises par le blanchisseur.

Aucun de ces linges n'est lavé dans un cours d'eau. L'eau pouvant être bue deviendrait le point de départ d'une nouvelle épidémie.

Habits. — Les habits des malades et des gardes-malades sont placés dans une étuve à désinfection par la vapeur sous pression, pendant une demi-heure, ou bien dans l'eau maintenue bouillante pendant une demi-heure. Si ces deux procédés ne peuvent être employés, les habits sont désinfectés par l'acide sulfureux de la façon indiquée ci-dessus (désinfection du logement infecté).

Les habits souillés par les déjections des cholériques sont plongés pendant une heure dans l'une des solutions fortes.

Planchers, tapis, meubles. — Les taches ou souillures sur les planchers, les tapis, les meubles, etc., sont immédiatement lavées avec l'une des solutions fortes.

Matelas, literie, couvertures. — Ils sont placés dans une étuve à désinfection par la vapeur ou, à son défaut, soumis à une désinfection par l'acide sulfureux.

Cadavres. — Les cadavres sont, le plus promptement possible, placés dans un cercueil étanche, c'est-à-dire bien joint et bien clos et contenant une épaisseur de 5 à 6 centimètres de sciure de bois, de manière à empêcher la filtration des liquides. Ils seront immédiatement enterrés.

MALADIES ÉPIDÉMIQUES

PÉRIODE D'ISOLEMENT ET PRÉCAUTIONS A PRENDRE EN CAS DE MALADIES
CONTAGIEUSES, DANS LES LYCÉES, COLLÈGES ET COURS SECONDAIRES

Circulaire du Ministre de l'Instruction publique (1ᵉʳ mars 1888).

....1° Les élèves atteints de la *varicelle*, de la *variole*, de la *scar-latine*, de la *rougeole*, des *oreillons*, de la *diphtérie* ou de la *coque-luche* seront strictement isolés de leurs camarades.

2° La durée de l'isolement sera comptée à partir du début de la maladie (premier jour de l'invasion) ; elle sera de 40 jours pour la *variole*, la *scarlatine* et la *diphtérie* ; de 25 jours pour la *varicelle*, la *rougeole* et les *oreillons*. En ce qui concerne la coqueluche dont la durée est extrêmement variable, on ne devra autoriser la rentrée que 50 jours après la disparition absolue des quintes caractéristiques ;

3° Pour les maladies éruptives (*variole, varicelle, scarlatine, rougeole*) l'isolement cessera seulement lorsque le convalescent aura pris deux ou trois bains savonneux et aura été soumis à autant de frictions générales huileuses portant même sur le cuir chevelu ;

4° Les vêtements que l'élève avait au moment où il est tombé malade, devront être passés dans une étuve à vapeur sous pression, ou soumis à des fumigations sulfureuses, puis bien nettoyés ;

5° La chambre qui avait été occupée par le malade devra être bien aérée, les parois et les meubles seront rigoureusement désinfectés ; les objets de literie seront passés à l'étuve à vapeur sous pression ; enfin les matelas, préalablement défaits, seront soumis au même traitement ;

6° Dans aucun cas, l'élève qui aura été atteint, en dehors d'un établissement d'instruction publique, de l'une des maladies contagieuses énumérées dans ce rapport, ne pourra être réintégré que muni d'un certificat du médecin constatant la nature de la maladie et les délais écoulés, et attestant que cet élève a suivi les prescriptions ci-dessus énoncées. Enfin, la réception de l'élève restera toujours subordonnée à un examen du médecin de l'établissement.

Au mois de mars 1890, une nouvelle circulaire a ajouté aux maladies précédemment nommées la tuberculose et la pelade.

En ce qui concerne la tuberculose, la circulaire ministérielle appelle l'attention sur la résolution votée par l'Académie de médecine (voyez page 66). Pour la *pelade* les élèves atteints ne seront admis qu'après certificat du médecin. Ils seront isolés en classe et en récréation, avec la tête toujours couverte et les cheveux courts. On lavera chaque jour les régions malades. On détruira les coiffures des peladiques et on veillera à ce que les élèves sains ne se servent d'aucun objet à l'usage des élèves malades.

MESURES A PRENDRE

POUR ÉVITER LE DÉVELOPPEMENT DE LA RAGE

Conclusions adoptées par le Comité consultatif d'hygiène de France,
M. CHAUVAUD, *rapporteur* (9 *juillet* 1888).

1° Il est urgent d'inviter les autorités responsables à appliquer rigoureusement, dans tous les départements, celui de la Seine en particulier, les prescriptions légales destinées à empêcher l'extension de la rage canine, particulièrement la loi sur la taxe municipale des chiens, l'article 10 de la loi du 21 juillet 1881 et les articles 51, 52, 53, 54 du décret du 22 juin 1882 ;

2° Il est opportun d'assurer le succès des mesures édictées par les documents ci-dessus visés en les complétant par l'adjonction de prescriptions nouvelles : les unes, du ressort de l'administration municipale; les autres, ayant un caractère plus général et à introduire, soit dans la loi de finances, soit dans le règlement d'administration publique pour l'exécution de la loi sur la loi sanitaire des animaux.

Ces mesures sont :

a. Le port obligatoire, pour tous les chiens, d'une médaille délivrée en même temps que la quittance constatant l'acquittement de la taxe, médaille dont le modèle varierait chaque année.

b. L'application des dispositions de l'article 52 du décret du 22 juin 1882 aux chiens qui circulent sur la voie publique sans être porteurs de cette médaille[1].

c. Augmentation de la quotité de la taxe des chiens.

d. L'organisation (en personnel et en matériel) nécessaire pour assurer rigoureusement, dans de bonnes conditions, la saisie de tous les chiens qui tombent sous le coup de l'article 52 déjà cité.

e. La désignation, dans chaque arrondissement de Paris, de un ou de deux vétérinaires spéciaux chargés de la délivrance des certificats de santé, pour les chiens ayant fait acte d'agression sur la voie publique, contre les personnes ou les animaux.

5° Il y a lieu de distinguer entre les animaux désignés comme *suspects*, suivant les intentions du législateur, dans la loi du 21 juillet 1881, et les animaux qui reçoivent la qualification de *douteux*.

Sont réputés suspects, tous les chiens et chats qui ont été mordus ou seulement roulés par des animaux enragés.

Sont réputés douteux, tous les chiens et chats qui, sans provocation, mordent les personnes ou les animaux.

Les animaux *suspects* doivent *toujours* être immédiatement abattus.

Les animaux *douteux* ne doivent *jamais* être abattus avant qu'on ait constaté qu'ils sont réellement enragés. Pour cela, ils sont examinés par le vétérinaire spécial désigné *ad hoc* et soumis, s'il y a lieu, à une séquestration de quarante-huit heures, soit à la fourrière générale, soit dans les fourrières spéciales, soit, si l'occasion

---

1. Mise en fourrière des chiens errants avec ou sans collier. Abatage des chiens sans collier, dont le propriétaire est inconnu.

s'y prête, au domicile du chien, chez le propriétaire lui-même. Le tout aux frais de ce dernier.

4° Enfin il est à désirer qu'une entente s'établissse entre le ministère du commerce et celui de l'agriculture pour exiger d'un commun accord, des autorités responsables, l'application *permanente* des mesures de police sanitaire imposées par la loi; l'application *temporaire* de ces mesures, dans les périodes où l'extension de la rage devient alarmante, étant d'une part insuffisante, d'autre part plus difficile et plus vexatoire, parce qu'on doit nécessairement avoir recours alors aux mesures légales les plus rigoureuses.

INSTRUCTIONS UTILES

SOINS A DONNER A UNE PERSONNE QUI VIENT DE SUBIR LA MORSURE D'UN CHIEN ENRAGÉ OU SUSPECT

Par MM. les Drs Proust et Boulay

....Il faut d'abord pratiquer la cautérisation prompte et complète de la plaie.

De tous les caustiques, le meilleur est le fer rouge, et la cautérisation est d'autant moins douloureuse que le fer est plus fortement chauffé. A défaut du fer rouge, on pourra se servir du caustique de Vienne[1] ou de l'acide sulfurique.

Pendant que le fer chauffe, ou, en l'absence de caustique, il sera utile de *comprimer*, au-dessus de la blessure, à l'aide d'un lien fortement serré, le membre mordu, en même temps que l'on

1. Le caustique de Vienne ou pâte calcico-potassique s'obtient en mélangeant 3 parties de potasse caustique et 2 parties de chaux vive que l'on délaye dans l'alcool concentré. La pâte ainsi obtenue est appliquée sur la peau en circonscrivant la région à cautériser à l'aide de morceaux de sparadrap percés de trous plus ou moins grands.

cherchera, avec les doigts, à *exprimer* du dedans au dehors les liquides contenus dans la plaie.

On aidera cette expression par un *lavage* fait avec un liquide quelconque.

Si la partie mordue est à la portée de la bouche, le blessé devra faire lui-même la *succion* et immédiatement.

La succion n'offre d'ailleurs aucun danger si la personne qui la pratique n'est affectée d'aucune écorchure, soit aux lèvres, soit dans la bouche. Le public doit être mis en garde contre de prétendues spécifiques vantés par les charlatans.

Puis il faut, sans délai, envoyer le blessé à l'Institut Pasteur.

FIN

TABLE DES MATIÈRES

§ IV. — Fièvre typhoïde

§ V. — Diphtérie

§ VI. — Maladies transmissibles d'origine étrangère

§ VII. — Maladies transmissibles communes à l'homme et aux animaux

§ VIII. — MÉTHODES GÉNÉRALES DE PRÉSERVATION DES MALADIES TRANSMISSIBLES

CHAPITRE II

DES ALIMENTS

§ I. — ALIMENTATION EN GÉNÉRAL

§ II. — DES ALIMENTS

CHAPITRE III

ACCIDENTS PRODUITS PAR LES ALIMENTS

§ I. — ALIMENTS D'ORIGINE ANIMALE

§ II. — Aliments d'origine végétale

§ III. — Procédés de conservation des substances alimentaires

CHAPITRE IV

BOISSONS ALCOOLIQUES ET AROMATIQUES

§ I. — Boissons alcooliques

CHAPITRE V

DE L'EAU

§ I. — Maladies produites par les eaux d'alimentation

§ II. — Analyse des eaux de boisson

§ III. — Du choix d'une eau potable

CHAPITRE VI

DE L'ATMOSPHÈRE

§ II. — Séjour à l'air libre

CHAPITRE VII

LE SOL. — LES CLIMATS

CHAPITRE VIII

LA PEAU. — LES SÉCRÉTIONS

§ I. — AFFECTIONS PARASITAIRES DE LA PEAU

§ II. — PROTECTION DE LA PEAU. — VÊTEMENTS

§ III. — DES SOINS A DONNER A LA PEAU

CHAPITRE IX

DE L'EXERCICE MUSCULAIRE

CHAPITRE X

LES SENS

CHAPITRE XI

CONDITIONS DE SALUBRITÉ DE L'HABITATION

§ I. — EMPLACEMENT ET EXPOSITION DE L'HABITATION

§ II. — Distribution de l'eau

|§ III. — Éloignement des immondices

§ IV. — Destination des eaux d'égout

§ V. — La maison d'école

APPENDICE

LOIS ET RÈGLEMENTS SANITAIRES. — MESURES PROPHYLACTIQUES

23 868. — Imprimerie LAHURE, 9. rue de Fleurus, Paris.